30岁准妈妈必读孕产圣经

张卫社　周应民　主编

湖南科学技术出版社

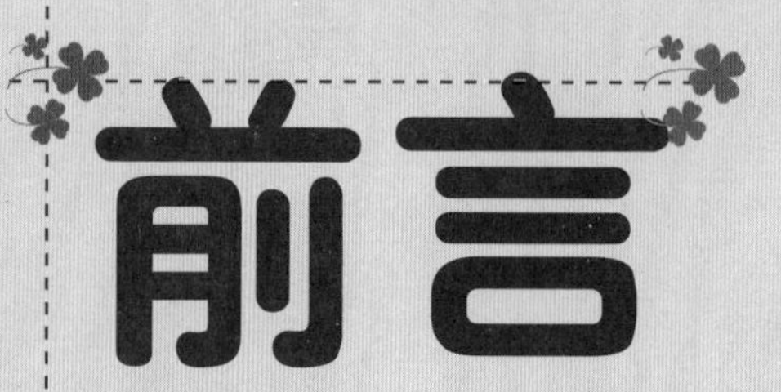

前言

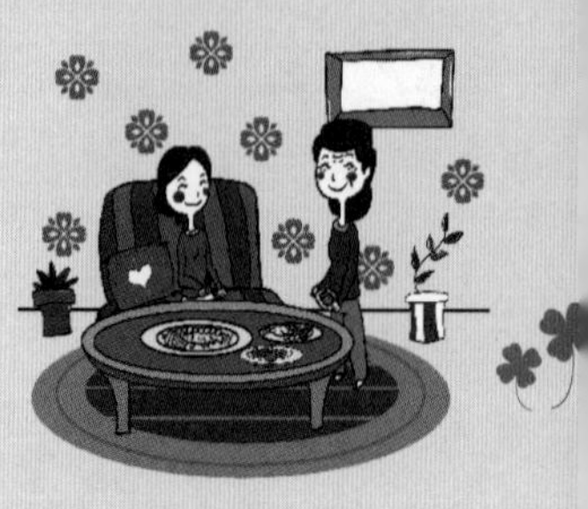

随着社会的变革，人们观念的改变，现在越来越多的女性为了教育、事业、经济等原因错过了最佳的生育年龄，从而进入了高龄孕产的阶段。

接近30岁，甚至超过30岁才准备怀孕的高龄准妈妈们越来越多，而这一年龄阶段的女性无论是生理还是心理都与20出头的年轻妈妈有了很大的不同。

高龄准妈妈在整个怀孕过程中要面对更多的困难，如受孕较难、流产率高、妊娠并发症发生率高、胎儿异常发生率高等；同时，怀孕本身也会使准妈妈的身体和心理等方面发生很大的变化。因此，高龄准妈妈需要了解更多的孕产知识，也更需要有一个贴心的指导。

所以本书除了介绍一般的孕产知识及应对方法之外，会更多的对这一类被称为“高龄产妇”的准妈妈们出谋划策，针对高龄准妈妈关心的问题，一一作出解答，并对可能发生的状况做出贴心的提示。

本书轻松易读，就像一个随行的家庭医生，及时对问题疑惑进行解答，也像一个闺中密友把曾经的经验娓娓道来。书中详细对孕产期各个阶段高龄准妈妈的身体变化、情绪变化，以及衣着、运动、休息、饮食，乃至准爸爸们的配合以及多方面的事项都做了详尽的解说；更为产后新妈妈和新宝宝的照顾提供了大量贴心的指导。

本书对准妈妈们来说，是关怀备至的孕产全程导师，让准妈妈尤其是高龄准妈妈能相对轻松快乐地度过孕产期，迎接小宝贝的到来。真心希望能为高龄准妈妈更好地走出精彩的人生给予帮助……

目录

第1章　幸孕绸缪——怀孕准备

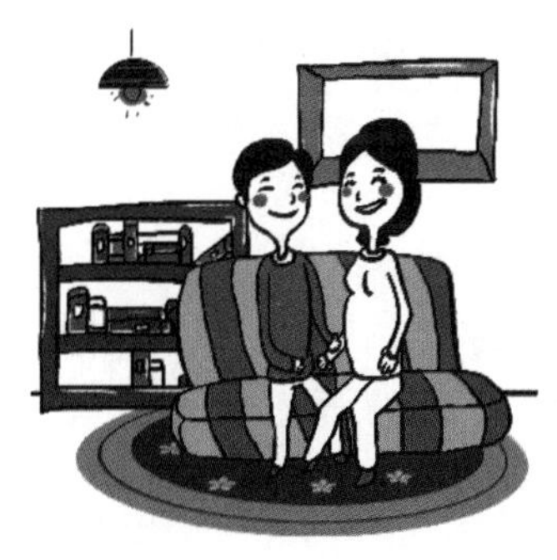

第2章　好孕来临——怀孕早期

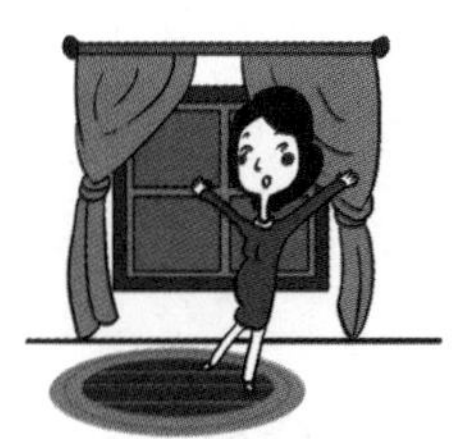

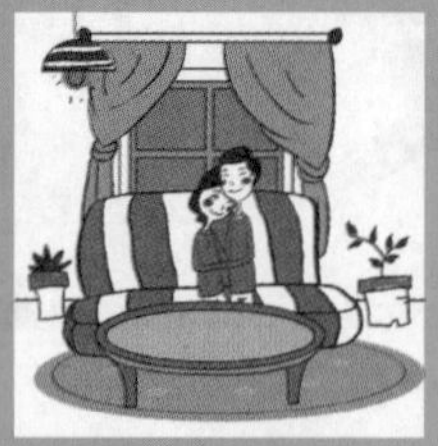

第3章 好孕进行时——怀孕中期

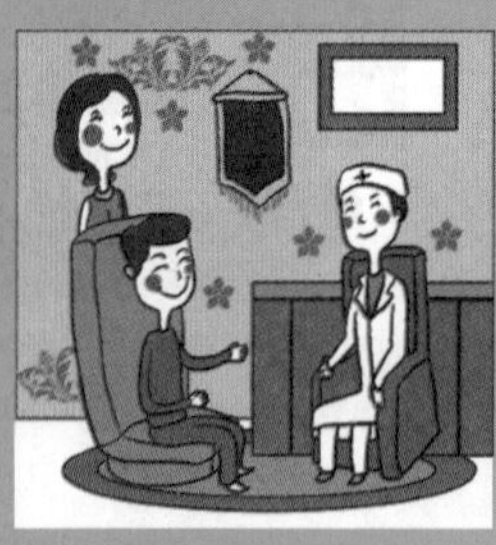

第4章 瓜熟蒂落——怀孕晚期

第5章 重要时刻——分娩期

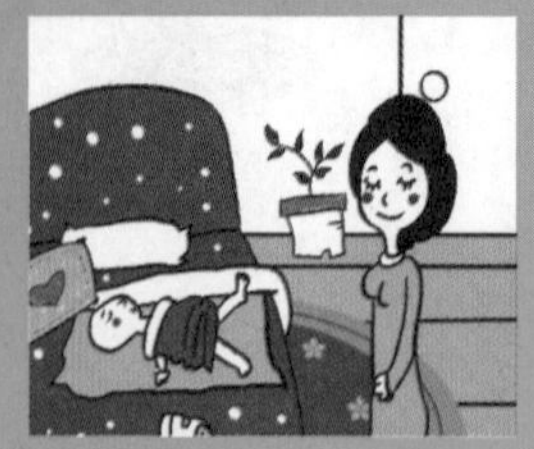

第6章　关键阶段——产褥期

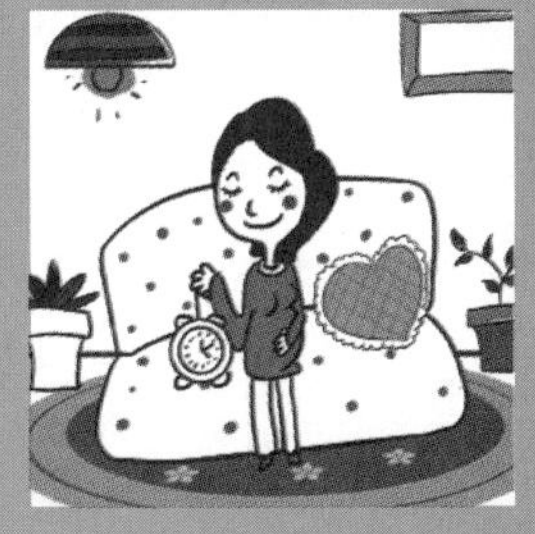

第7章　锦上添花——宝宝保健

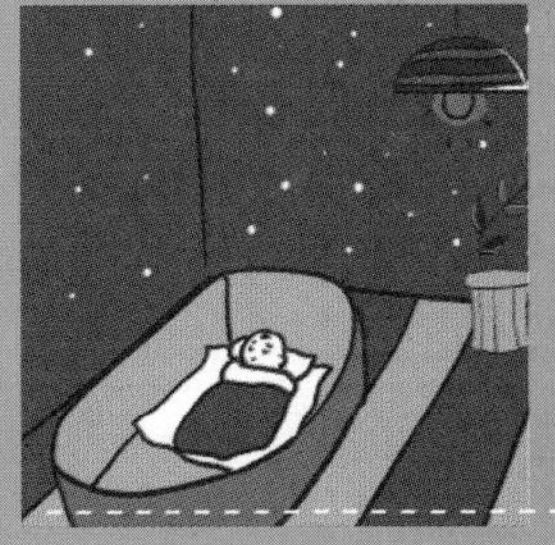

第1章

幸孕绸缪

怀孕准备

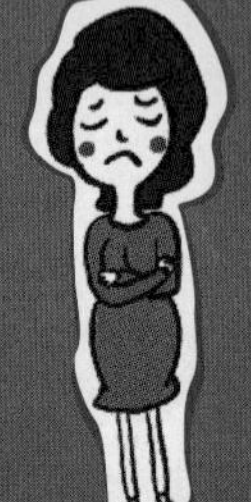

第1节 高龄准妈妈

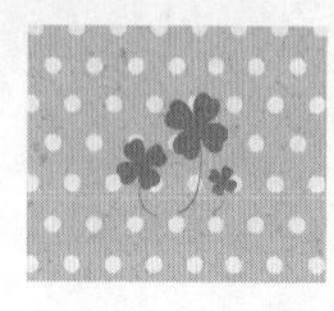

一、高龄产妇

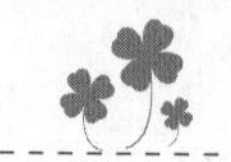

高龄产妇的定义与年龄界限

1985年国际妇产科协会规定，年龄在35岁以上首次分娩的产妇，称为高龄初产妇，也就是平常我们所说的高龄产妇。而这个年纪的准妈妈因为妊娠并发症多，所以她们被列为高危妊娠。

准妈妈年龄在35岁以上列为高危妊娠

但是35岁只是一个年龄指标，它并不是女性真实生理状况的反映。国际上认为，高龄产妇的边缘年龄，应根据地理和社会条件来决定，各国鉴定女性生育高龄的标准不尽相同：法国为37岁，而日本女性30岁已经到了生育忍耐的大限。

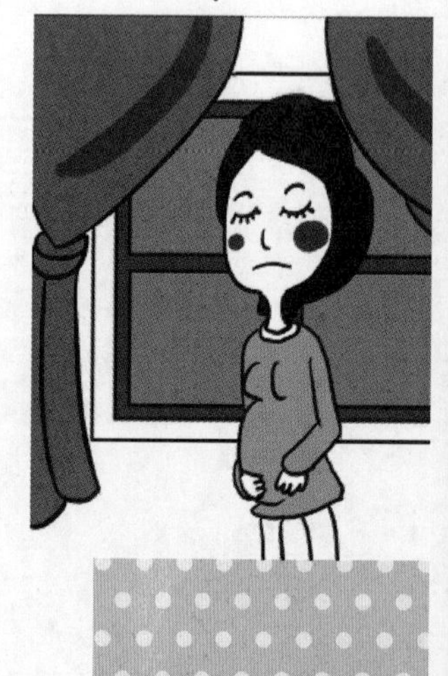

而在我国有几千年的早婚习俗（女性最早可11～12岁结婚），虽然新中国成立后将法定婚姻年龄确定为女不得早于20周岁，男不得早于22周岁，早婚习俗初步得以纠正，但在20世纪70年代末期以前，仍然沿袭结婚与生育间隔短、婚后1~2年即生育的模式。即使20世纪80~90年代，部分中国知识女性将生育年龄推迟，但绝大多数人仍然选择在30岁前完成分娩。因此根据中国的国情，遂将32岁定为年龄界限，称为广义高龄初产。

导致高龄产妇增加的因素

高龄产妇的增加，除了产妇自身的原因以及社会因素以外，其实还有相当一部分原因在另一半的身上。众所周知，随着现代压力增大，环境恶化，生活不规律，男性更加容易疲劳，而精子质量正随着现代日趋疲劳的生活方式而在日益恶化。

身体与医疗水平因素

据有关数据表明：高龄初产孕妇中有流产史者占到了26.76%，其中自然流产占78.52%，由于各种原因的流产及产妇身体的其他疾病是造成高龄初产的重要原因之一。另外，因原发不孕、习惯性流产、子宫畸形、子宫内膜异位症、子宫肌瘤等疾病影响了身体，造成了一些产妇不适宜怀孕。然而随着医学的进步，不孕、自然流产等疾病得到了有效地治疗，从而使一些产妇在高龄时期能够怀孕并生产，这也是造成了高龄产妇的日渐增多的一个因素。

社会因素

职务升迁与生育的矛盾：部分30岁左右的女性高层管理者认为，当今社会生存压力大，要想立足并取得成功，就必须全力以赴。30～35岁恰巧是职业生涯再上一个台阶的关键时刻，此时生孩子无异于在“跑道”上摔跤，隐形机会成本的丧失不可估量，有可能导致事业的中断或意味着前期的努力白费。害怕生育后，职场损失严重是很多职业女性不敢早生孩子的最大原因。职业生涯与生儿育女的冲突，是所有职业女性要面临的首要发展难题。在考虑升迁入选时，上司也往往把女性的生育风险计算在内。

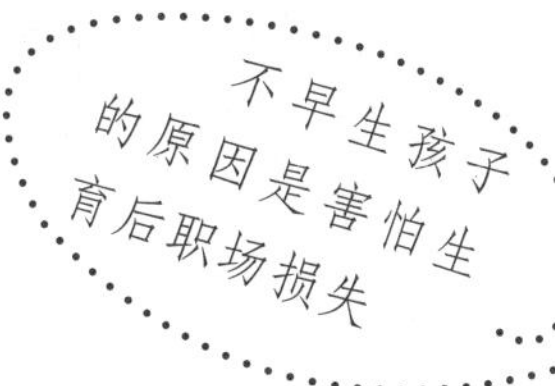

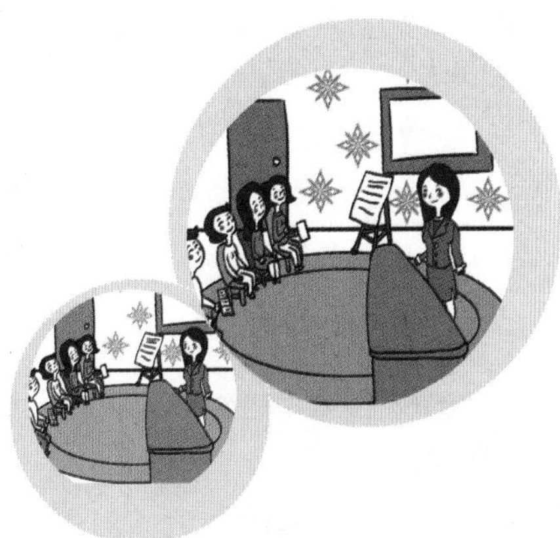

为打好物质生活基础，完成了购房买车的任务，再考虑生育。处在社会转型期，生活压力加大，承担着改革的代价，赶上福利分房末班车的人毕竟是少数；养孩子代价不菲，孩子、房子和车子，只能够优先选择一个，先做好物质积累，给孩子一个理想的成长环境几乎是高龄产妇们的

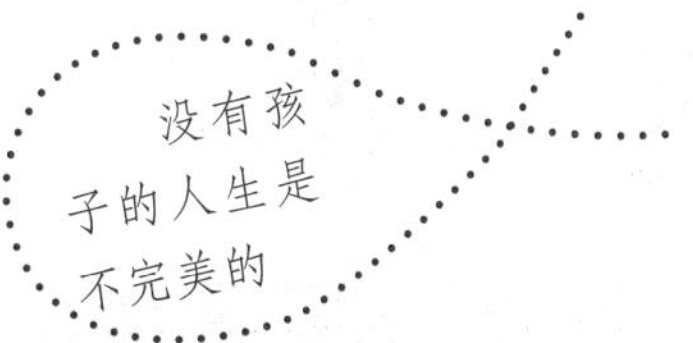

共识。没有孩子的人生是不完美的，但是没有条件就生孩子的人生更是不完美的。因此，花费很多时间，致力于提高物质水平，做足了经济的准备，完成了买房购车任务，再考虑生育的大有人在。

拒绝生育的“丁克一族”反悔。据统计，2004年厦门市妇幼保健医院的高龄产妇人数，占总门诊所登记准妈妈的20%，以往这个比例一般少于10%。在女性知识分子特别是部分白领中，工作、事业及个人的生活质量往往都排在靠前的位置，她们中的很多人，崇尚单身贵族！即便结了婚，也拒绝生育，希望过着浪漫的两人世界的生活。而这样的“丁克家庭”在经历一些岁月之后，却改变了初衷。“丁克一族”的反悔是导致高龄产妇增加又一成因之一。

高龄产妇在产科学上的地位

高龄产妇在产科学上具有特殊的地位，准妈妈年龄因素对妊娠结局的影响越来越引起产科学界及社会的高度重视。因此，对高龄初产妇的妊娠、分娩、产褥结局，以及分娩方式和新生儿状况的研究，有助于采取相应的防治措施，提高产妇和婴儿的健康水平。

大量的临床资料显示，高龄产妇的妊娠合并症、并发症明显增加，如妊娠高血压综合征、胎儿宫内发育迟缓、早产、妊娠期糖尿病等发病率升高。难产比例也上升了，剖宫产率比年轻准妈妈（对照组）高。高龄准妈妈属于高危妊娠，无论在孕期、分娩期、产褥期，面临的困难和问题将大大多于年轻的孕产妇，应列为高危检查人群。

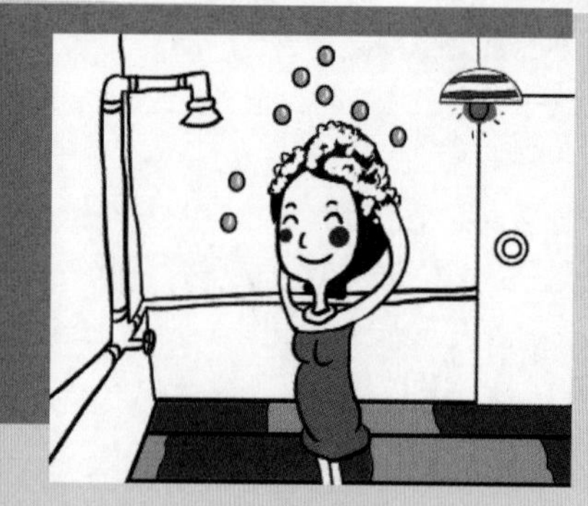

我国城市中高龄产妇增多

20世纪90年代初以来，随着社会经济高速发展，妇女受教育程度提高及就业机会的增加，社会竞争渐趋激烈，较多女性（白领阶层居多）由于追求高职、高薪，导致工作、生活压力加大，先立业后成家的观念往往使她们无奈地将结婚和

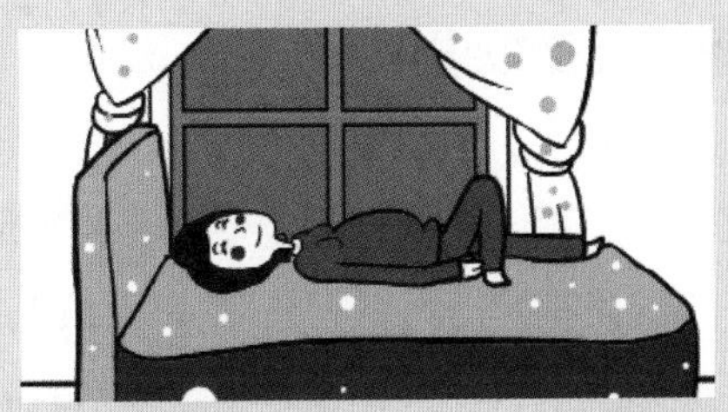

生育的时间推迟，由此导致高龄产妇这一群体数量日渐增多。

20世纪90年代，中国35岁以上初次生育高龄产妇仅为2%；到2006年，这比例翻了一番；时至今日，像北京、上海、深圳等城市已高达10%以上。据统计，武汉大学中南医院目前接诊的产妇平均年龄31岁，较5年前提高3岁。而据武汉市中心医院产科公布的一项统计显示，2012年在该院生产的产妇3000余人，30岁以上占42%，35岁以上占10%，比5年前增加三成左右。

社会价值的多元化不断引导着人们的生活取向，她们更愿意趁年轻的时候，努力工作并且充分地享受生活；可一晃到了35岁，当事业有成准备生孩子时，却已跨入了高龄产妇的行列。女性平均初产年龄的推迟，对降低我国人口生育率有很大影响。从某种程度上来说，这是城市化转型期的人口新问题。城市化不仅转变了人们的生活和就业方式，也转变了他们的生育观念。

二、高龄准妈妈怀孕前应做好的准备工作

夫妻双方身体保持最佳状态

作为一个高龄准妈妈，孕育一个健康的后代，需要有一个最佳受孕时机和良好的孕育环境，当您准备怀孕，享受为人父母的甜蜜时候，为了提高宝宝的生命质量，在怀孕前先要有一个周全的考虑，使妊娠有一个良好的开端。

调整生活方式

准爸爸、准妈妈首先要戒烟禁酒。酒精对男性生殖系统有毒害作用，使精子不正常。喜欢喝咖啡的准妈妈，也要把量限制在 1 天 1 杯之内，至于可乐等饮料最好让它从食谱中彻底消失，取而代之的可以是新鲜果汁或蔬菜汁；此外，准爸爸最好不要留胡须，因为胡须会吸附空气中的灰尘和污染物，通过呼吸进入体内，影响“生产精子”的内环境，也可能在与妻子接吻时，把各种病原微生物传染给妻子。

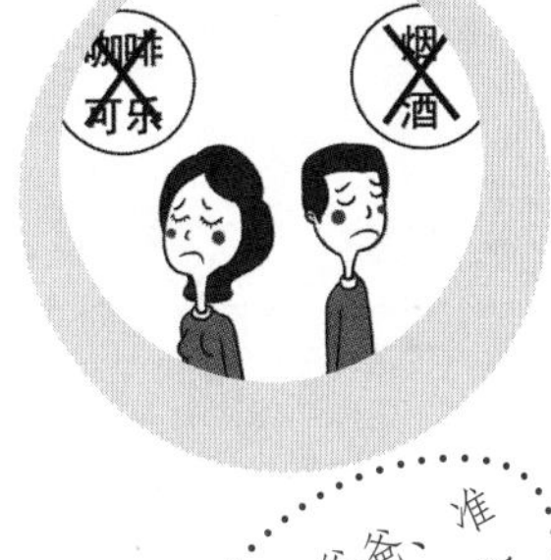

准爸爸、准妈妈首先要戒烟禁酒

全面体检

孕前做体检，评估一下自身的健康状况，是维护女性生殖健康、培育健康宝宝的最基本行动，准妈妈可以去医院的计划生育科或妇科，向医生说明来意，请她们指导你做相应的检查。如发现疾病，应尽快医治，以免服用的药物对日后怀孕产生不良影响。

如果感觉不适，应尽快找你信任的中医进行咨询，高龄女性在孕前花些时间与精力为自己进行全面的身体调养是很有必要的。

远离不安全环境

如果工作中经常接触化学物质、超强电磁波等，在准备受孕期间，要特别小心。尤其是准妈妈在生活中应尽量少接触染发剂；1天超过8小时以上的微机操作显然也是不健康的；在办公室应每隔3小时离开一下空调环境，去户外透透新鲜空气。

孕前做体检，很重要哦

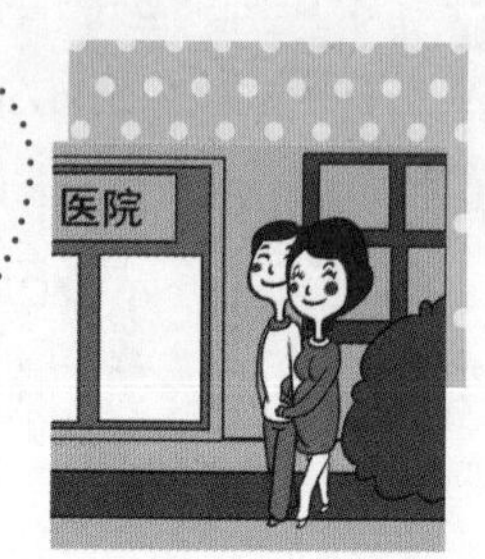

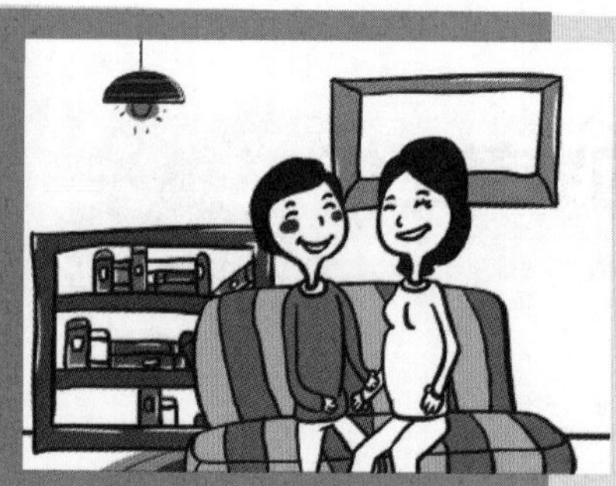

调整性生活频率

在计划怀孕的阶段里，要适当减少性生活的频率。准爸爸应通过增加健身的次数，以保证精子的数量和质量。

温馨小贴士

●准备受孕前几天，夫妻双方一定都要充分注意身体休息，放松心情。

●准备受孕前，既不要性生活过频，也不要性生活过疏，这样都不利于受孕。过频会使精液稀薄，精子数量少；过疏会使精子老化，活力欠佳。

●不要抽烟喝酒、不要接触放射线或有害物质、不要服用任何药物。

选择最佳受孕时间

有研究发现，一天之中女性在下午的受孕概率更高，因为男性的精子质量和数量在此时达到高峰。而医学界普遍认为，受孕最佳季节宜选在6~8月，来年3~5月生产为好。这是因为夏末初秋的时节，空气清新，天气凉爽，并且又是收获的季节，瓜果蔬菜都很丰富，方便孕妇户外散步，呼吸新鲜空气，也有利于孕妇在孕早期的食物选择，为孕妇提供充足的营养。而临产正是春末夏初，这个季节衣着单薄，便于哺乳，婴儿洗浴也不易受凉，并且也有利于降低各类传染疾病的影响，为宝宝的健康成长创造有利条件。

即使季节不能够选择，也要注意尽量在空气清新，夫妻双方都心情舒畅、精力充沛的日子。这样的日子才是孕育聪明健壮宝贝的最佳时机。

当然日常男女要加强对各自体质的锻炼和健康的维护，而长期口服避孕药的女性应停用2个月后再受孕。受孕前3个月，男女双方最好忌烟酒，营养状态良好。

按人体生理钟推算出智力、体力和情绪都在最佳状态时，此办法应以女方为主，想男女都处于最佳状态是不易的。受孕前1个月内，同房次数不宜过频，最好按女方排卵期，双方都有强烈的性需求时一次成功。

注意饮食营养调理

孕前营养是为妇女怀孕后胎儿良好的大脑发育和健康的体格奠定物质基础。专家指出，人脑的大部分是在胎儿发育时期形成的，一个人的脑结构是否完善，其智力水平的高低在母腹中时就受妈妈所摄入的食物影响。

在我们的生活中，孕前合理营养往往被人们忽视。我们一般都会选在怀孕之后才开始各种补充营养。而在

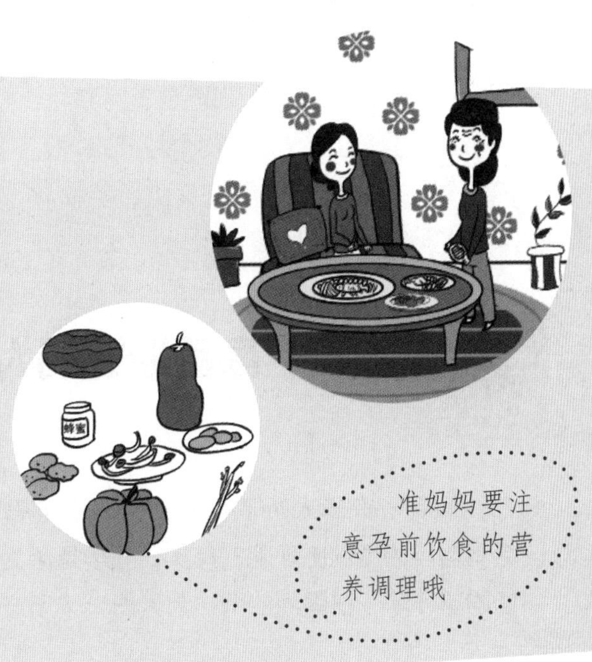

现代追求以瘦为美的当下，有些妇女，过分关心自己的体型美，怕吃好的引起肥胖，破坏了苗条的身材，因此极力控制饮食，结果造成营养不良，出现体质虚弱、疲乏无力、面黄肌瘦。

还有一些妇女偏食严重，爱吃的一下子吃得很多，不爱吃的一口不吃，结果造成机体内营养处于不平衡状态，没有给受孕准备良好的营养条件。此时受孕不能满足胎儿的营养需要，造成胎儿发育迟缓，出生后脑细胞数目比正常婴儿少，智力受到影响。

所以准备30岁当准妈妈的女性们，应该注意合理的饮食和均衡的营养，储备下必需的营养成分，那么等到怀孕时体内就有了充分、全面的营养储备。孕期只需要适当地补充一下就可以了，也不必担心生出的孩子因自身营养因素而出现问题。

当然决定人的智力还有许多方面，但营养这一因素是很重要的，不容忽视。一般来讲，从孕前3个月开始，应注意补充优质蛋白质、脂肪、矿物质、多种维生素，叶酸等。

维生素A、维生素C、铁、碘、钙都能在人体内储存3个月以上，因而孕前3个月补充是很合适的。

孕前摄入营养，首先要选择营养丰富的食物，如肉、鱼、蛋、虾、乳制品、新鲜蔬菜、水果和含各种微量元素（如锌、铁、钙、磷）的食物等，以满足机体对各种营养素的需要，促进生殖细胞的生成和成熟。但有些可能影响食欲的食品应尽量少吃或不吃，例如热量较高的巧克力、白糖、蜂蜜等。

此外如有吸烟饮酒等不良嗜好的男女，在此期间要戒掉或尽量减少数量，以免影响精子和卵子的质量而导致胎儿畸形或先天愚型。因此，将要做妈妈的30岁以上女性，更加要注意孕前的合理膳食、增加营养才能使未来的孩子聪明、活泼、健康。

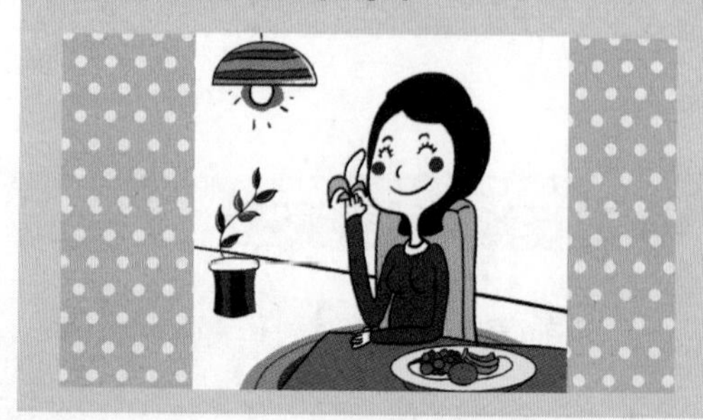

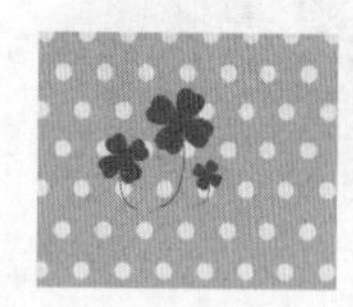

三、高龄准妈妈为何更容易出现假孕

假孕？许多人听了可能会觉得不可思议，怎么还会有假孕的情况出现呢？其实，假孕是因为女性因为急切盼望怀孕，在强烈的精神因素影响下所产生的一种疾

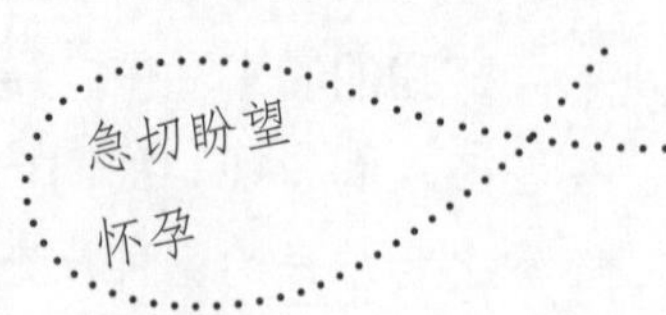

病。一般的患者多为结婚后多年都一直没有怀孕的女性。由于心中总是强烈渴望有个宝宝，在这种过于积极的心理暗示下，身体也会做出相应的反应，如食欲不振、恶心、呕吐、腹部膨胀、乳房胀痛等一系列类似早孕反应的症状。但这不过是一种假象而已。

假孕的种种表现和正真怀孕的症状非常相似

高龄女性经常有想要宝宝的念头，大脑皮层中就会逐渐形成一个强烈的“盼子”兴奋灶。它会影响中枢神经系统的正常功能，引起下丘脑垂体功能紊乱，体内孕激素水平增高，抑制卵巢的正常排卵，最后导致停经。而停经不仅给人一种假象，觉得是怀孕了的征兆，同时在停经的影响之下，孕激素不断对脂肪代谢产生影响，从而使增多的脂肪堆积在腹部，脂肪的沉积加上肠腔的积气，会使腹部膨胀增大。同时，腹部主动脉的搏动或肠管蠕动会让女性误认为自己有了“胎动”的迹象。

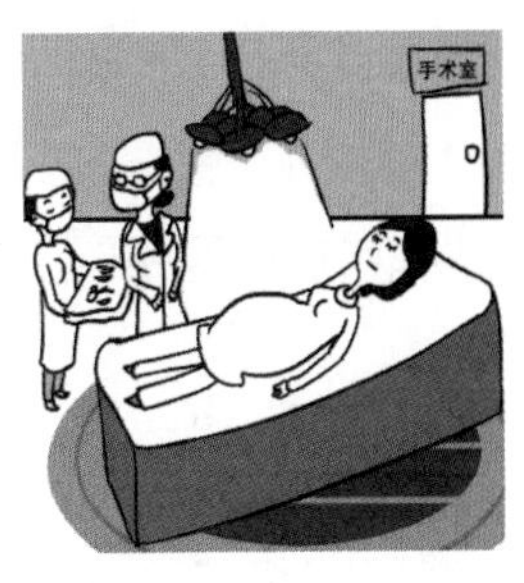

假孕的种种表现和真正怀孕的症状非常相似，因此，如果出现了这些现象，请一定及时先去专业的医院请医生检查，通过简单的检查就能识别出是否怀孕。

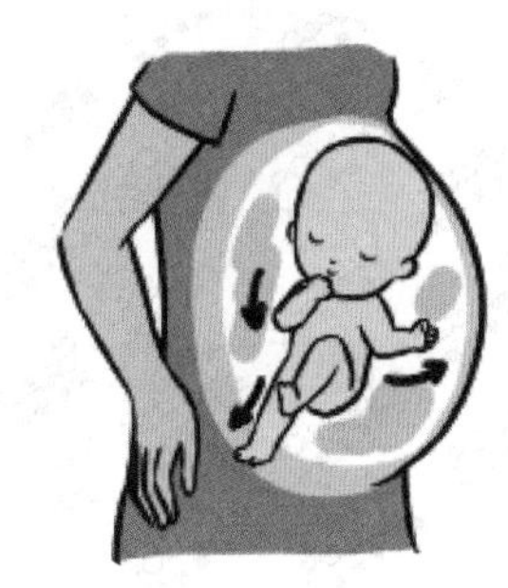

一般医生会对假孕患者进行耐心解释，必要时还可以要求其做B超检查。如果患者情绪波动较大，医生会及时给予安慰，同时也需要家人对其进行安抚，并且适当补充谷维素、维生素B_1、安定等调节植物神经功能紊乱与镇静的药物。

四、高龄妊娠的优点

高龄产妇妊娠的缺点我想大家已经有了相对概念，可是真的高龄妊娠就没有一点好处了么？其实不然。

高龄产妇大多有稳定的工作，优越的生活环境，宽裕的经济条件，充分的心理准备。

对于晚育的夫妇而言，他们在为社会做出贡献的同时，也有足够的时间

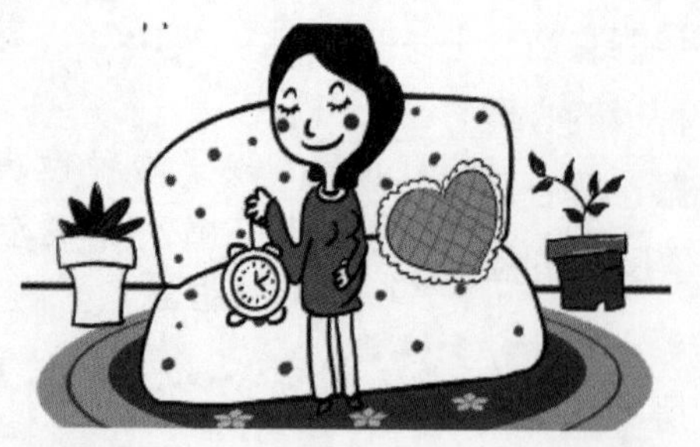

和精力，投入到繁衍和养育后代的重要事务中去。一般到了这样的年纪相对比较成熟，思维分析能力较强，容易理解和执行医生的忠告。母亲的社会经历和丰富的生活知识在教育子女的过程中发挥着不可替代的作用。

高龄产妇一般受过高等教育，具有较高学历，学习能力强、知识面广，有利于育儿；虽然过度宠爱子女并不好，但优裕的家庭环境却是哺育子女过程中不可或缺的条件。高龄夫妇共同克服高龄妊娠过程中的种种困难，会使相互间的感情更加深厚，更加和谐。简单说准备充分也就为美好的结局打下了坚实的基础。

五、怀孕与内分泌有什么关系

内分泌失调多与外界的一些非疾病因素有关，一般通过日常的调理可自愈。但如果发生长期的内分泌失调，则需要引起注意，很可能由体内的器质性病变所致，应及早进行相关检查以明确病因，以免对怀孕造成不良影响。

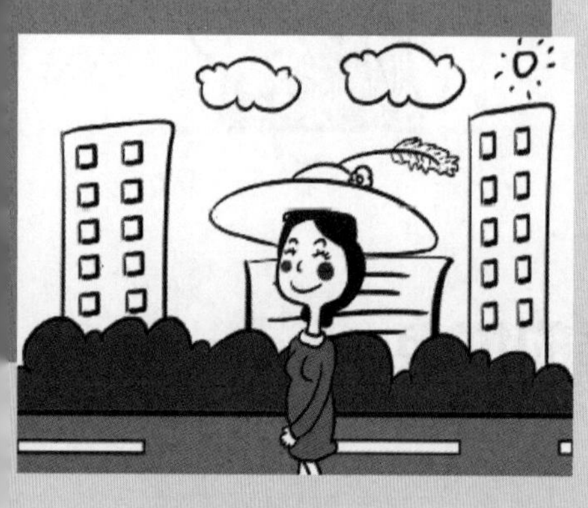

不怀孕与内分泌有关系吗

内分泌是人体生理机能的调控者，它通过分泌激素在人体内发挥作用，但如果出现内分泌失调后，人体就可能会出现许多异常情况。女性内分泌失调可表现为闭经、月经量的变化、功血等。内分泌失调是否会影响女性的生殖能力，导致女性不孕症的发生，要看病变的详细程度和情况。

通常内分泌失调造成女性不孕症有以下几种原因

排卵障碍

这是女性不孕症的主要原因之一，又称为不排卵。内分泌失调引发的排卵障碍导致卵子无法顺利排出并与精子结合，导致不孕。

黄体化非破裂卵泡

黄体化非破裂卵泡是指内分泌学上显示黄体化现象，但因卵泡不破裂，卵子不能排出的一种无排卵现象。

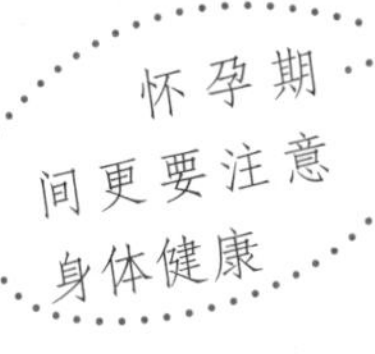

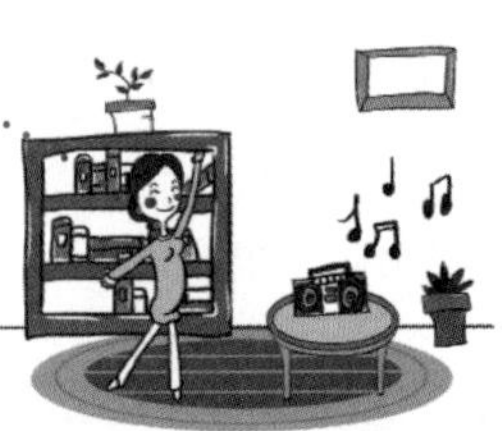

功能失调性子宫出血

由于下丘脑垂体卵巢性腺轴功能紊乱，使子宫内膜反应异常，其组织变化失去规律性，可以是从增殖期到分泌期的任何一个阶段的改变。功能失调性子宫出血者大部分为无排卵性出血，卵泡有某种程度的发育并持续存在，但不能排卵也无黄体形成，长期受雌激素作用的子宫内膜以破裂出血或消退出血的形式出血，量的多少，持续时间长短都不确定。

黄体机能不全

黄体机能不是指黄体分泌的雌、孕激素不足，子宫内膜的分泌性变化不充分。黄体机能不全常导致黄体期出血、妊卵着床障碍、不妊、习惯流产。

卵巢早衰

卵巢早衰是指不满40岁因卵巢机能障碍而导致的闭经。具体包括初潮正常，40岁以内的闭经，高促性腺激素、低雌激素，卵巢活检无卵泡存在。所以建议有卵巢早衰家族史者应尽早计划怀孕。

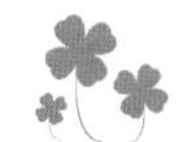

六、常见的不宜受孕的情况

长期服用避孕药

避孕药中含有的激素从机体完全排出十分缓慢，只要服用了避孕药1个月，吸收进体内的药物残留需要经过6个月才能完全排泄掉，所以建议最好是在停药6个月之后再怀孕。

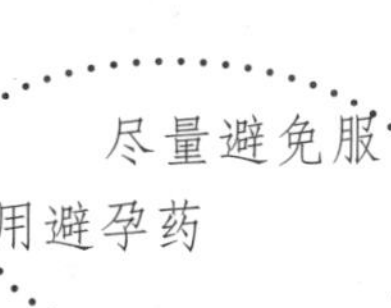

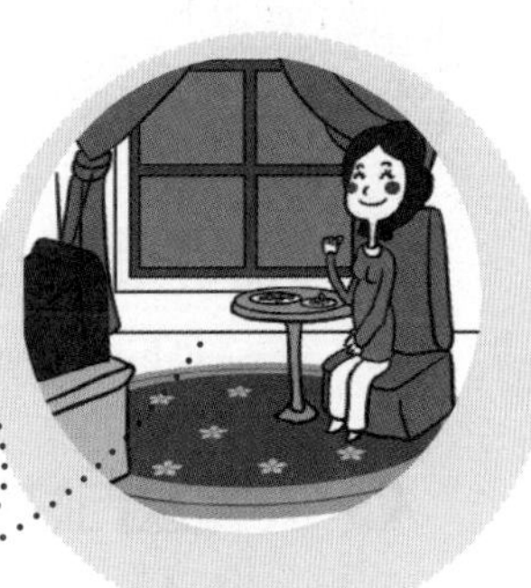

饮酒后

很多人都说酒后乱性，殊不知酒精对生殖细胞有毒害作用。如果孕前饮酒过量，会影响胎儿正常发育，出生的婴儿多会表现畸形和智力低下。尤其是母亲更应避免饮酒过量，从卵细胞的成熟时间来看，卵子从初级卵母细胞到成熟卵子大约需要14天，如果母亲饮酒了，最好在停止饮酒20天后再受孕。

接受过X线照射

X射线能穿透人体，杀伤细胞，尤其是对生殖细胞的损害。即使是微量的照射，也可以使卵细胞的染色体发生畸变或基因突变，尤其是腹腔下部及盆腔经X线照射，照射后最好过4周之后再怀孕比较保险。

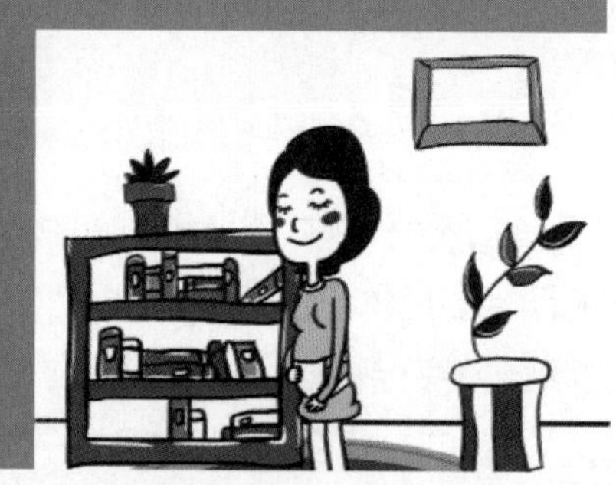

密切接触宠物

因为工作需要、兴趣爱好等原因，需要密切接触宠物，如猫、狗、鸟等的30岁准妈妈们要注意了，因为动物传播的弓形虫，会影响胎儿发育，可导致早期流产、胎儿大脑发育异常、小脑畸形、脑积水等。所以最好脱离宠物，并进行孕前血液检查，确认没有问题之后才可以有计划的怀孕。

早产及流产

女性怀孕后机体各器官为适应新的需要而发生相应的变化，以达到新的平衡，这一变化尤以生殖系统最为明显。当发生早产或流产后，机体这一平衡便突然中断，子宫等器官一时还不能恢复正常。若想再孕，则需要时间调理身体，一般过1年后再怀孕比较合适。

男女任何一方患急性传染病

如急性肝炎、风疹、流感等都要避免怀孕。

夫妻双方性生活不协调或疲劳

这样的情况下影响精子的质量，最好不要怀孕。

另外，女性有比较严重的慢性疾病，夫妻任何一方或双方患有传染病、接触有害物质或放射工作，或长期使用抗癌、链霉素等药物时，暂时不宜怀孕。

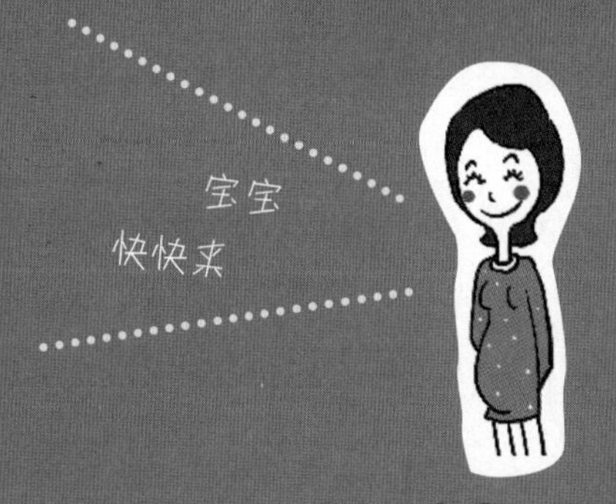

第2节　准妈妈和胎儿的关系

一、年龄大对生育有什么影响

年龄的增长对女性生育能力影响非常大，从女性的生理规律来说，生育能力最强在20~24岁，30岁以后缓慢下降，35岁以后迅速下降，35岁时是25岁时的1/2，40岁时是35岁时的1/2。44岁以后约有87%的女人失去了受孕能力。

年龄是生育能力最大的祸首

卵子是从一出生就相伴女性朋友的，年龄、生活方式、环境都会影响到卵子的质量，年龄越大，剩余的生育功能正常的卵子数量就越少。随着年龄增大，女性总体健康水平也会下降。抵抗力下降，一些慢性疾病可能显露出来，损害生殖器官，或因治疗不当而恶化，一些疾病如子宫内膜异位症、多囊卵巢综合征(PCOS)、衣原体感染等可能会损害生殖器官导致不孕。

生殖器宫炎症影响生育能力

患阴道炎时，阴道内酸碱度发生变化，白细胞增多，这些都会使精子的活动度下降，宫颈炎症造成的局部内环境改变，不利于精子通过宫颈管，从而导致不孕。盆腔感染，尤其是结核性或淋菌性感染，会造成输卵管的粘连、扭曲、狭窄，从而导致不孕或宫外孕。

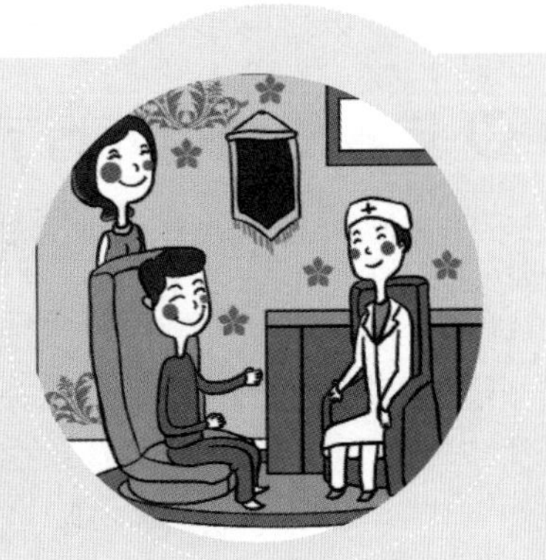

精神紧张压力过大影响生育能力。正值生育年龄的女性，如果环境改变、情绪波动、长期处于极大的压力下，就容易发生内分泌紊乱，月经也就开始紊乱甚至变成无月经，不排卵，在这种情况下，当然也就不太容易怀孕了。就业竞争加剧，使很多职业女性压力增大，长期处于忧虑、抑郁或恐惧不安的精神状态都会影响女性怀孕。

年龄大了，子宫内膜会变薄

女性接近更年期时，月经周期会变短且不规律，子宫内膜可能会越来越薄，越来越不适合受精卵着床。另外，阴道分泌物会变得流动性更差，更不容易让精子进入。

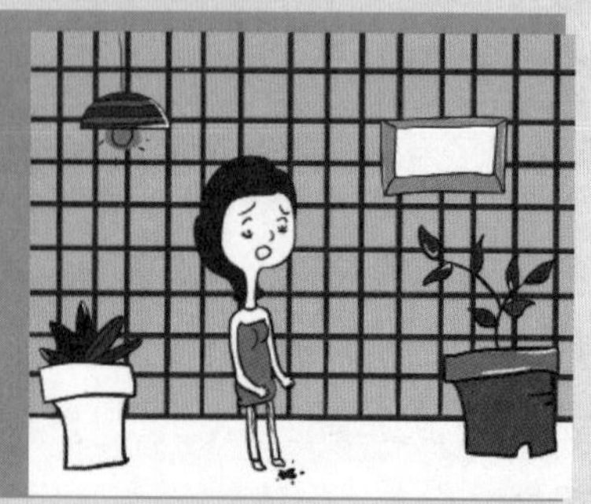

高龄产妇容易生死胎

35岁以上的高龄准妈妈更容易发生如高血压、糖尿病、心脏病、肾脏疾病等及各种妊娠并发症并加重，致使胎儿宫内生长发育迟缓，死胎、死产的发生率及围产儿死亡率也随之升高，并且胎儿畸形率也增高。

30岁的时候卵细胞只有10%可用了

女性在出生时两个卵巢的卵母细胞已经是注定了，就是30万~40万个，但是这些卵母细胞里只有300~400个能够成熟，剩下的都要退化。从15岁初潮到30岁，身体成熟的卵细胞已经用掉了90%！不幸的是，这剩下的10%还不见得质量够好，所以可见如果选择30岁以后再怀孕困难有多大！

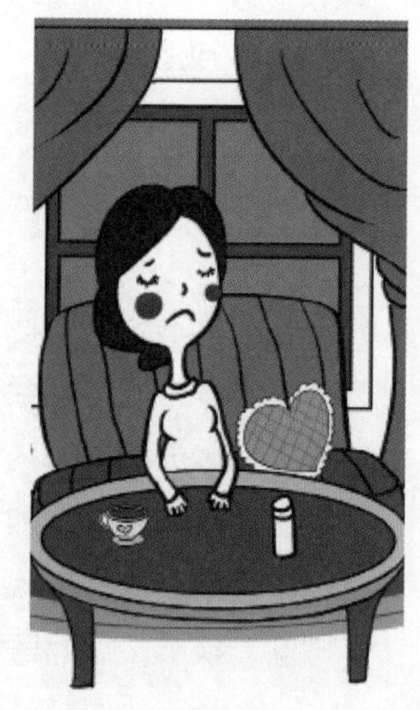

年龄大，他也不行了

虽然男性的生育能力比女性要强一些，但他们在35岁之后精子质量也会日渐下降。虽然有老夫少妻的情况，也有男性60岁了还具有生育能力，但是精子质量已经大不如前。不健康的精子会直接影响宝宝的健康。

什么情况下需就医

如果你年龄偏大，而且你们已经计划生宝宝，并且连续有规律的进行性生活超过一年，但是仍没有怀孕，那么就要考虑接受检查了，确定是否患有某些不孕疾病。另外，在不育的夫妻中，大约有40%的原因是男性方面的，所以，对于不育的现象，不能只从女方寻找原因。

二、胎儿为什么会发生畸形

遗传因素

生殖细胞携带有缺陷的遗传因子，或者生殖细胞本身有畸变现象，受精卵的发育必然会有缺陷。这样的胎儿出生，就患有先天性遗传病，如血友病、白痴、白化病等。

夫妻年龄

我们都知道，夫妻年龄过大，生殖细胞老化，导致无脑儿和脑积水胎儿的概率相对比较高，所以我们建议大家在育龄期生育是最好的，当然如果已经错过也不必太过担忧，只是需要更充足的准备，更细致的对待。

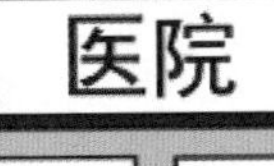

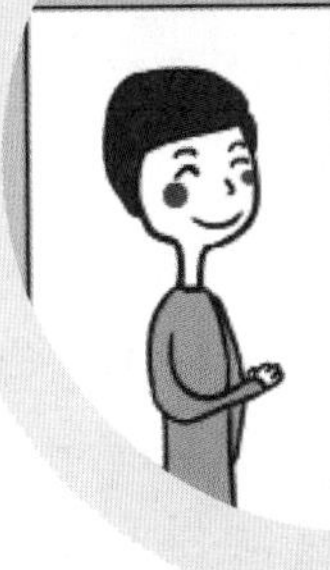

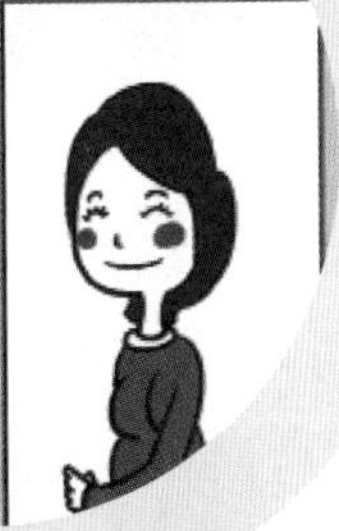

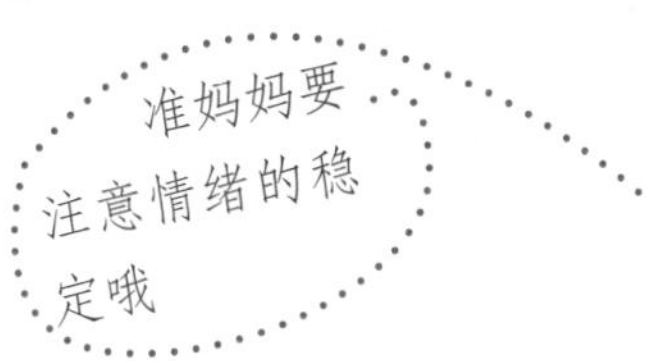

来自母体的因素

准妈妈的生育年龄，情绪，吸烟、饮酒程度，对胎儿的健康有一定影响。如果准妈妈有苯丙酮尿症、糖尿病等疾病，其婴儿先天畸形的发生率也要比正常准妈妈高，怀孕期间的准妈妈多次感冒或者感染其他病毒，很容易引发胎儿发育上的缺陷，如风疹、水痘、流感病毒等。所以女性在孕期一定要注意自身健康。

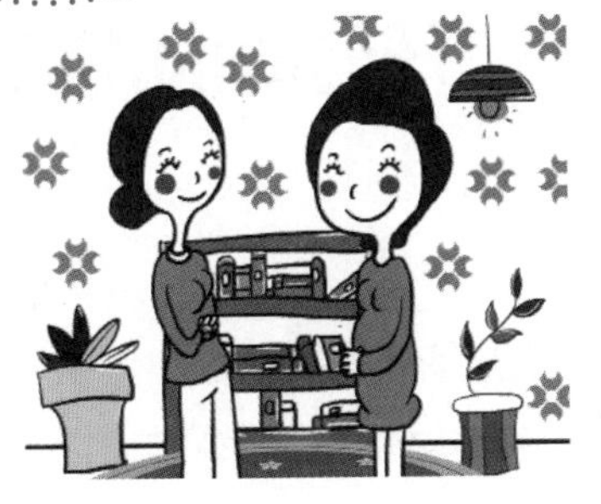

近亲结婚

近亲结婚会使胎儿患有家族隐性疾病的概率大大增加，造成胎儿发育等的缺陷。所以，最好避免近亲结婚，尤其是农村等偏远地区的朋友们。

环境因素

如高原地区缺氧造成的胎儿先天性心血管畸形，缺少锌、铜等微量元素引起胎儿中枢神经系统方面的畸形，大气污染、工厂废物污染、放射线等造成的畸形则更为常见。

药物因素

药物对胎儿的影响已引起广泛重视，有些抗生素、激素、磺胺类、镇静类药物，含汞农药、汞铅、铬等重金属，含笨、氯等化上有毒药品，都可能造成胎儿畸形。

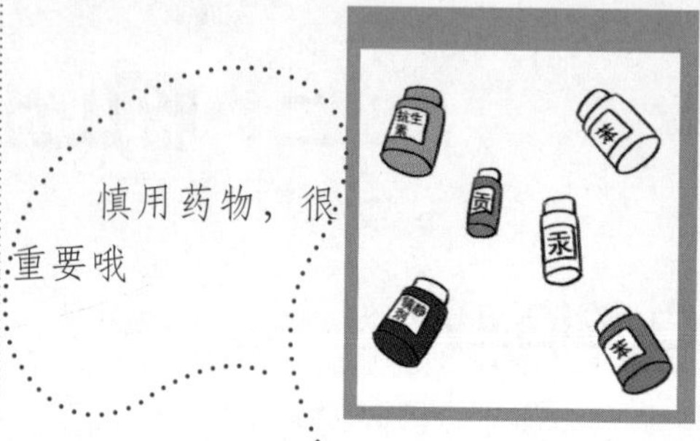

三、生过畸形儿的高龄妇女会再生畸形儿吗

有的妇女上一胎生了畸形儿，就很担心下一胎怎么样，是不是还会是畸形儿？这要看生畸形儿的原因是什么了。

如果引起上一胎畸形的因素仍然存在，如染色体异常、近亲结婚、基因缺陷等那么下一胎生畸形儿的可能性就会大一些。在这些情况下是否能再生育，最好请教遗传科医生，以免盲目再孕，出现畸形儿。

如果引起上一胎畸变的因素已经不存在了，如感染、药物、环境等因素改变，那么下胎生畸形儿的可能性就小了，可以放心再孕。

四、准妈妈喝酒会对宝宝有什么样的伤害

酒精中毒胎儿特征

准妈妈饮酒容易使胎儿患酒精中毒综合征。中毒胎儿的典型特征是：体重低、心脏及四肢畸形、智力低下等。最新研究结果表明，准妈妈体内的低量酒精也会对胎儿造成伤害，与传统所知不太一致。

胎儿酒精综合征会有以下临床表现

- 发育不良；
- 扭曲的面部特征：上颌骨小，短而上翻的鼻子，人中平坦，上唇扁平，眼睛小且上眼睑下垂；
- 关节、手、足、手指、脚趾不正常；
- 协调性差；
- 学习障碍；
- 记忆障碍；
- 心脏缺陷，如房间隔、室间隔缺损；
- 注意力不集中；
- 与他人相处能力差。

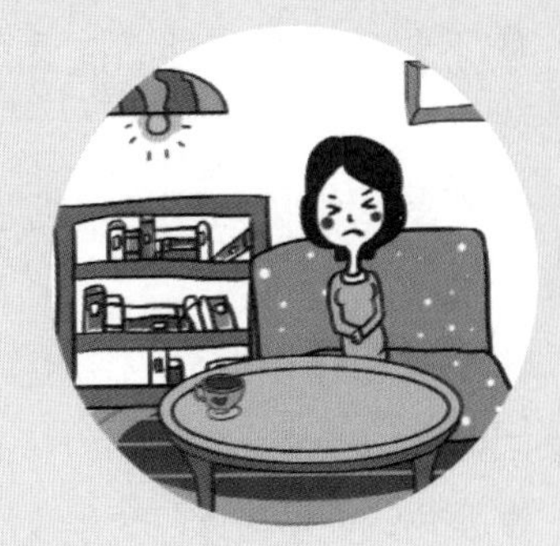

五、准妈妈要远离宠物

宠物危害

宠物虽然可以给人带来许多的安慰与乐趣，但对于十月怀胎的准妈妈来说，猫、狗等宠物可就没那么可爱了，经常接触猫、狗等宠物，人很可能感染其身体中的弓形虫病毒。这很可能使准妈妈感染上弓形虫病这一人畜共患病，并导致准妈妈出现流产、早产、胎儿畸形甚至死胎等问题。产妇出现产后出血的可能性也会增加，还可能导致新生儿窒息。另外，这一疾病还会垂直传播给新生儿，使新生儿发烧、皮疹、呕吐或嗜睡，严重者可出现抽搐，肢体强直、瘫痪、运动障碍甚至死亡。

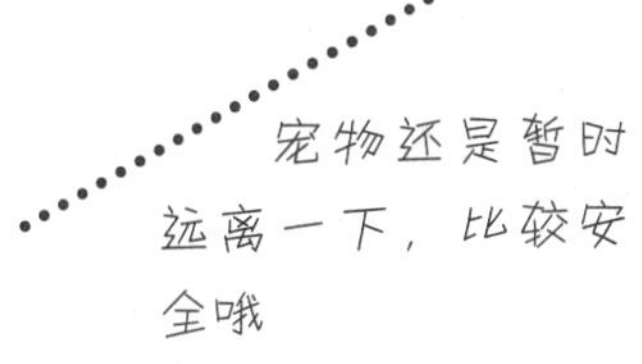

因此，准妈妈一定要远离宠物，如果接触过猫、狗等宠物，孕前一定要做一个检测。另外要防范弓形虫病，准妈妈还要吃熟食，尽量不要吃生冷食品。

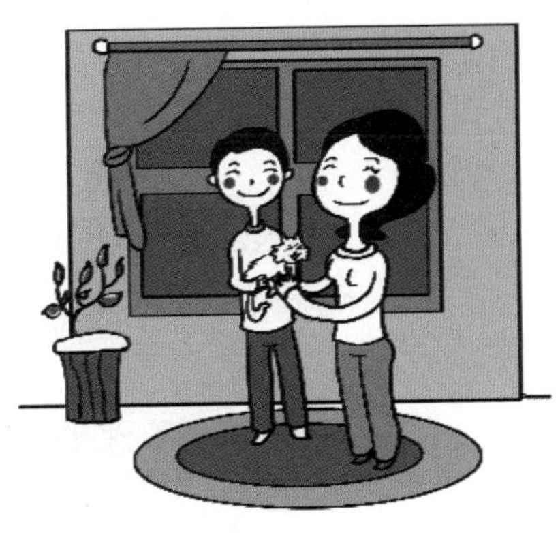

需要注意的细节

对于喜爱宠物的人，如果怀孕时还要与宠物相处，只要准妈妈用心做好以下防护工作，并注意卫生细节，宠物也是可以和准妈妈一起等待宝宝的出生的。

- 每年给宠物注射疫苗，定期给宠物驱虫，经常给宠物洗澡保持卫生；
- 不要让宠物在外面捕食，以免吃了被感染的老鼠或鸟类，或者吃了被污染的食物；
- 不要喂生食给宠物，给它们盛食物的碗要每天清洗，并且不要和其他物品放在一起；
- 不要和宠物过分亲密接触，小心不要被宠物抓伤、咬伤，抚摸过宠物后一定要记得洗手；
- 宠物的便便应该每天最少清理1次，为了避免感染弓形虫，准妈妈应避免直接接触宠物的便便，可以让家中的其他人清理，或者戴手套清理，事后仔细洗净双手。

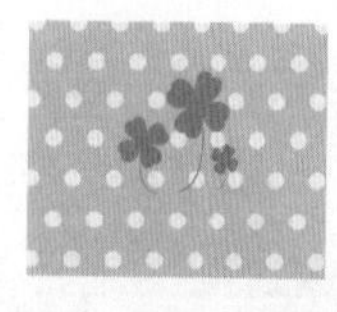

六、二手烟对胎儿的危害

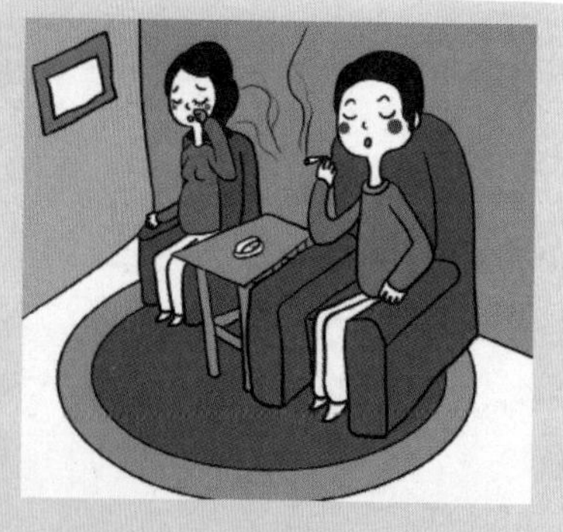

准妈妈吸二手烟与吸烟一样，对胎儿有非常不利的影响。处于烟雾环境的准妈妈会出现自身抵抗力下降，更易感冒、头痛，甚至患癌症；天天吸烟10支以上的准妈妈，其流产率比不吸烟的准妈妈高1倍，早产发生率是不吸烟的2倍。妊娠后期更易发生大出血，可能会危及母亲和孩子的生命。

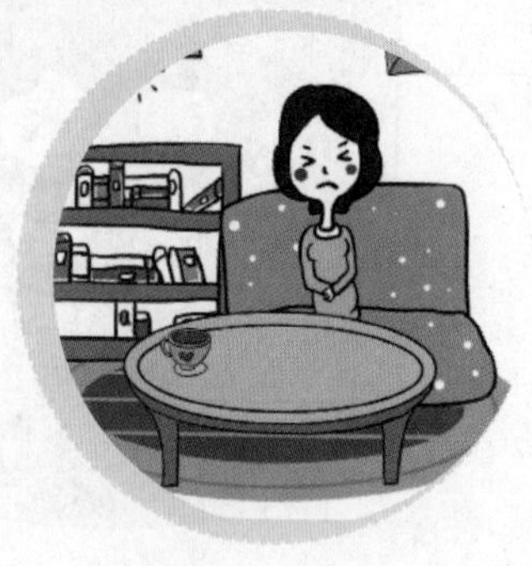

10%婴儿猝死只因吸二手烟

烟草燃烧时开释出的有害化学物质，多数能透过胎盘去“骚扰”无辜的宝宝。一氧化碳等有毒的气体，会使母体血氧浓度降低，进而导致胎儿缺氧；烟草中成瘾性的毒品尼古丁，能引起血管狭窄，使血流减慢，这意味着提供给胎儿的营养和氧气将会减少，轻易造成婴儿早产。早产儿易出现呼吸、消化、体温调节等功能障碍，甚至出生不久便死亡。婴儿出生后，弥漫在空气中的烟雾会使婴儿呼吸吃力，新生儿呼吸综合征的发病率要高得多，因此，更轻易患感冒、支气管炎、肺炎、支气管哮喘等呼吸系统疾病和肺的感染性疾病。在烟雾笼罩下的孩子体格发育迟缓，更易出现烦躁不安、哭闹现象，更难喂养，同时耳、鼻、喉部感染的机会也增加，听力也会受影响。

爸爸妈妈不要吸烟也不要带宝宝去有二手烟的环境

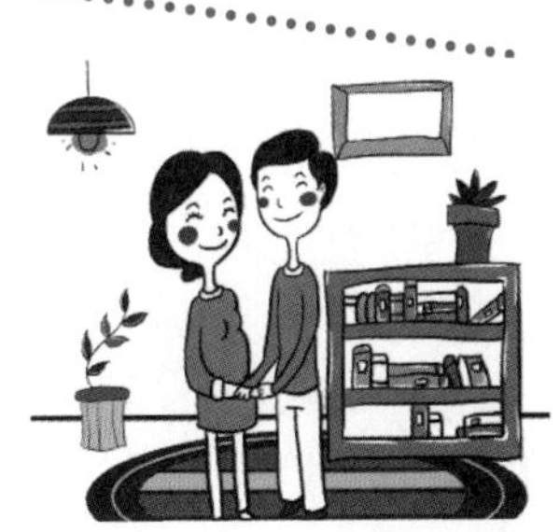

七、准妈妈怀孕的征象与验孕方法

怀孕征象

停经

或许，最明显的怀孕信号就是：停经。这个症状导致了女性留意到了更多怀孕的症状。

健康女性的月经一向是很规律的，如果过了期还不来，首先可以想到已有怀孕的可能。一般来说，如果月经过了一个星期，医生大致能查出怀孕征象；如果过期1个月，怀孕就比较容易肯定了。有一部分女性，虽然已经怀了孕，但是在该来月经的时候，仍然行经一两次，不过，来的经血比平常要少，日期也短些。这是由于怀孕后，子宫内膜会成为妊娠蜕膜帮助受精卵着床，但是子宫下部的内膜无法变成蜕膜，这一部分就会像月经一样流出来。

孕妇要避免过分疲劳哦

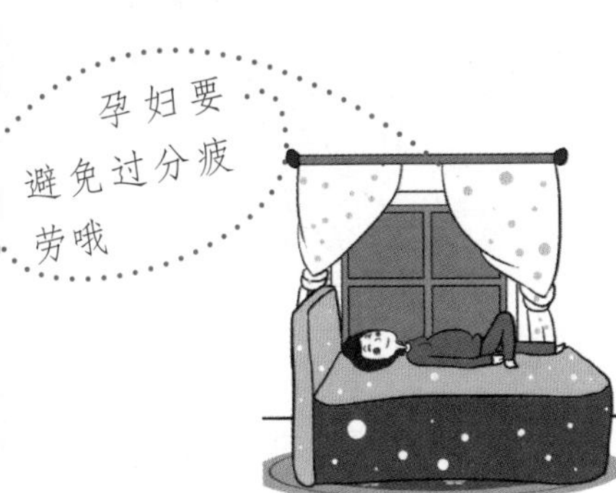

疲劳

怀孕的其中一个早期症状就是：疲劳。你或许会更早地上床睡觉，但是发现早上更加难起床。如果你有工作做，一到中午，你就会觉得，你需要找个地方躺下歇一歇。运动变成高消耗。诸如逛街等的简单活动，会令你感到非常疲劳，甚至头重脚轻。所有的这些症状，都源于你体内荷尔蒙的增长。

在怀孕初期，许多女性感到疲乏，没有力气，想睡觉。不过这个时期不会太长，很快就可以过去。一般说来，有正常性生活的女性，在月经周期1周以后仍不来潮，应去医院检查小便，确定是否怀孕。

如果，你知道自己怀孕了，那么在需要的时候，就小憩15~30分钟。告诉你的家人，朋友和同事，你的确需要这些休息时间。并向他们求助，设定你个人的休息时间表。

体温升高

基础体温是指睡眠6小时以上，醒来不动，不吃东西，安静状态下测出的体温，也是用来判断怀孕了的一个指标。

一般清晨醒来后，睡着不动时立即测量地体温可作为基础体温。月经规则的妇女，怀孕多久能测出来？在一个月经周期中，排卵后基础体温上升0.5℃以上，一直维持到下次月经来潮才开始下降。怀孕后由于妊娠黄体酮对体温中枢地影响，体温会继续维持在高水平而不下降。

月经不规则地女人就很难用月经过期或体温表来判断怀孕了，但可以观察或体会到以下怀孕了征兆。

作呕

怀孕的其中一个症状就是：作呕作闷。这或许会使完全没有准备的你感到非常惊讶。这个症状可能在怀孕的第一个星期就出现。很多女性早上空腹喝咖啡、吃早餐的时候，会呕吐。这就是人们所说的晨吐。有的准妈妈会在下午或晚上感到作呕。而另外一些会整天都感到想吐。

测试

妊娠试验

此试验可最早诊断出妊娠。当受精卵植入子宫后，准妈妈体内就产生一种新的激素，称为绒毛膜促性腺激素，它的作用是有利于维持妊娠。这种激素，在受孕后10天左右就可以从尿中检验出来。凡是尿中检查出绒毛膜促性腺激素的，正常情况下是妊娠。因此化验尿中的绒毛膜促性腺激素称为妊娠试验。尿妊娠试验，一定要采用晨尿，因为晨尿浓缩，激素水平较高。为了提高试验的准确率，在前一夜还应尽量减少饮水量。

将尿液滴在试纸上的检测位置，如果只出现一条有色带（有的试纸是红色，有的是蓝色），就表示没有怀孕；如果出现两条，就表示怀孕了。这种方法快速、方便、灵敏、特异性高，所以被很多人采用。但是也会出现例外，比如存放时间过长，试纸受潮，保存不当等都可能失效，还有自身身体的某些病变也可以产生人绒毛膜促性腺激素。所以不要仅凭一次这种验孕棒自测来判断自己是否怀孕。

B型超声波检查

用B超诊断早孕是最正确可靠的方法。最早在妊娠第5周，亦就是月经过期一周，在B型超声波屏上就可显示出子宫内有圆形的光环，又称妊娠环，环内的暗区为羊水，其中还可见有节律的胎心搏动。

B超诊断早孕是最正确、可靠的方法

基础体温测定

最简单易行的方法。每天早晨醒后卧床测量体温，这时的体温称为基础体温。一般排卵前体温在36.5℃以下，排卵后孕激素升高，作用于体温中枢，使体温上升0.3℃~0.5℃。如卵子未能受精，则约1周后孕激素下降，体温恢复正常；若已妊娠，则孕激素保持高水平不变，使体温亦保持高水平。基础体温中的高温曲线现象持续18天以上，一般可以肯定早期妊娠。另外需要提醒的是，X线摄片不能用于诊断早孕。因为只有在妊娠18~20周以后，X线摄片才可见到胎儿骨骼阴影，而且早孕时X线有可能损伤胎儿。

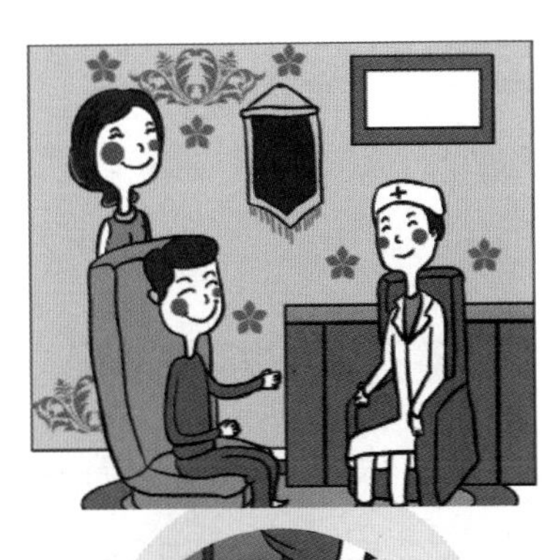

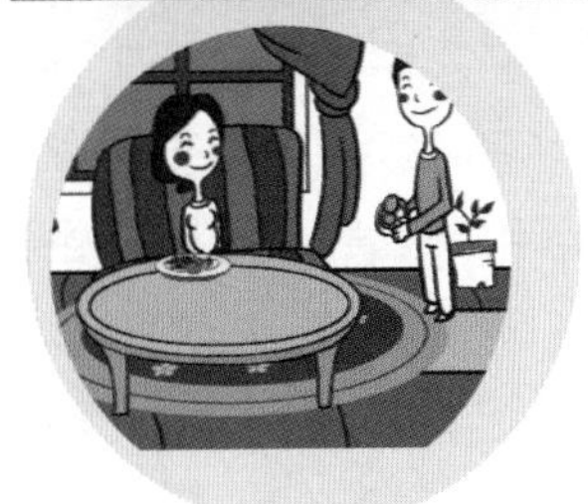

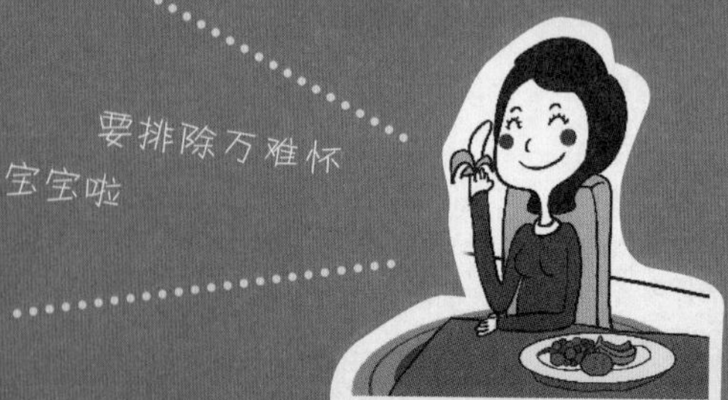

第3节 其他因素对胎儿的影响

一、避免环境中有害物理因素的影响

放射线的影响

最严重且常见的物理致畸因素就是X射线。如果准妈妈一次大剂量或多次小剂量接受治疗可引起胎儿畸形。长期接触小剂量的X射线可使细胞核内的染色体受损伤，容易导致流产或早产，甚至可使胎儿的中枢神经系统、眼、骨骼等严重畸形，并有可能造成死胎。尤其是怀孕的前3个月内，这种影响最大。所以孕期妇女，尤其是在孕早期接触过X射线的妇女，应密切注意观察胚胎的发育情况。

X射线的影响很大，要避免接触X射线

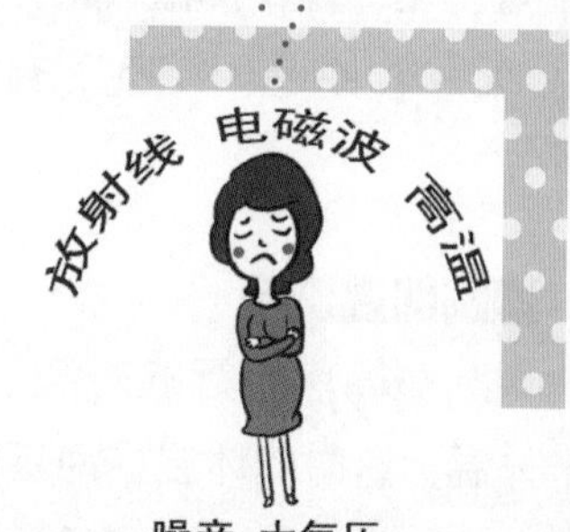

电磁波辐射的影响

电磁辐射：又被称为电子污染。在电子技术带来科技进步的同时，电子辐射已无处不在。工厂、办公室以及家庭使用的各种电器，如电脑、手机、彩电、微波炉、电热毯等，都发出各种不同波长与频率的电磁波。它们对准妈妈、胎儿的危害更应引起高度警惕。由于胎儿生命的稚嫩和弱小，特别容易受到电磁辐射的伤害。

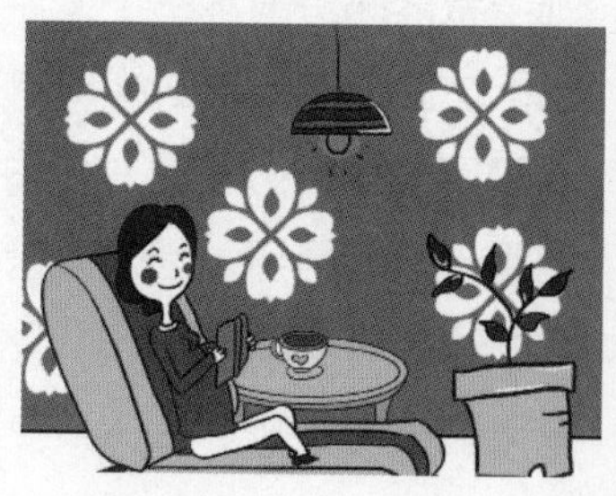

具体来说，1～3个月为胎儿的胚胎期，一般辐射后果为肢体缺损或畸形；4～5个月为胎儿形成期，一般辐射后果为智力损坏，甚至造成痴呆；6～10个月为胎儿成长期，其主要辐射后果则是免疫功能低下，出生后体质弱，抵抗能力差，并影响终身。

高温

通常，妊娠胚胎期子宫温度在38.9℃～43℃时可造成畸形，如妊娠3～7周的准妈妈体温达40℃以上并持续1天以上，会使胎儿大脑的结构与功能受到损害。

噪音

据对噪声场所进行的研究表明，孕期接触高噪声会影响胎儿今后的听力，造成胎儿脑细胞的萎缩或死亡。我国的调查研究还发现，孕期接触强噪声的纺织厂织布车间女工的子女，平均智商均低于母亲孕期未曾接触职业噪声的子女。因此，在怀孕期间，尤其是孕期7个月以后，准妈妈不宜在高噪声环境中逗留，特别是别在机场或迪斯科舞厅久留。

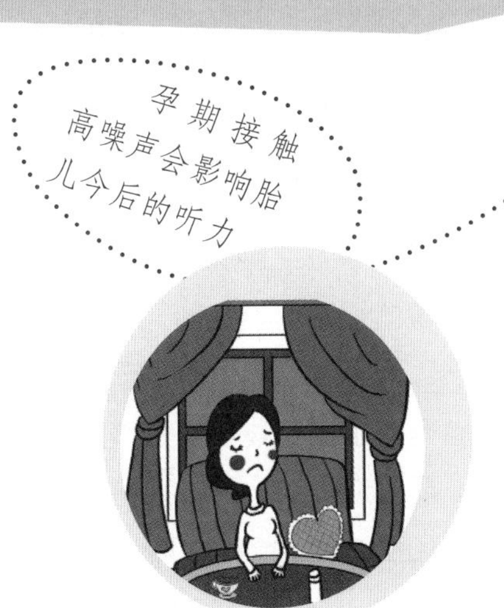

大气压

大气压力专家们发现，高海拔低气压对妇女的生殖也有影响，特别是她们的新生儿临产期死亡率明显增高。如果经常在海拔3100米工作而又有肺部疾病或吸烟的妇女，出生的孩子往往比正常的要小；而在海拔4000米以上地区工作的妇女，其新生儿体重则明显减轻。

二、避免环境中有害化学因素的影响

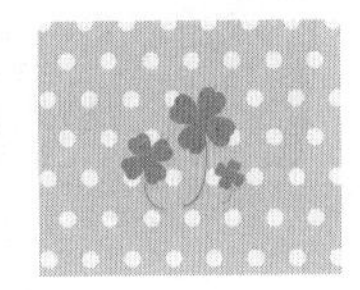

铅及其化合物

工业生产中铅及其化合物主要是电缆、蓄电池、铸字、放射防护材料及汽油中加入铅作暴剂。除铅作业工人外，由于铅对环境污染十分普遍，人们可由呼吸、饮水、进食、皮肤接触等多种途径摄入铅，铅可在体内蓄积而造成伤害。

铅作业的男性工人，若防护不当，可致精子活力无力，精子数目减少，畸形精子百分率高于对照组。铅作业女工或男工的妻子可造成不孕、自然流产、死产、早产及死亡率增高且婴儿发育迟缓、智力低下、出生体重低。铅可通过胎盘进入胎儿体内。胎儿脐血中铅含量与母血中含量高度相关。铅的危害主要是作用于神经系统。胎儿神经系统尚未发育成熟，对铅的神经毒性作用更为敏感，一旦受损，可造成日后行为及学习能力缺陷。

避免接触铅及其化合物

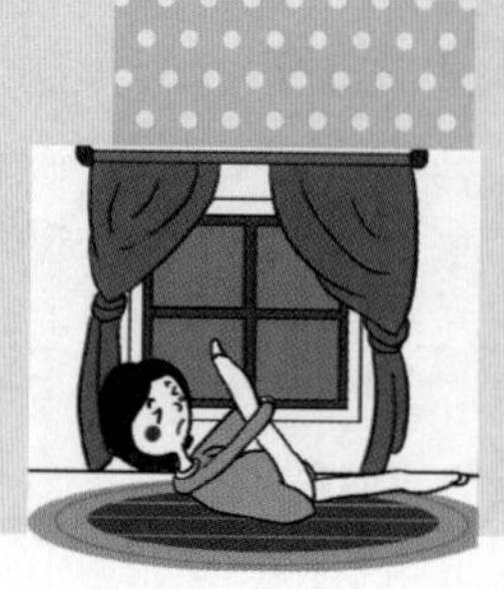

汞及其化合物

汞在工业上用途十分广泛。各种塑料、化工生产中都用汞作催化剂，仪表、仪器用汞作填充剂，无机汞和有机汞化合物还用作杀虫剂、防腐剂和选种剂。随着工业的发展，汞残留于环境的机会增加，汞及其化合物主要通过呼吸道进入人体。有机汞多半残留于受其污染的食品中，多被食用经口侵入。汞可通过胎盘进入血循环，造成对胎儿的损害。妊娠女工中，先兆流产及妊娠高血压综合征的人数随工龄和汞浓度增高而增加，且产程也较对照组女工长。

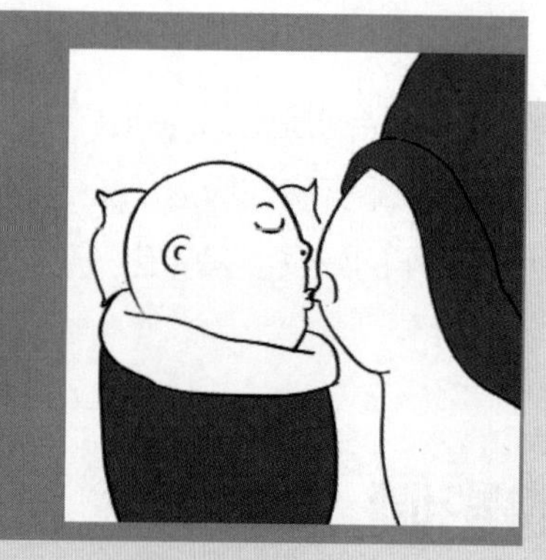

化学农药

我国近几年化学农药已广泛应用，除生产及使用过程中人可暴露于农药环境外，食品中农药残留对机体也会产生影响，目前已发现30余种农药对实验的动物有胚胎毒性作用。有报告表明，在乳汁中检出DDT的妇女，其胎儿窒息发生率为对照组的3倍，早产、低体重儿及出生缺陷儿发生率升高。

汽油

汽油是工业及生活中用途极广的溶剂和燃料。汽油在体内主要作用于中枢神经系统，引起神经细胞内代谢障碍。它可以通过胎盘进入胎儿体内，并在胎儿组织中蓄积。

第2章

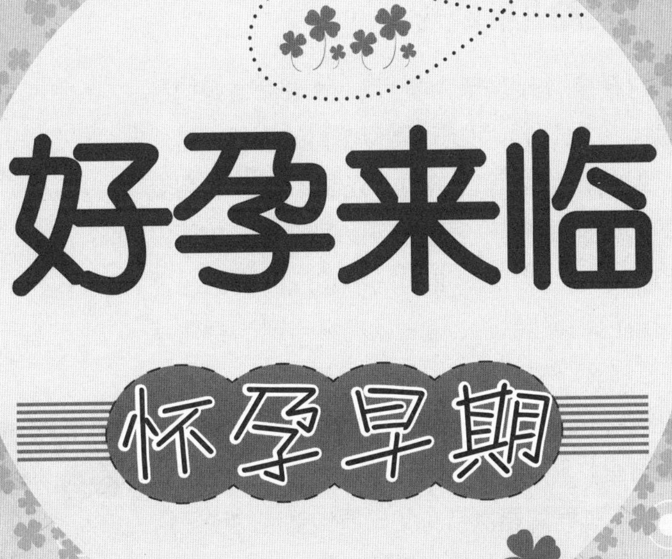

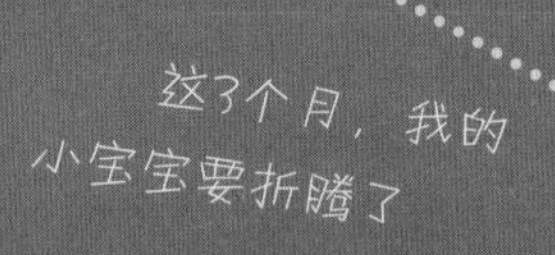

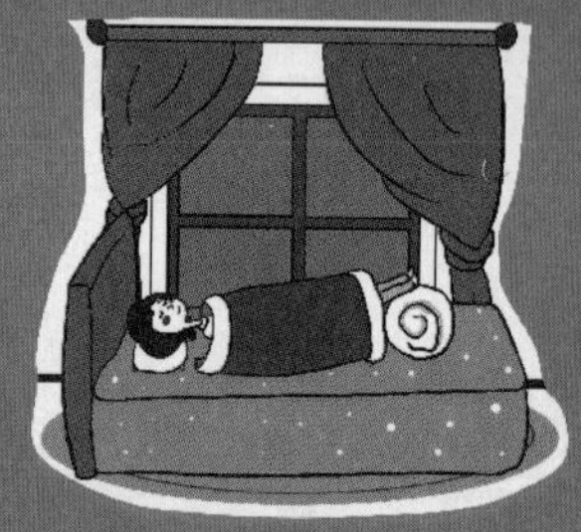

第1节 胎儿成长与注意事项

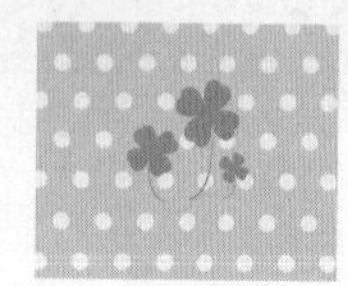

一、胎儿1个月时需要注意的事项

怀孕1个月胎儿的成长

从末次月经第1日起4周为孕1月，大部分准妈妈都没有自觉症状，少部分人可出现类似感冒的症状：身体疲乏无力、发热、畏寒等。这时，还看不出有什么变化，和没怀孕时差不多，子宫约有鸡蛋那么大。由于没有妊娠的自觉症状，大部分准妈妈不知道自己已经怀孕，所以希望已婚育龄妇女应注意观察自己的身体状况，一旦发现有怀孕的征兆，就不要随便吃药，不要轻易接受X线检查，更不要参加剧烈的体育活动。

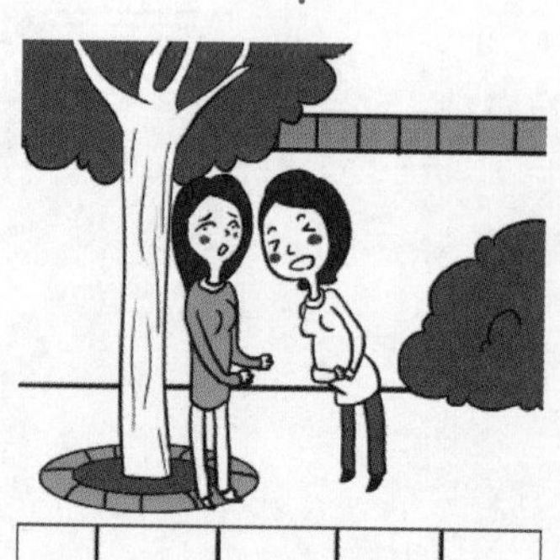

在这个月里，胚胎体积增加7000倍之多，受精卵快速分裂，整个过程需要携带有父母遗传基因的脱氧核糖核酸。而脱氧核糖核酸的生成需要大量的叶酸参与，如果孕妇缺乏叶酸，会引起胚胎细胞分裂障碍与异常，导致胚胎细胞发育畸形，并且这一时期是胎儿大脑发育的关键期，所以孕前的营养准备显得十分重要，不然会影响到胎儿脑细胞及神经系统的发育。

到这个月末胚胎会长到苹果籽那么大，约摸0.5厘米。

怀孕1个月注意事项

这个月你应该调整一下你的梳妆台，把美容品、化妆品暂时放在一边，留下护肤品。因为准妈妈原则上只护肤不美容。

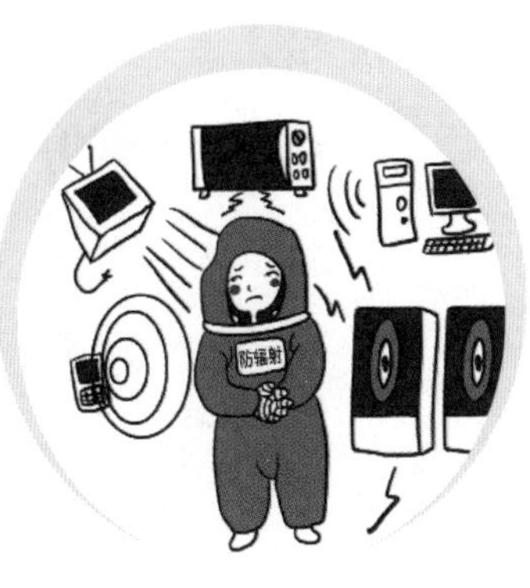

● 你的护肤品应该安全可靠，以防对胎儿造成伤害。准备至少一套准妈妈服，两双平底软鞋。

● 各种家电都会造成电磁污染，对胎儿发育极其不利。市面上的有效防辐射衣服，建议你预先购买一套。这个月你可以整理你的居室环境，以方便你怀孕后的行动。把可能绊脚的物品重新归置，留出最大的空间。

● 经常使用的物品要放在你站立时方便取放的地方，清理一下床下与衣柜上的东西，调整一下厨房用品的位置。把你的晒衣架或晒衣绳适当调低，加长灯绳。

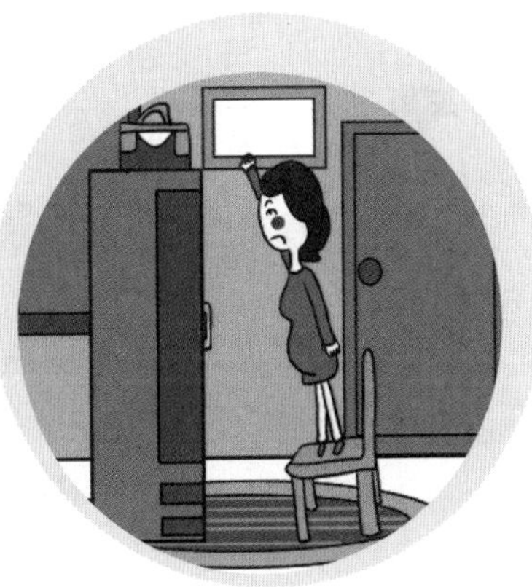

● 怀孕1个月要注意在卫生间及其他易滑倒的地方加放防滑垫。在马桶附近安装扶手，使你在孕晚期时更加方便。

● 此外尽量使你的工作环境保持良好的通风状态。如果你的居室通风条件不好，要设法安装换气扇或做其他的改善。与你的狗、猫、鸟等宠物隔离。

● 怀孕1个月要注意养成物归其位的习惯。

● 怀孕1个月要注意适量补充优质蛋白质。

温馨小贴士

注意休息，尤其在怀孕的前3个月里，你的身体会强迫你睡觉。这是因为此时你所有的器官都必须加班以应付体内的新客人，身体的每一部分，都因怀孕产生的激素与生理机能的改变而大受影响。同时你的身体正在创造新的器官——胎盘，以便孕育宝宝，所有这些都需要大量的能量，怀孕所带来的巨大的生理变化必然会使你精疲力竭。所以要做好沟通交流，获得家人同事的理解帮助。

二、胎儿2个月时需要注意的事项

怀孕2个月胎儿的成长

怀孕满7周之时，胚胎身长约2.5厘米，体重约4克，心、胃、肠、肝等内脏及脑部开始分化，手、足、眼、口、耳等器官已形成，可说已是越来越接近人的形体，但仍是小身大头。

绒毛膜更发达，胎盘形成、脐带出现，母体与胎儿的联系非常密切。

怀孕2个月母体的变化

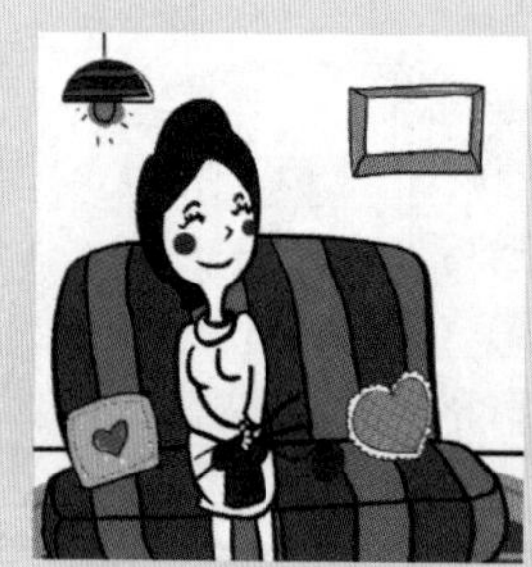

基础体温呈现高温状态，这种状态将会持续到14~19天为止。

身体慵懒发热，下腹部和腰部稍微凸出，乳房发胀、乳头时有阵痛、颜色变暗，排尿次数增加，心情烦躁，胃部感到恶心，并且出现孕吐情形，有些人甚至会出现头晕、鼻出血、心跳加速等症状。这些都是初期特有的现象，不必过于担心。

此时子宫如鹅卵一般，比未怀孕时大一点，但准妈妈腹部表面还没有增大的变化。

怀孕2个月应注意的事项

准妈妈在这一时期非常容易流产，必须特别注意，不可搬运重物或激烈运动，而家务与外出次数也就尽可能减少。不可过度劳累，多休息，睡眠要充足，并应控制性生活。在感到特别疲劳时不要洗澡，而要及早卧床休息。妊娠期白带增多，可在小便以后，用浸泡了温水或硼酸水的脱脂棉，沿外生殖器由前面往后擦洗，以保持清洁，并注意保持大便通畅，如出现出血伴下腹胀痛，腰部乏力或酸胀疼痛，应立即去医院。

这段时间是胎儿形成脑及内脏的重要时期，不可接受X光检查，也不要轻易服药，尤其应该避免感冒。

三、胎儿3个月时需要注意的事项

怀孕3个月胎儿的成长

怀孕3个月指妊娠的9～12周。这个时期终止时，胚胎就可正式称为“胎儿”了。胎儿的身长为6.5~9厘米，体重为18~20克。尾巴完全消失，眼、鼻、口、耳等器官形状清晰可辨，手、足、指头也一目了然，几乎与常人完全一样。内脏继续发育，肾脏、外阴部已经长成，开始形成尿道并进行排泄，胎儿周围充满羊水。

怀孕3个月应注意的事项

本月仍然是胎儿最易致畸时期，怀孕的准妈妈们谨防各种病毒和化学毒物的侵害。如果胃口不好，要少吃多餐，也尽量精致饮食，多吃蛋白质含量丰富的食物及新鲜水果、蔬菜等。制作上要清淡、爽口。

如果你呕吐得过于厉害，要去医院检查，听从医嘱。如果你感到腰酸、腰痛，可吃一些阿胶，将10克阿胶与适量白糖加水蒸食。或者服用几天六味地黄丸，每日2次，1次1丸。一般而言，正常准妈妈不会有腰痛的感觉，如果腰痛，那么就要小心了，这多为先兆流产征兆，应引起重视，及时治疗。

要保证充足的睡眠，每天中午最好睡1~2小时。在体内大量雌激素的影响下，从本月起，口腔出现一些变化，如牙龈充血、水肿以及牙龈乳头肥大增生，触之极易出血，医学上称此为妊娠牙龈炎。

怀孕3个月的准妈妈要坚持早、晚认真刷牙，漱口，防止细菌在口腔内繁殖。天气晴朗，温度适宜时应多到公园、绿地散散步，1小时为宜。蚊虫叮咬后，切忌涂用清凉油。

怀孕3个月提示：叶酸的补充应持续到第三个月末。本月末，你应该到街道办事处指定医院办理围产保健手册，以便今后定期进行产前检查。

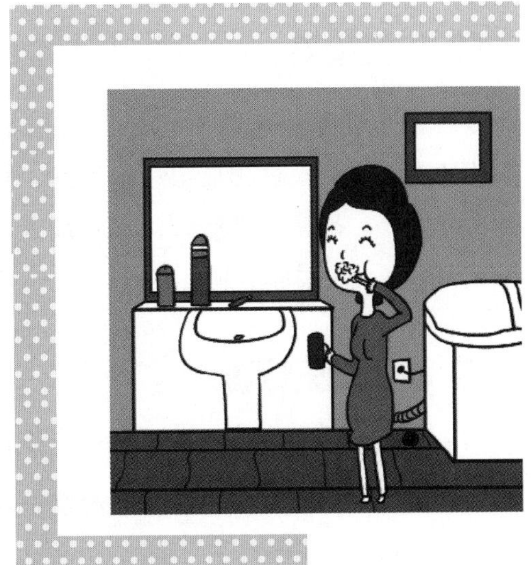

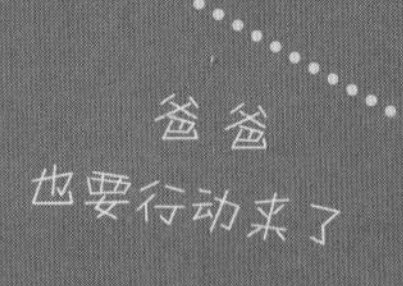

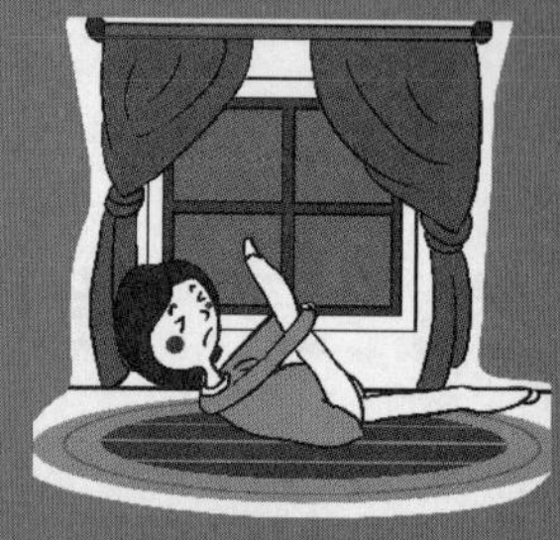

第1节 孕早期准爸爸的功课

一、准爸爸的一般检查项目

泌尿生殖系统检查

查看是否有泌尿生殖系统感染、发育是否正常、有无生殖器官疾病等。男性泌尿生殖系统的疾病对下一代的健康影响极大，因此这项隐私部位的检查必不可少。

精液检查

一般通过精液的颜色、精子存活率、畸形率、液化率等方面来判断精子的质量及数量。所以精液检查前至少禁止性生活五天，到医院留取精液标本。

血液检查

最重要是对男性血常规18项进行检查，看男性是否患有白血病、病毒感染、糖尿病、肝炎、败血症、黄疸、肾炎、尿毒症等影响生育的疾病，这对实现优生优育都有着极其重要的意义。

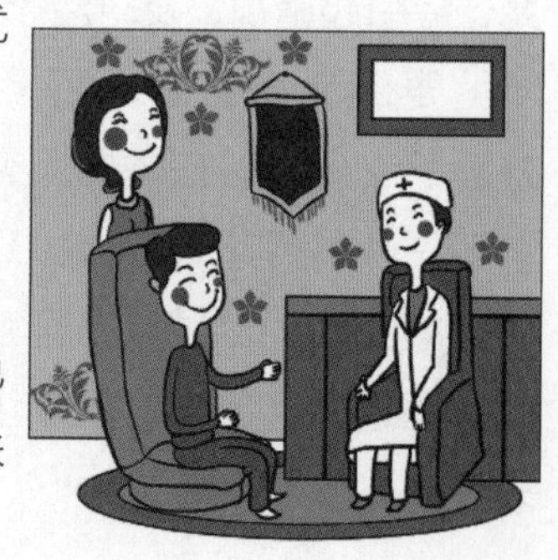

孕前病史检查

了解清楚男性的家族是否有畸形儿的生育史、染色体是否正常、之前服用过哪些药物等，这直接关系着未来宝宝的健康成长。

二、注重营养均衡，保证身体健康

精子作为繁衍后代的另一半，准爸爸的饮食对孩子将来的健康非常重要。在计划怀一个宝宝时，准爸爸一定要在受孕前3~6个月停止吸烟，同时，多吃绿叶蔬菜和水果，这些食物中的维生素C含量很高。除了多吃一些鸡、鱼、瘦肉、蛋类、豆制品等富含蛋白质的食品，为了生育一个健康聪明的宝宝，准爸爸还应该多吃一些粗粮，以保证精子发育所必要的营养，使遗传潜力得到最大的挖掘，同时为胎儿生长发育准备好充足而均衡的营养。

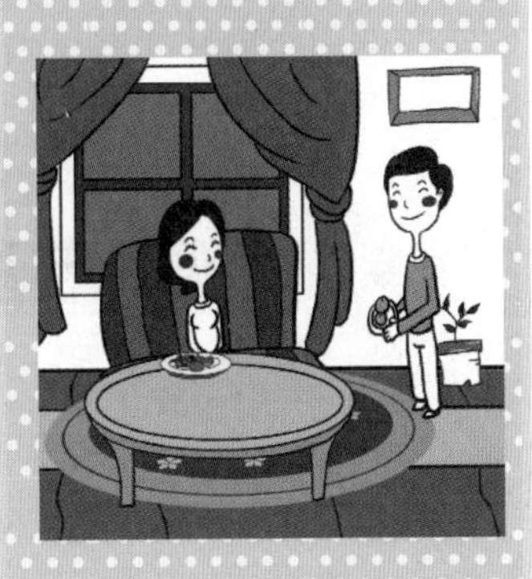

三、体恤孕早期准妈妈的"坏脾气"

这周，准妈妈的情绪波动很大，在家中常常表现得特别挑剔，精神上更加脆弱。准爸爸要多关心体贴准妈妈，多陪伴她，帮助和分担部分家务，最好让妻子远离厨房，使准妈妈有充足的睡眠和休息时间。准爸爸要理解准妈妈心理上的这种变化，尽量迁就一些，尽可能让准妈妈情绪愉快，有利于胎宝宝的发育。

孕早期容易流产，准爸爸要细心照顾准妈妈。家中不要喂养猫、狗等宠物，以防准妈妈被它们所携带的弓形虫感染。

准爸爸可以学几招按摩的方法，为准妈妈的肩部、腰部、膝部按摩。因为准妈妈会常感腰酸腿痛、肩周乏力，通过按摩可以缓解这些症状，帮助准妈妈消除紧张感、放松自己、调整心情。

注意妻子的性情和心理变化，为之创造一个和睦、亲热的生活环境。多体贴照顾妻子、主动承担家务，不与妻子斤斤计较，注意调节婆媳关系，尽量多花些时间陪妻子消遣娱乐。

激发妻子的爱子之情。要多让妻子看一些激发母子感情的书刊或电影电视，引导妻子爱护胎儿。丈夫要同妻子一起想象胎儿的情况，描绘胎儿的活泼、自在、健康、漂亮，对增进母子感情是非常重要的。孕期良好的母子感情是将来母子感情的基础。

准爸爸还要监督着准妈妈，让她摒弃挑食、节食等不良习惯，注意营养均衡，按时进餐，戒除烟酒，为您的胎宝宝营造一个良好的身体内环境。

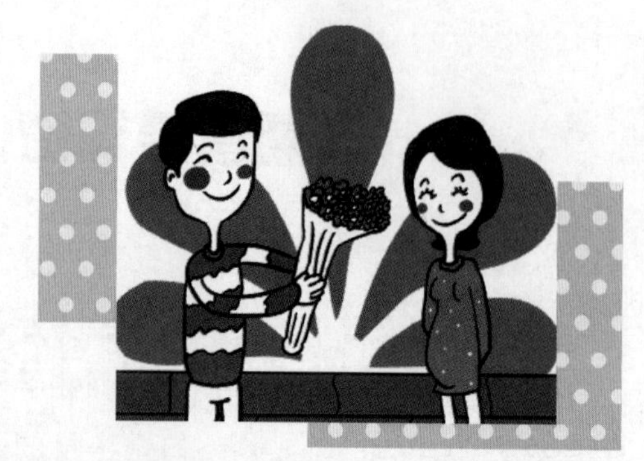

四、准爸爸孕早期要为准妈妈做这些事情

●带太太买一双舒适好穿且防滑的平底鞋。

●太太怀孕到3个月时，陪她作产前检查，找好做产检及生产的医院。

●注意性生活的安全性，避免流产。

●调适好自己的情绪，让彼此都有愉快的心情。

●分享太太的喜悦与担心、给予支持、让太太开心。

●注意太太的饮食与营养，别让太太吸烟（或吸到二手烟）、喝酒、喝咖啡和茶，太太在摄取维生素、用药前要先问过医生。

●提醒太太出入、搭车要注意安全。

●让太太有足够的休息，帮她分担家事、照顾家中其他小孩。

●陪太太去医院进行产前检查，弄好保健卡等相关资料。

●陪太太散步，作产前运动（必须经由医生许可）。

●若太太身体不适、情绪不稳定、因身材变形而不开心，给予她支持、让她开心、协助解除她的不适。

五、准爸爸也有可能“害喜”

照顾准妈妈的几周后，准爸爸也有可能“害喜”，表现为食欲不振、疲倦、恶心、牙疼、紧张、沮丧、失眠、急躁、口吃等，这是准爸爸与准妈妈感同身受的连锁反应。出现这种情况，准爸爸不妨与准妈妈共同参与产前课程，彼此支持，彼

此鼓励。小夫妻一起把房间布置得干净温馨，可以添置夫妻间喜欢的物品和宝宝的海报，还一起给宝宝做胎教，早点培养父母和孩子之间的感情，营造一种轻松愉快的氛围！

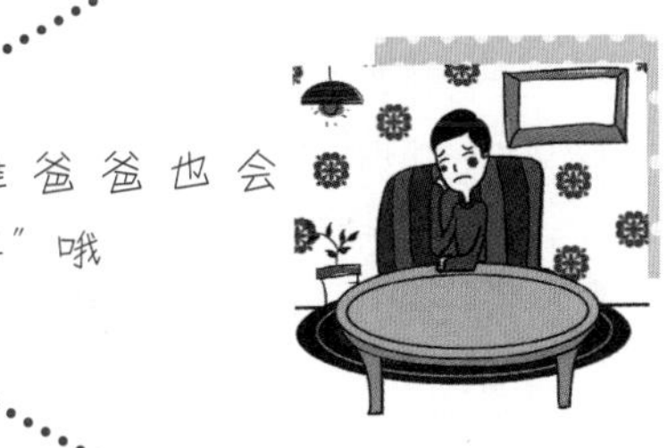

六、准爸爸课堂周周看

怀孕1周：调节身体的内环境 营造生活的外环境

内环境指健康的身体和心态。戒烟戒酒少咖啡，避免接触麻醉剂、农药、铅、汞等有毒物质，不要照X光，不要在大强度运动和过度疲劳的状态下受孕。此外，要均衡饮食，避免被污染的食物。如果生病了，就要推迟怀孕计划。外环境指生活居室保持清新爽洁，营造温馨浪漫的家居。

怀孕2周：选择最佳受孕环境

月经周期的第13~20天是最佳的受孕时机。准爸爸要在这之前就调整好身体状态，在这最佳时间完成你们的使命。研究表明，女性在性高潮时孕育的孩子更聪明。

怀孕3周：避免准妈妈与宠物接触 让准妈妈远离辐射

一般来说，受孕只能发生在性行为后的24小时。如果家里有猫狗，要尽量避免准妈妈与其接触，可将其寄住在亲戚朋友家或者宠物医院。此外，要让准妈妈远离噪音、震动和电磁辐射。

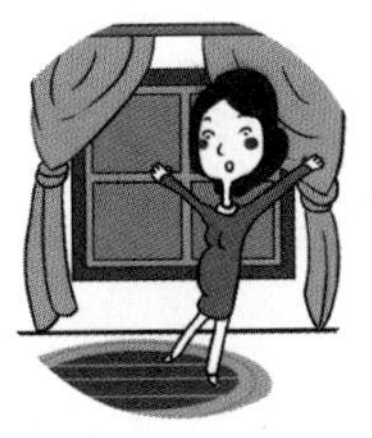

怀孕4周：避免让准妈妈吸二手烟 让准妈妈拥有好心情

进入第4周，胎宝宝的大脑开始发育，神经组织系统开始形成，丰富的营养有助于脑细胞的成长。准爸爸要戒烟。如果一定要吸，吸烟时一定要远离准妈妈，尽量保持准妈妈所处环境的空气流通、无污染、自然、清新，不要让准妈妈吸二手烟。准爸爸要注意行为举止，避免给准妈妈不良的刺激，以保证准妈妈的情绪与心理处于最佳状态，利于准妈妈与胎宝宝进行情感交流。

怀孕5周：让准妈妈远离放射源 陪同准妈妈进行早孕检查

进入第5周，神经等系统开始形成，许多导致畸形的因素都非常活跃。这段期间，要避免准妈妈接触X光及其他射线和有害化学物质。如果准妈妈还没有做过早孕检查，就应陪准妈妈到医院进行相关体检，以确定妊娠的天数，为预产期的估计提供可靠的依据。

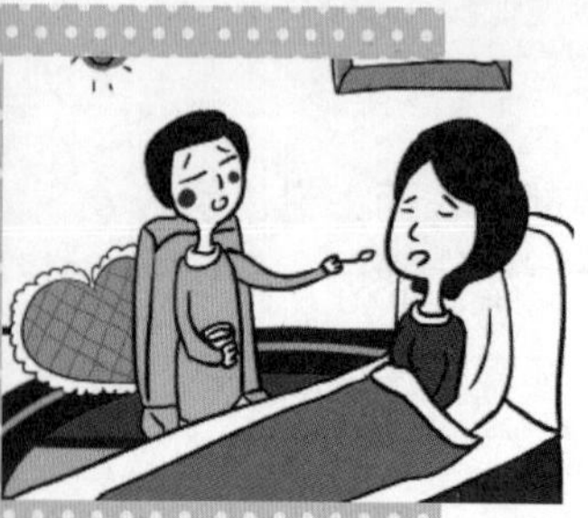

怀孕6周：为准妈妈分忧 避免性生活

进入怀孕第6周，胎宝宝的主要器官包括肾和心脏都已发育。准妈妈会开始变得慵懒、嗜睡。厌倦多说话、不愿做家务，只希望静静地待在家里。这时，准爸爸要替准妈妈分担家务。切记，此时要绝对避免性生活，一次尝试就可能带来严重的后果！

怀孕7周：呵护准妈妈

怀孕进入第7周，胎宝宝的头部基本成型，心脏开始有规律地跳动。准妈妈会出现强烈孕吐现象，情绪波动很大，容易因一点小事而发怒，强烈的情绪波动会对胎宝宝造成剧烈刺激，可能会严重伤害胎宝宝，甚至流产。因此准爸爸一定要多多包涵忍让，体谅准妈妈。同时要与准妈妈一起进行胎教。

怀孕7周，准爸爸们一定要多呵护准妈妈哦

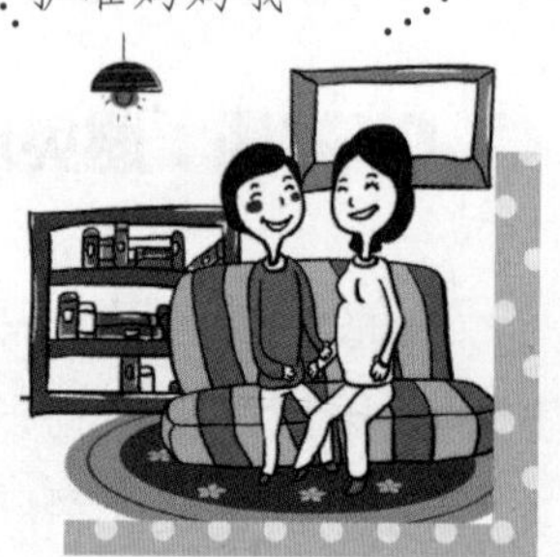

怀孕8周：关注准妈妈的饮食

进入第8周，胎宝宝各种复杂的器官都会开始成长起来，准妈妈会第一次有腹部疼痛的感觉，还会因为恶心和呕吐的原因不想吃东西。可让准妈妈采取少食多餐的进食方法，同时要保证营养的均衡摄入。

怀孕9周：让准妈妈补充水分　与准妈妈一起"怀孕"

怀孕第9周，胎宝宝的所有器官、肌肉、神经会开始工作。准妈妈喝大量的水，补充氟化物。但切勿让准妈妈喝久沸的开水。此时的准爸爸也有可能"害喜"，表现为食欲不振、疲倦、恶心、牙疼、紧张、沮丧、失眠、急躁、口吃等，这是准爸爸与准妈妈感同身受的连锁反应。出现这种情况，准爸爸不妨与准妈妈共同参与产前课程，彼此支持，彼此鼓励。

怀孕10周：让准妈妈少做些家务　陪同准妈妈做羊膜腔穿刺检查

进入第10周，胎宝宝的生殖器官开始发育。准妈妈的性情往往发生变化，而且在家中常常表现得特别挑剔，精神上更加脆弱。准爸爸要理解准妈妈心理上的这种变化，尽量迁就一些，多关心体贴她，帮助和分担部分家务，使准妈妈有充足的睡眠和休息时间。如果准妈妈的年龄超过35岁，最好陪着准妈妈去做一次羊膜腔穿刺检查，对胎儿的先天性及遗传性疾病做出特异性诊断。

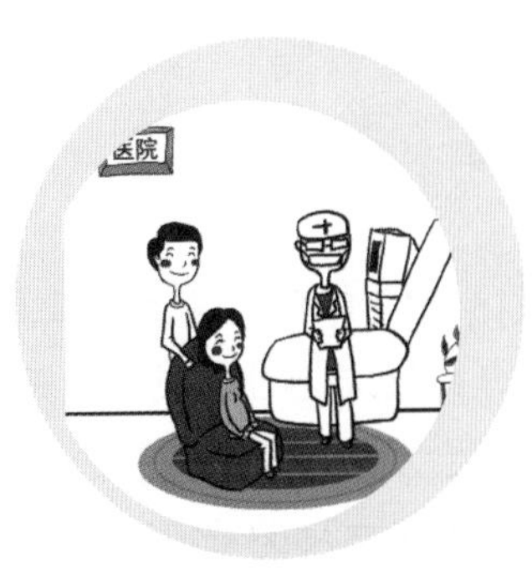

怀孕11周：陪伴准妈妈进行适当室外活动

进入第11周，胎儿的生命器官开始工作，此时准妈妈容易发生抽筋，尤其是夜间。可帮助按摩准妈妈的小腿肌肉。工作不忙时，陪伴准妈妈到室外进行适量的活动，多接触日光照射。但要注意室外安全。

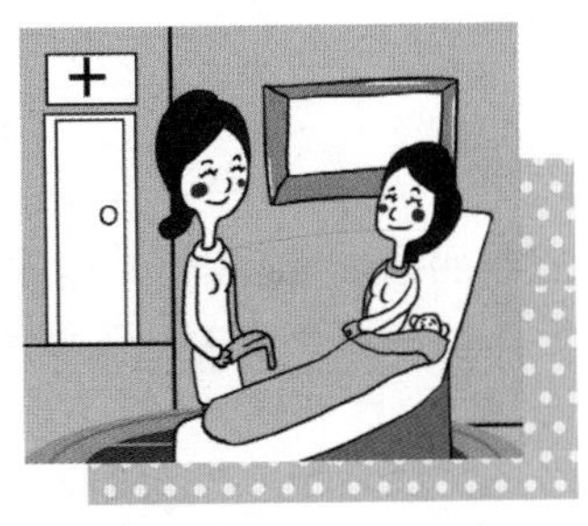

怀孕12周：为准妈妈按摩

这阶段的准妈妈会经常感到腰酸腿痛、肩周乏力。准爸爸可以学几招按摩的方法，为准妈妈的肩部、腰部、膝部按摩。通过按摩，可以缓解这些症状，帮助准妈妈消除紧张感和酸痛感、放松自己、调整心情。

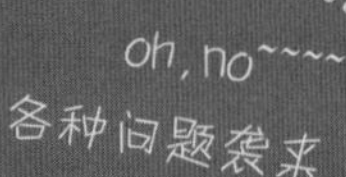

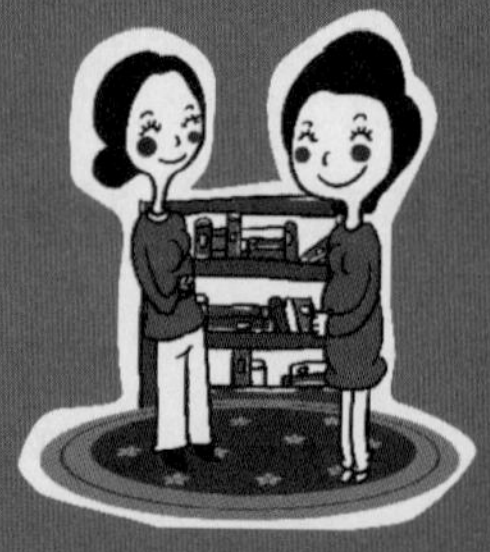

第3节 准妈妈孕早期应对方法

一、高龄准妈妈应重视孕早期检查

一般而言，30岁以上的准妈妈，尤其是第一次生育者，其妊娠与分娩发生合并症机会较多，随着年龄增长，卵子会发生老化，尤其是在35岁后老化加速，容易受到内外环境中各种因素的影响，形成不正常受精卵。

准妈妈一定要重视早期的检查

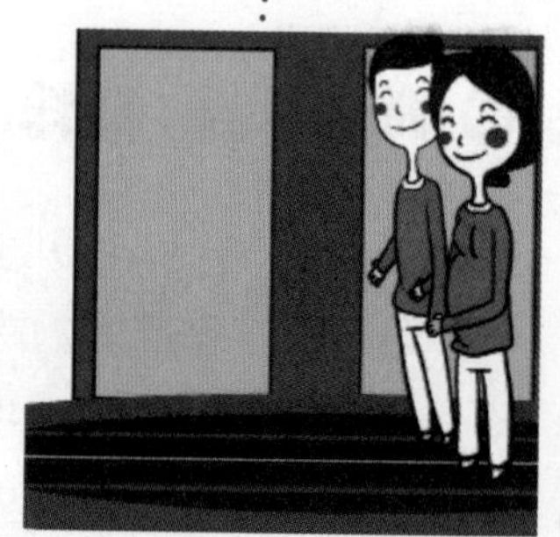

高龄准妈妈发生妊娠高血压综合征的概率是年轻准妈妈的2~4倍，容易并发妊娠期糖尿病等，还易发生流产、死胎、先兆子痫或子等不良结果，生出低体重儿或巨大儿的概率也是年轻女性的2~4倍。

再者，高龄准妈妈由于骨盆骨质开始疏松，会阴部弹性下降，分娩时容易因难产使胎儿发生窘迫、缺氧，从而影响胎儿的智力，更重要的是容易生育出不健康的宝宝。

生殖器检查

检查是否患有子宫癌、卵巢癌、子宫颈癌、乳腺癌等疾病。准妈妈们可以通过阴道分泌物和超声波检查来确认子宫内是否出现异常。一旦患有子宫囊肿、子宫内膜炎等，便会有流产的危险，因此需定期进行检查。

绒毛膜检查

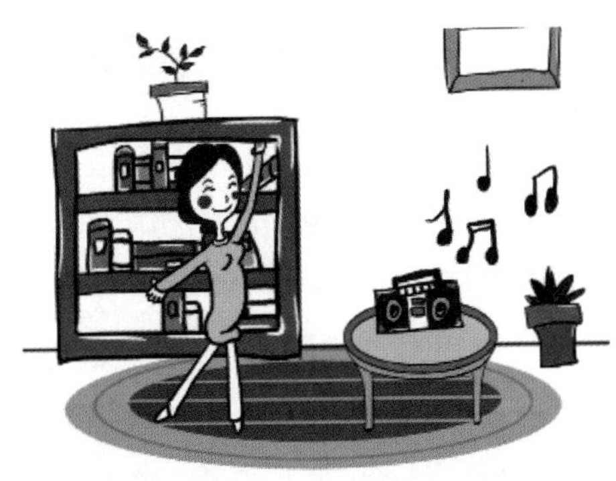

高龄准妈妈在怀孕后40～70天，可以去医院做绒毛膜检查。发现胚胎有病应及时做人工流产，避免缺陷儿出生。这项检查对胎儿和准妈妈没有什么不良影响。

母血筛查化验

在怀孕15～20周时，最好做一下母血筛查化验。尤其是高龄准妈妈，这种检查安全、无害，准确率可以达到60%～80%。如果怀疑是先天愚型儿，再经羊水诊断便能确诊，诊断胎儿有无染色体病，准确率可以达到99%。羊水穿刺一次成功率可达99%，是一种比较安全和可靠度高的诊断手段。一旦诊断出先天愚型儿，应该马上终止妊娠。目前，母血筛查是早期发现先天愚型儿的首选办法。

由于高龄产妇发生难产和妊娠合并症的情况较多，所以最好是选择医疗技术条件较好的医院接受产前检查和分娩，必要时还要提早入院待产。

超声波检查

一般需要做2次，分别在12周和20周的时候进行。这项检查可用来进一步确定怀孕日期及任何发育异常的情况，如腭裂、脏器异常，同时可发现多胞胎，准妈妈都应做此项检查。

二、要谨防宫外孕

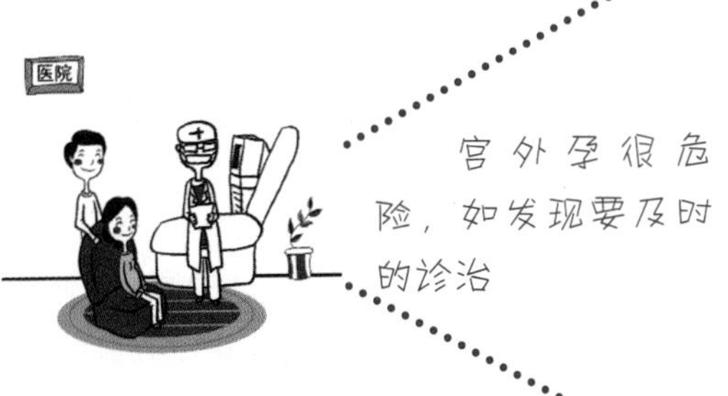

当受精卵在子宫体腔以外着床时，医学上称为异位妊娠，习称宫外孕。宫外孕是妇科急症，如不及时诊治，可危及生命。在妊娠早期，准妈妈如果发现有少量阴道流血，就应警惕宫外孕的可能，及时去医院。那么，有哪些人容易发生宫外孕呢?

患慢性输卵管炎的妇女

正常情况下，输卵管通过纤毛的摆动及输卵管平滑肌的蠕动，把受精卵输送到宫腔。

患有慢性输卵管炎的妇女，由于炎症及病变，使得孕卵到达宫腔发生困难，所以更容易发生宫外孕，因此要倍加小心。

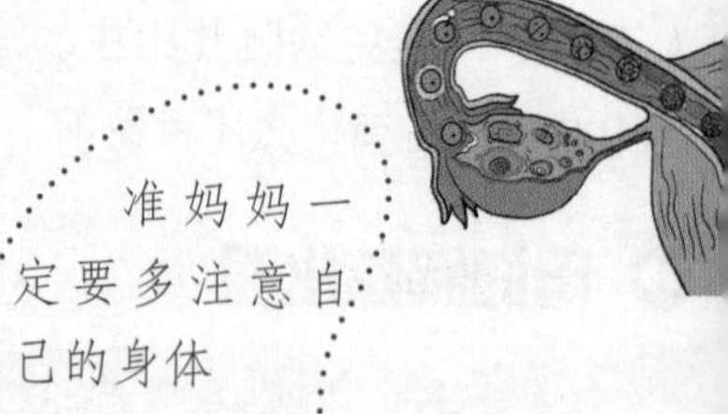

准妈妈一定要多注意自己的身体

输卵管发育不良或畸形的妇女

输卵管肌层发育不良、内膜缺乏纤毛等病变，使输卵管输送孕卵的功能减退。输卵管畸形病变，也不易使受精卵顺利到达宫腔。

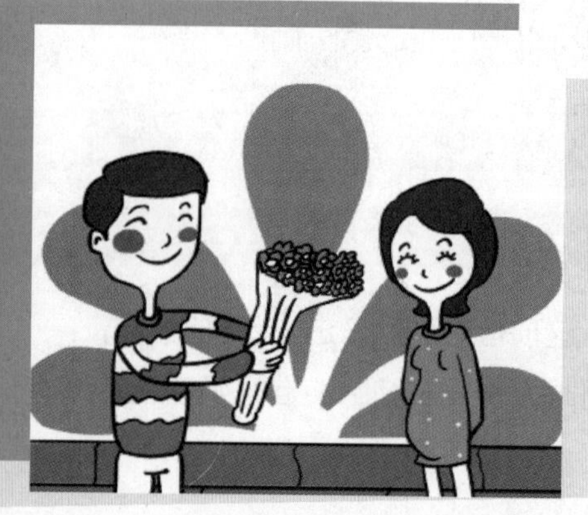

患子宫内膜异位症的妇女

患子宫内膜异位症引发宫外孕是因为异位在输卵管间质部的内膜，致使管腔狭窄或阻塞，孕卵难以通过。另一方面，当孕卵与异位的内膜接触时，合体细胞从细胞滋养层细胞分化出来，并分泌溶解黏膜的蛋白分解酶，侵蚀异位内膜，使其形成一缺口，让孕卵植入其中发育，从而导致在输卵管间质部发生宫外孕。

盆腔内有肿物的妇女

由于肿物的挤压和牵引，使子宫或输卵管位置移动，结构异常，这就会影响孕卵正常达到宫腔。

输卵管结扎后再通的妇女

不论是自然再通还是施行手术再通，输卵管均不像以前那样畅通，再通处会比较狭窄，孕卵容易被阻留在狭窄处安家落户。

有过宫外孕病史的妇女

如果准备再次怀孕，但却没有查出和消除引起前次宫外孕的原因，则此次怀孕后发生宫外孕的风险要比一般妇女高。

温馨小贴士

容易发生宫外孕的妇女，必须注意以下几点：

如果确定怀孕，最好在停经后六周内到医院做一次全面的早孕检查；

在生育期内，出现短暂停经后，下腹部一侧又出现不明原因的隐痛或酸胀，应高度警惕宫外孕的可能；

停经后不久，从阴道排出膜样的片状或管状物，放入清水中飘浮，表面呈颗粒状没有漂浮绒毛状结构，说明发生了宫外孕，但胚囊已受损流产，应去医院做进一步治疗。

三、要警惕阴道流血

早期流血，不可盲目保胎

在怀孕早期（12周内）如果出现阴道流血，很多准妈妈的第一个反应可能是：会不会是流产？要不要保胎？事实上，引起早期阴道流血的原因有很多，不一定是先兆流产所致，如果盲目保胎，有时会导致更严重的后果。引起早期阴道流血常见的有以下几种情况：

先兆流产

凡妊娠不满12周发生的流产，称之为早期流产。早期流产时，不一定会伴随腹痛。临床上有时会遇到这样的情况，准妈妈忽然出现阴道流血，自己却无任何感觉，去医院检查，才知已经流产。早期流产的原因很多，如遗传基因缺陷、急性传染病、放射性物质或有害化学物质的影响等。如果流产不可避免，可有肉样组织经阴道排出。绝大多数胚胎异常的先兆流产最终会以流产告终。如果经检查胚胎是正常的，则给予适当的治疗，卧床休息，禁忌性生活，有的流产还是可以避免的。

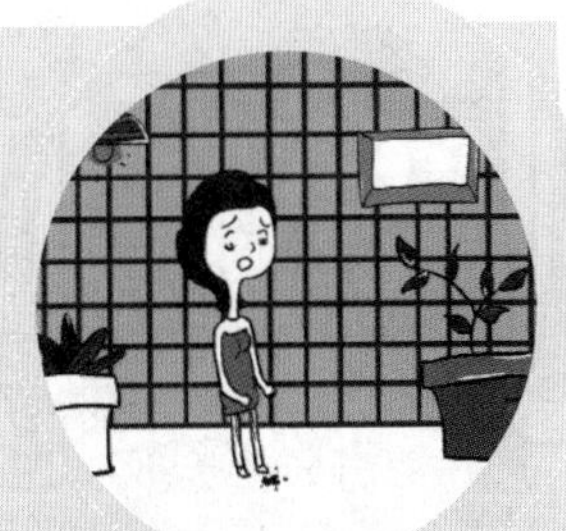

准妈妈们要注意休息哦

异位妊娠

这种情况导致的阴道流血一般同时伴有其他症状，如剧烈腹痛、腰酸、肛门坠胀，严重者会有头昏、出冷汗、脸色苍白、晕厥等休克的表现。这是常见的妇产科急腹症之一，需及时诊断和积极抢救，否则可危及生命。

葡萄胎

葡萄胎的早期症状有时与正常的妊娠很难区别，但葡萄胎的妊娠反应常较重，出血量较多，且反复出现，并排出水泡状组织。由于葡萄胎生长迅速，子宫急速膨大，腹部增大与月龄不符。准妈妈常感觉腹部包块、下腹胀痛。葡萄胎的真正病因不明，可能与受精卵本身缺陷、营养缺乏、病毒感染有关，有家族易感性及再发倾向，有过一次葡萄胎者，有2%～3%可重复发生。一旦诊断为葡萄胎，应立即行清宫术，术后需随访，并需要避孕两年。

四、孕早期服药应注意什么

孕期的用药安全和胎儿的健康相联系，准妈妈在用药时需要十分注意。那么，准妈妈用药的注意事项有哪些呢？

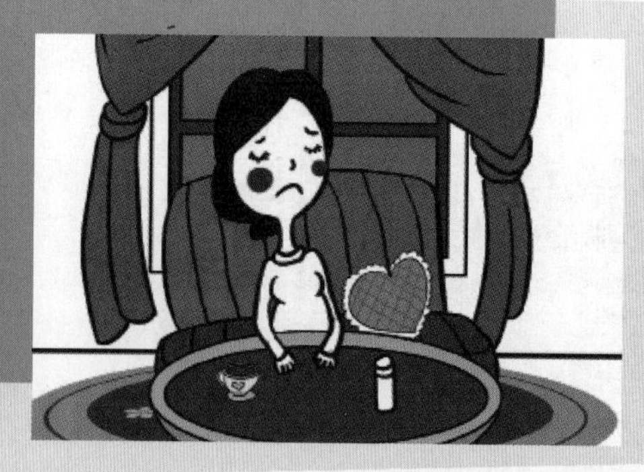

自己随意用药是危险的

葡萄胎

药物既不能滥用，也不能有病不用，准妈妈因为疾病同样会影响胎儿，更不能自选自用药物，一定在医生的指导下使用已证明对胚胎与胎儿无害的药物。

可用可不用的药物应尽量不用或少用

尤其是在妊娠的前3个月，能不用的药或暂时可停用的药物，应考虑不用或暂停使用。

结合孕周用药

用药必须注意孕周，严格掌握剂量、持续时间。坚持合理用药，病情控制后及时停药。

尽量避免联合用药

能单独用药就避免联合用药，能用结论比较肯定的药物就不用比较新的药。

尽量选择副作用小的药

当两种以上的药物有相同或相似的疗效时，就考虑选用对胎儿危害较小的药物。

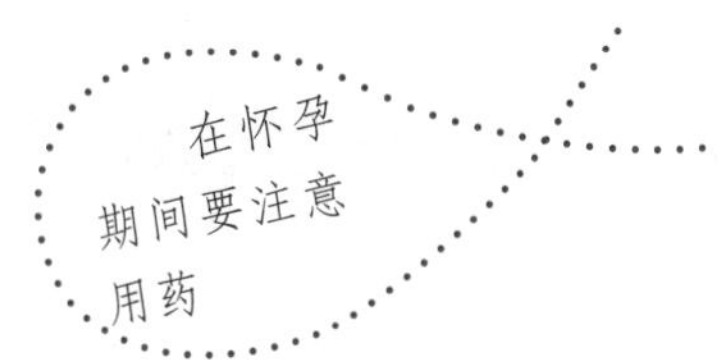

切忌自己滥用药物或听信“偏方、秘方”，以防发生意外

是药三分毒，自己又在特殊时期，更加应该小心，不能盲目。不要道听途说一些什么“偏方、秘方”，没有验证过的东西，轻易食用会造成不堪设想的后果。

避免应用广告药品或不了解的新药。

不能盲从，尤其是还未经过足够时间临床验证的药品。

服用药物时，注意包装上的“准妈妈慎用、忌用、禁用”字样

准妈妈尤其在孕早期有很多的禁忌，尤其是药。但是有时疾病的危害远远大于药物对胎儿的危害时，还是需要遵照医嘱谨慎服用的。注意一些禁食的细节，才能更有利于胎儿的健康与安全。

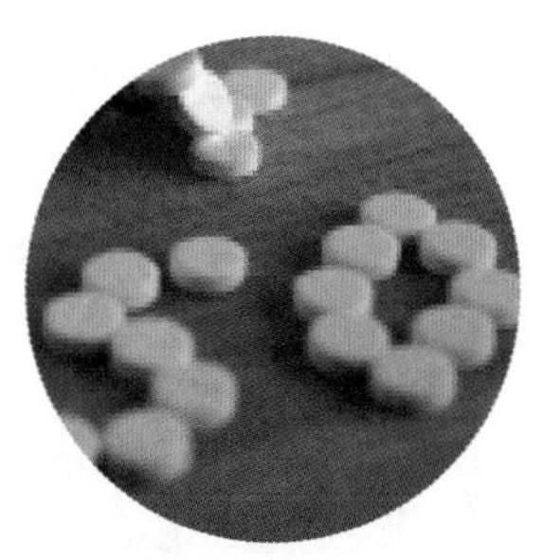

五、孕早期反应是否需要治疗

妊娠反应之所以会出现，是因为女性在怀孕之后由于体内绒毛膜促性腺激素的增多，胃酸分泌减少，引发的诸如头晕、恶心、乏力、厌食、呕吐等一系列反应，统

称为妊娠反应。妊娠反应是女性怀孕时一种正常的母体反应，一般在刚怀孕之后的3个月内表现较为明显，特别是在此期间，每天早上起床之后这些反应症状尤为严重。孕早期反应不是病，一般不必用药物治疗。

但是，孕早期反应一般情况下还是比较强烈的，所以对于一些身体比较虚弱的女性来说，通过一些方法减轻孕早期反应是很有必要的。

准妈妈保持心情舒畅

我们可以采取转移注意力的办法，首先要放松心情，平时没事的时候可以逛逛公园、看看风景，以减轻怀孕的症状。同时，坚持规律饮食，健康合理的饮食是为了孩子的健康发育。

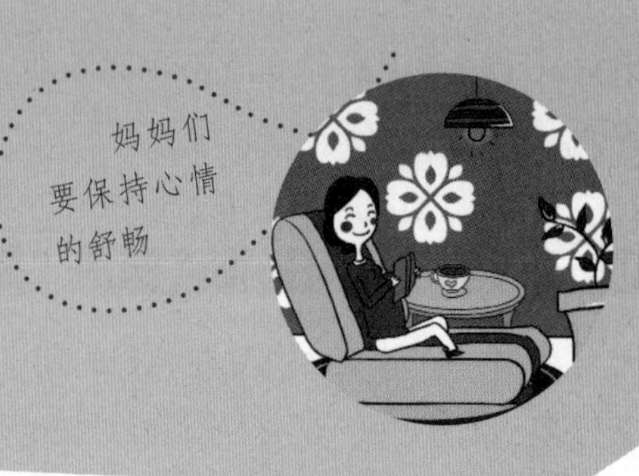

饮食上注意搭配

饮食上要多注意营养，也要注意搭配

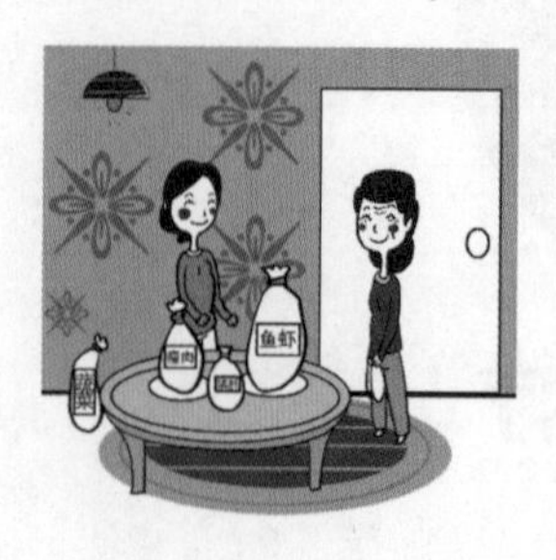

少吃油腻腥气的食品，以清淡合口味为主，可以选择每日少食多餐，许多女性在早上刚起床就感觉恶心或呕吐，这常常是因为空腹的原因。有早孕反应时，爱吃带酸味的食品，可食用一些梅干、橘干等增进食欲。

冷却的食品容易接受，早孕反应也小，可食用一些凉拌菜，也可等热菜凉一些之后，再端到准妈妈面前。要不断改进饭菜的花样，以增进食欲。要多注意食用含维生素B_1和其他维生素多的食品，以防止便秘，因为出现便秘后会加重怀孕初期的症状。不断呕吐会造成体内的水分不足，要注意进行补充，可多吃些水果、蔬菜、牛奶、汤类。

小零食、饼干、面包及苏打饼等食物可降低孕吐的不适。酸奶、冰淇淋等冷饮较热食的气味小，有止吐作用，又能增加蛋白质的供给量，准妈妈可适量食用。准妈妈可以将一些小饼干放在床头，早上起来之前吃一两块，如果半夜醒来，吃一小块饼干可以有助于防止早上呕吐。

消除对怀孕心理上的负担

平时放松心情，不用太紧张，不用想太多！如对胎儿性别想得太多，对分娩过分害怕等，这些都需要亲属、医生给予耐心的解释。特别是丈夫，更应该体贴关心妻子，劝她进食，多陪她出去散散心，对妻子因怀孕反应造成的烦恼多采取谅解的态度，这都是帮助妻子尽快度过孕早期的有效办法。

积极转换情绪

生命的孕育是一件很自然的事情，要正确认识怀孕中出现的不适，学会调整自己的情绪。闲暇时做自己喜欢做的事情，邀朋友小聚、散步、聊天。整日情绪低落是不可取的，不利于胎儿的发育。要多想想小宝宝生下来后是多么的可爱，机灵。多想想未来开心的事情，不要沉浸在低迷的情绪里。这样无论是对自己还是宝宝都是不好的。

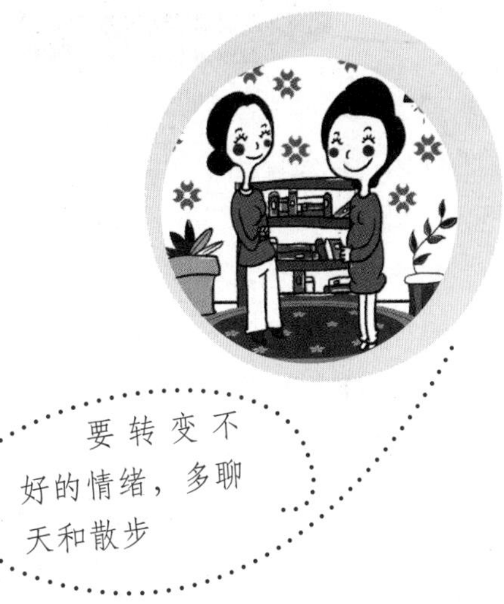

要转变不好的情绪，多聊天和散步

注意加强身体锻炼

加强孕前身体素质的锻炼，特别要培养不挑食的习惯，因为体质差的人，环境稍微一变，就会因为不适应而生病。

六、妊娠剧吐有什么危害

妊娠早期部分准妈妈在晨起或饭后出现恶心、呕吐等现象称为妊娠呕吐。一般准妈妈程度较轻，不影响正常生活和工作。但也有少数准妈妈妊娠反应严重，呕吐剧烈，反复发作，甚至不能进食，以至产生新陈代谢及水盐代谢平衡失调，则称为妊娠剧吐。

妊娠剧吐对孕母和胎儿都是不利

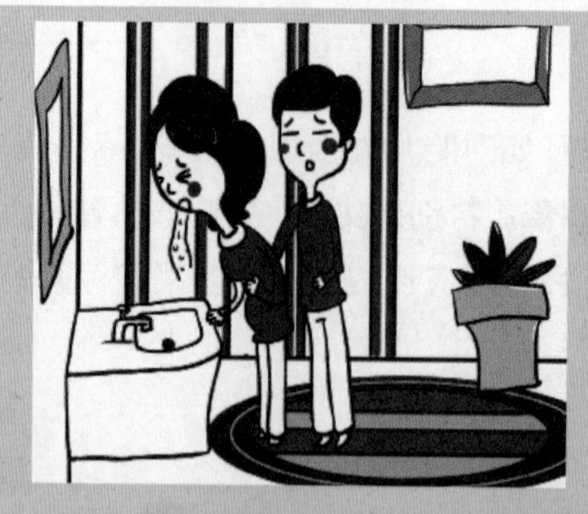

的。持续妊娠剧吐的患者由于蛋白质及糖的缺乏，以致体重明显下降，热量不足，机体转而动用脂肪，脂肪氧化不全，产生酸性代谢产物而出现酮症。由于水盐(电解质)及新陈代谢紊乱，还可以出现碱中毒或酸中毒。严重妊娠剧吐甚至可出现贫血、黄疸，重度脱水引起肾功能损害。胎儿因母体营养及代谢紊乱，发育受到严重影响，有的或因维生素、微量元素的缺乏导致胎儿发育畸形甚至胎儿发育停滞，迟缓或死亡。

妊娠剧吐对准妈妈和胎儿都带来不良影响，妊娠剧吐的患者应进行积极的治疗，主要是包括调整患者的精神状态，注意多休息，适当应用一些镇静、止吐药物，纠正脱水及缺盐等。

妊娠呕吐的患者如能很好调节自己的饮食起居，如少食多餐，选择富于蛋白质及维生素的食物，避免进食过多的油腻食物，必要时辅以适当的药物治疗，妊娠剧吐是可以预防的。此外，妊娠剧吐患者的治疗应彻底，否则还可复发。如果经治疗病情仍不改善，甚或病情继续发展者，应考虑中止妊娠，以保证准妈妈的生命安全。

七、白带增多需要治疗吗

许多准妈妈常感到阴部总是湿漉漉的，很难受。其实，准妈妈有白带是正常现象，准妈妈怀孕时期不仅会有白带，而且还会出现白带增多，这都是正常的，无需担心。

正常情况下，妇女的白带是阴道渗液和子宫颈黏液的混合物，内含阴道杆菌及生殖道黏膜的脱落细胞，以阴道和宫颈上皮细胞为主，偶有输卵管上皮细胞及子宫内膜细胞，呈乳白色。邻近排卵期时，白带量多、质稀，如蛋清样。

妊娠期生殖器官发生充血及组织增生等变化，阴道皱襞增多、松软而富于弹性，表面积增大。此外，胎盘分泌的大量孕激素，阻断了雌激素对阴道上皮细胞的增生及角化作用，阴道上皮细胞停留于中层的阶段，阴道黏膜变薄，故渗液比非孕时明显增多。多量的渗液呈乳白色，此乃正常妊娠的生理变化，不需要治疗。

由于白带增多，外阴部经常处于潮湿状态，对局部皮肤有一定刺激作用。宜常用温水清洗，保持外阴部清洁、干燥，最好穿质软、透气的棉织内裤。

如果白带量增多，而且质地异常，如呈豆渣样或凝乳块样、灰黄色、有异味，伴有不同程度的外阴及阴道瘙痒，则属病理情况，应及时到妇产科就诊，进行治疗。

温馨小贴士

- 每天用温水清洗外阴2~3次，但切记不要清洗阴道内。
- 为了避免交叉感染，必须准备专用的浴巾和专用的水盆。
- 天天更换内裤，洗净后的内裤要尽量在日光下暴晒。
- 每次排便后，用浸泡过硼酸水的脱脂棉块，由前向后进行擦试，但擦过1遍的脱脂棉要扔掉，第2遍要用新的棉块。
- 当外阴出现瘙痒时，在洗澡的时候不要使用碱性大的清洗剂如肥皂清洗外阴，应按医嘱去做。

八、小便次数增多正常吗

准妈妈小便次数增多，医学上称为“尿频”，是一种生理现象，一般在妊娠早期和后期会出现。

膀胱是一个薄壁的贮尿和排尿器官。女性的膀胱前面为耻骨和耻骨联合，后面为子宫和阴道。女性生殖器与膀胱相邻，它们的血管、淋巴和神经有着密切的联系。妊娠早期盆腔充血，子宫体增大牵扯膀胱向上推移，可刺激膀胱而造成尿频。另外，增大了的子宫压迫膀胱，使膀胱贮存小便的量较平时为少。所以，小便次数频频而每次解的量都比平时少。尤其在妊娠末期接近临产前1~2周，因胎儿先露部(胎头或胎臀)下降进入骨盆腔，进一步压迫膀胱，使膀胱容积减小，致使小便频繁的现象加重。一般情况下，准妈妈尿频是妊娠期的正常生理现象，不必顾虑。

另外，由于妊娠后，在神经体液作用的影响下，输尿管腔扩张、蠕动力降低，加上增大的子宫压迫输尿管，以致输尿管、肾盂等呈扩张状态，尿液排流不畅，膀胱内尿液潴留，故容易发生泌尿道上行性感染。此时就会出现尿频、尿急和尿痛等症状。因此，准妈妈要注意预防泌尿道感染的发生，平时要多饮开水，使尿量增加，每日要换洗内裤，用温开水清洗外阴部，至少1~2次；并节制性生活。如尿频、尿急加重，并有尿道口刺痛或小腹疼痛、则应及时到医院去诊治。

准妈妈尿频也可能是病理现象。如果小便次数增多不是出现在妊娠早期、后期，伴有尿急、尿痛、血尿等其他症状，则应到医院检查。这种异常情况很有可能是尿路感染引起的。女性尿道较男性直、宽、短，细菌容易入侵，准妈妈输尿管、肾盂常呈扩张状态，尿液积聚，细菌易于繁殖，可引起肾盂炎、膀胱炎等。经检查确认后，由医生选用对胎儿无影响的抗生素进行治疗较好。

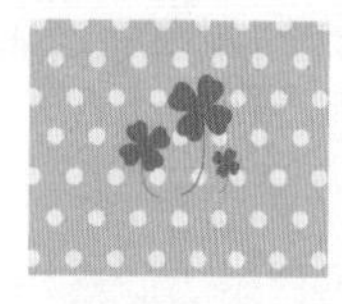

九、情绪不稳定的危害

在怀孕期间有的准妈妈会有孕期忧郁症，还有产后忧郁症等。孕期忧郁症对胎儿会产生一定的影响，产后的婴儿容易受惊，易哭闹，情绪不稳定。因此，在孕期保持良好的心态很重要。在孕期常常会觉得烦躁不安，心情不好，这都是正常的，但是要懂得适时的调整心态，一切都要为了下一代，如果没有做好生育下一代的心理准备就不要生，否则仓促行事损人害己。

高龄准妈妈一定要学会调整心情。作为准妈妈周边的人一定要在准妈妈身边给予精神上的支持，迁就准妈妈，让准妈妈有个优美舒适的生活环境，常常听些轻音乐可以调试紧张的怀孕心情。 准妈妈的情绪与胎儿的发育有着极其密切的关系。

在长达280天的宫内生活中，胎儿一方

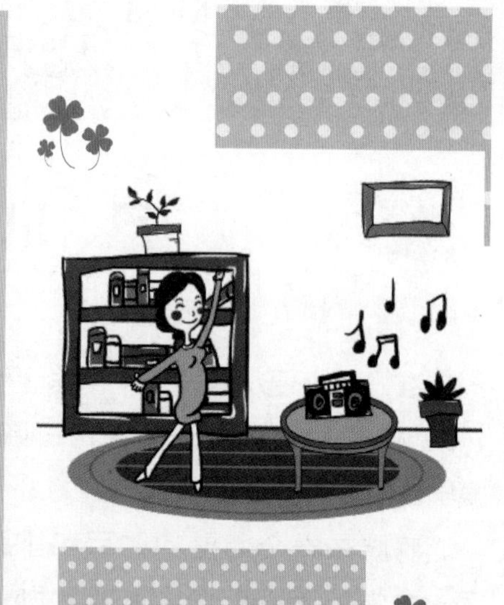

面通过胎盘和脐带从母体摄取营养，排泄废物；另一方面又通过胎盘和脐带进行情感沟通。这是因为：母体与胎儿的神经系统之间虽然没有什么直接的联系，但当母体情绪变化时，能激起其植物神经系统的活动，于是由植物神经系统控制的内分泌腺就会分泌出多种多样的激素。这些激素又可以经过血液循环进入胎盘，使胎盘的血液成分发生变化，从而刺激胎儿的活动。

统计资料表明：如果准妈妈情绪长期过度紧张，如发怒、恐惧、痛苦、惊吓、忧虑或受严重刺激等，将对胎儿下丘脑造成不良影响，致使日后患精神病的概率大。即使能够幸免，往往出现低体重儿，此类婴儿好动、情绪欠佳、易哭闹、消化功能紊乱，发病率高。此外，孕早期准妈妈情绪的过度不安，可致胚胎发育不良，导致流产，并可引起胎儿唇裂及腭裂等畸形。在妊娠中、晚期会引起胎儿心率增快或减慢，胎动增加，导致胎儿出生后体重低，心脏有缺陷，身体功能失调；还可造成难产及胎盘剥脱，子宫出血，甚至导致胎儿死亡。据报道，长期处于情绪焦虑中的母亲所生孩子往往躁动不安，易哭闹，不爱睡觉，这样的孩子长大后往往很难适应环境。

胎内教育的第一步，与母亲的心情有很大的关系，可以说准妈妈的精神状态和情绪的变化与胎儿息息相关。一个心悦情怡的母亲和一个心情紧张、焦虑不安的母亲孕育的胎儿完全是生活在两个截然不同的胎教环境里，它将转化为胎儿的身心感受，当您感受到胎儿的身体在腹内时时刻刻地进化发育的同时，千万不要忘了他也是一个人，他的心灵也在发育成长。

为了孩子的身心健康，您务必加强自身修养，学会自我心理调节，善于控制和缓解不健康的情绪，始终保持稳定、乐观、良好的心境，使您的胎儿能够健康地成长。

十、高龄准妈妈会出现晕厥现象

无明显诱因突然发生头晕、跌倒，即晕厥。晕厥是孕早期常见的现象。因为血管舒缩中枢不稳定，如久立、久坐时，血液淤滞于下肢及内脏，或在高温环境或沐浴的水温过高时，皮肤血管扩张，均可使回心血量减少，导致低血压及暂时性脑缺血。此外，还可见于妊娠反应伴发低血糖的情况。

如能避免久坐、久立及剧烈的下肢活动，防止突然的体位改变（如由蹲着或坐着突然站立起来），不在高温环境中久留及避免沐浴时水温过高，实行少食多餐或正餐间加以辅助餐，则可保持血压及血糖水平的稳定，减少晕厥的发生。

头晕时，应就地蹲、坐或躺下，以免发生意外损伤。晕厥为一时性的，一旦发生不必惊慌失措。有条件时，可针对原因进行处理，如由于低血压引起者，可适量饮用咖啡或茶水；低血糖引起者可喝糖水。若发作频繁或伴有其他症状时，应查明原因。

十一、为什么鼻子会出血

准妈妈流鼻血是怎么回事

流鼻血是怀孕期间较常见的一种现象，所以请准妈妈不用着急.。准妈妈由于体内会分泌出大量的孕激素使得血管扩张，容易充血。同时，准妈妈的血容量比非孕期增高，而人的鼻腔黏膜血管比较丰富，血管壁又比较薄，所以十分容易破裂引起出血。尤其是当准妈妈经过一个晚上的睡眠，起床后，体位发生变化或擤鼻涕，更容易引起流鼻血现象的发生。

准妈妈为什么会流鼻血

●有一部分准妈妈比较容易流鼻血，是因为怀孕时因为月经不会来，所以有的人会代偿性的经由鼻黏膜出血。被称之为“代偿性月经”。这个是个人体质的关系引起的，只要量不是太多，对身体是无害的。

●维生素K的缺乏。怀孕时确实一些准妈妈易缺乏维生素K。若维生素K吸收不足，血液中凝血酶原减少，易引起凝血障碍，不但鼻出血，还可引起胎儿先天性障碍，不但鼻出血，还可引起胎儿先天性视力和智力发育障碍。应多吃富含维生素K的食物，如菜花、白菜、菠菜、莴芹、芷蓿、酸菜等。

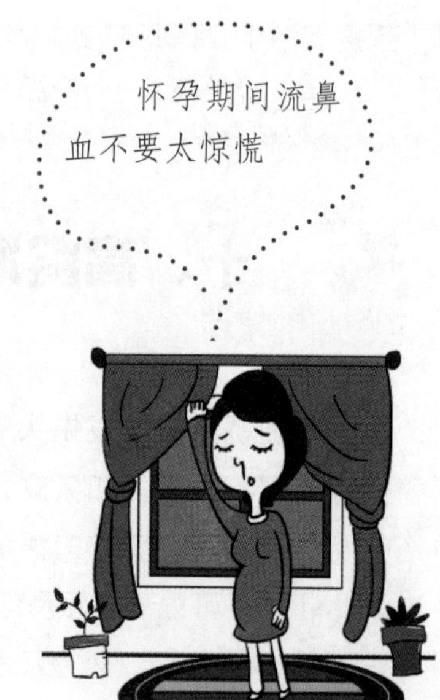

准妈妈怎么预防流鼻血

●注意饮食结构，少吃辛辣的食物，多吃含有维生素C、E类的食品，比如绿色蔬菜、黄瓜、西红柿等；苹果、芒果、桃子等水果；以及豆类、蛋类、乳制品等食物，以巩固血管壁，增强血管的弹性，防止破裂出血的情况发生。

●少做比如擤鼻涕、挖鼻孔等动作，避免因损伤鼻黏膜血管而出血。

●鼻部按摩。比如，每天用手轻轻地按摩鼻部和脸部的皮肤1~2次，促进局部的血液循环与营养的供应，尤其是在冬天。

准妈妈流鼻血怎么处理

建议准妈妈随身携带一些纸巾备用。若有发生流鼻血，请不要紧张，可走到阴凉处坐下或躺下，抬头，用手局部捏住鼻子，然后将蘸冷水的药棉或纸巾塞入鼻孔内。

如果不能在短时间内止住流血，则可以在额头上敷上冷毛巾，并用手轻轻地拍额头，从而减缓血流的速度。

准妈妈流鼻血的紧急应对措施

●将流血一侧的鼻翼推向鼻梁，并保持5~10分钟，即可止血。如两侧均出血，则捏住两侧鼻翼。鼻血止住后，鼻孔中多有凝血块，不要急于将它弄出，尽量避免用力打喷嚏和用力揉，防止再出血。

●左鼻孔流血，举起右手臂，右鼻孔流血，举起左手臂，数分钟后即可止血。

●取大蒜适量，去皮捣成蒜泥，敷在脚心上，用纱布包好，可较快止血。

●坐在椅子上，将双脚浸泡在热水中，也可止鼻血。

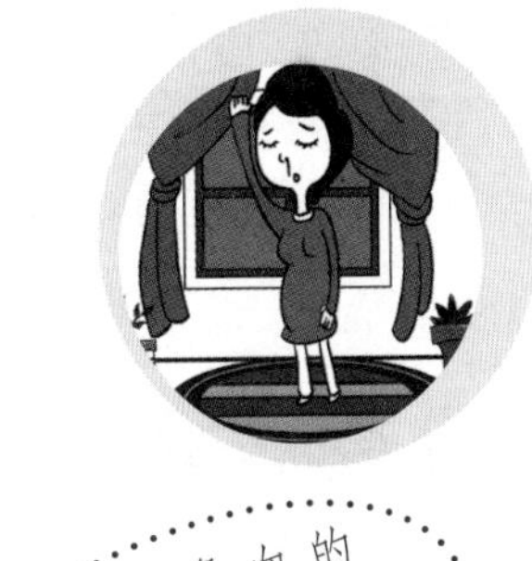

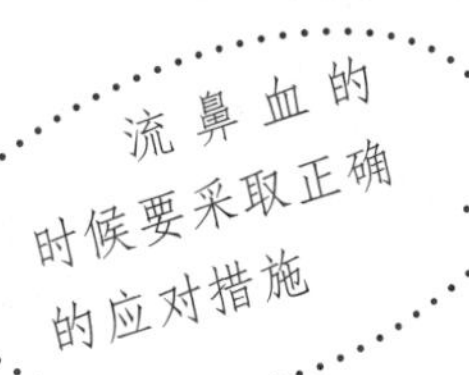

准妈妈流鼻血的营养与饮食疗法

补充维生素C。胶原蛋白是维持身体组织健康所必需的，而维生素C是形成胶原蛋白所必需的物质。上呼吸道组织里的胶原蛋白帮助黏液附着于适当的场所，使你的鼻窦及鼻腔内产生一个湿润的保护膜。

补充维生素K。维生素K是正常凝血作用所必需的。其来源有苜蓿、海带、及所有深绿色的叶菜类。

补充铁质。你若原本就容易流鼻血，不妨考虑补充铁质，以帮助体内造血。铁是红血球中的主要物质——血红素的重要组成。

十二、早晨刷牙会牙龈出血是什么原因

为什么刷牙的时候会流血？

妇女在怀孕时，由于妊娠期内分泌的改变，导致血液中的黄体酮含量增加，激素平衡失调，牙龈组织中的毛细血管扩张、弯曲、弹性减弱，血流淤滞及血管渗透性增加，造成口腔局部牙龈组织肿胀、脆软，医学上称之为妊娠期牙龈炎。需要注意的是，牙龈增生肥大严重者，可导致妊娠瘤产生。刷牙时，即使动作很轻，也容易引起出血。

此外，由于内分泌的改变，影响正常牙龈沟处的细菌成分发生改变，以及牙龈对细菌产物——菌斑的反应发生改变，这也加重了局部的炎症反应。这些变化一般多发于口腔卫生不良或牙齿排列不整齐的准妈妈。最好在孕前看牙医，进行必要的整理。

因此在刷牙时除了要选择软毛牙刷，还要掌握必要的动作要领：竖刷法。

具体步骤

刷上牙时，先将牙刷的刷毛轻放在牙龈与牙齿的交界处，然后通过手腕的上下活动像用梳子一样，刷毛自牙龈顺着牙缝向下刷，在同一部位反复数次；刷下牙时则同样的方法从下往上刷，这样可以把牙缝中的食物残渣和牙菌斑清洁掉；刷牙齿的咬合面时可作来回拉锯动作。刷的时候要仔细，里面、外面、前牙及后牙都要刷到。

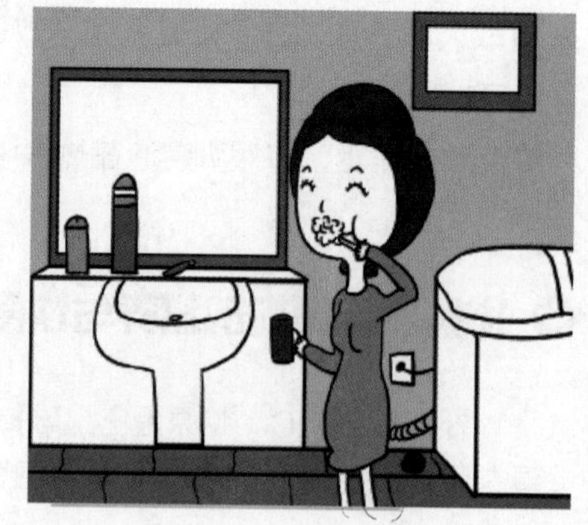

十三、准妈妈如何处理妊娠斑与色素沉着

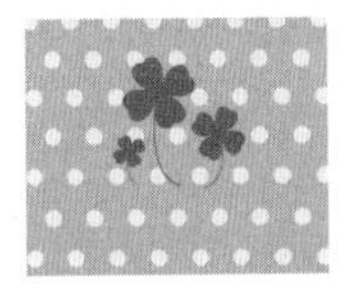

为什么会出现?

绝大多数准妈妈乳头及周围、外阴、脐部周围及腹白线因妊娠而色素沉着或颜色加深。脸上出现分布于鼻梁、两颊或前额的蝶状褐色斑，称为妊娠期皮肤色素沉着和妊娠斑。

这种皮肤变化在产后会逐渐消退，但也可因消退不全而遗留淡茶色痕迹。妊娠期色素沉着与妊娠斑，是生理性变化，阳光照射过多，可使色素沉着更明显，一般不需治疗也不必担心。

妊娠斑与皮肤色素沉着是由于妊娠期脑垂体分泌的促黑色素细胞激素增加，以及大量孕激素、雌激素，使黑色素细胞受到刺激，致使黑色素增加引起皮肤色素沉着和颜色加深。

由于孕期体内激素水平的变化，怀孕后有些准妈妈皮肤会变得细腻、光滑。但也有些准妈妈皮肤变得非常敏感、粗糙，面部还会由于黑色素沉着出现明显的妊娠斑。同时，由于孕期腹部和乳房的膨大，体重的迅速增加，腹部及乳房的皮下弹力纤维断裂，以致在这些部位出现了暗红色的妊娠纹。

准妈妈此时应多吃富含维生素C的食物，如柑橘、草莓、蔬菜等，还应多吃富含维生素B_6的牛奶及其制品。

平时生活中注意做好防护

- 保证充足的睡眠，对皮肤进行适当的按摩。
- 不宜浓妆艳抹。
- 炎热的夏季里，为避免阳光对皮肤的直射，应选用那些专门为准妈妈设计的护肤品。
- 为减少腹部妊娠纹出现的可能，怀孕前应注意适当的锻炼，增加腹部肌肉和皮肤的弹性。怀孕后，注意适当控制体重增长的速度。

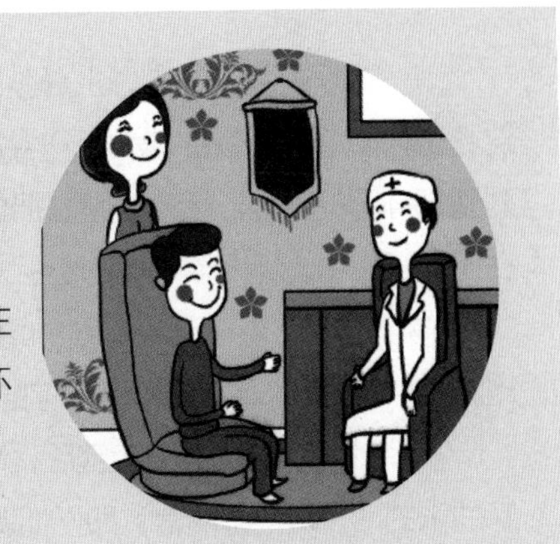

十四、产生静脉曲张的原因？有何危害

孕妇静脉曲张了，怎么办？

● 不要提重物。重物会加重身体对下肢的压力，不利于症状的缓解。

● 不要穿紧身的衣服。腰带、鞋子都不可过紧，而且最好穿低跟鞋。

● 不要长时间站或坐。总是躺着，对静脉曲张症状的缓解，也是很不利的。尤其是在孕中期和孕晚期，要减轻工作量并且避免长期一个姿势站立或仰卧。坐时两腿不要交叠，以免阻碍静脉的回流。

● 远离酒精。饮用含有酒精的饮料和酒水，会加剧静脉曲张的程度。

● 最好采用左侧卧位。在休息和睡觉的时候，采用左侧卧位有利于下腔静脉的血液循环，减轻静脉曲张的症状。

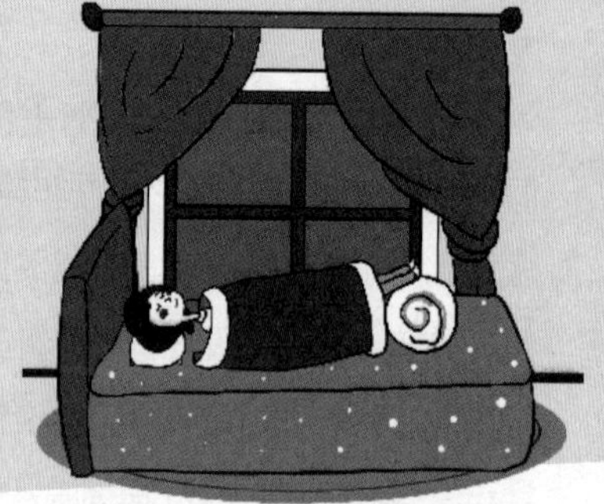

● 避免高温。高温易使血管扩张，加重病情。

● 控制体重。如果超重，会增加身体的负担，使静脉曲张更加严重。

● 睡觉时，可用毛巾或被子垫在脚下面。这样可以方便血液回流，减少腿部压力。

准妈妈为什么容易出现静脉曲张？

许多准妈妈是第一次患上静脉曲张，或发现她们以前的静脉曲张在怀孕后加重了。这是因为随着你子宫的增大，它会压迫到你身体右侧的大静脉(下腔静脉)，从而增加了对腿部静脉的压力。因为静脉是把血液从四肢输送回心脏的血管，所以腿部静脉的血液在回流过程中，还必须对抗地心引力。

你怀孕后，由于体内血量的增加，静脉承受的负担也将增大。再加上你体内孕酮(也叫“黄体酮”)水平的增高，你的血管壁也会变得松弛。

所幸的是，在你生下宝宝后，静脉曲张会有所好转，特别是如果你孕前没有得过静脉曲张的话。退一步而言，即便情况没有好转，也有很多治疗的方法。

准妈妈静脉曲张的危害

静脉曲张可能会让你觉得发痒或疼痛，而且可能也不美观，但是在短期内通常它是无害的。所以，如果需要治疗的话，也可以一直等到孕期结束后再进行治疗。少数人的静脉曲张会发展为皮肤表层静脉中的小凝块(也叫“浅表静脉血栓”)。如果静脉中出现这种血栓，摸起来会很硬，看起来则像绳子一样，周围的皮肤也可能会变红、发热、敏感或疼痛。

这种血栓通常不严重，但如果你认为自己有需要的话，一定要去看医生。血栓周围区域偶尔也会发生感染，你可能会出现发热或发冷症状，这时，你需要立即用抗生素治疗。如果你的任何一条腿出现明显的肿胀或疼痛，或者静脉周围的皮肤颜色有改变，请立即去看医生。

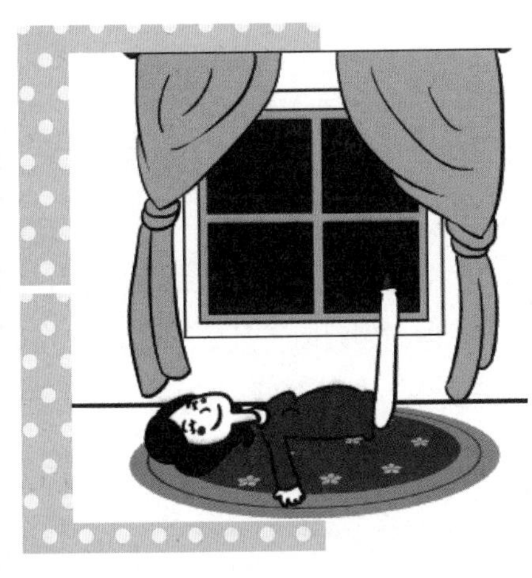

准妈妈静脉曲张能治好吗?

通常在你生下宝宝后的3～4个月内，静脉曲张就会出现好转。不过，在这段时间内，你要坚持穿专门的准妈妈静脉曲张弹性袜，进行有规律的锻炼。不要长时间站立或坐着，一有可能，就随时举起你的腿。但如果静脉曲张一直不见好转，你感觉非常不适，难以忍受，或者你就是不喜欢它们的样子，那也有多种治疗方案可供你选择，你可以去医院咨询相关的医生。

准妈妈静脉曲张如何预防?

每天锻炼。即使只是绕着你住的小区散散步，也有助于促进你的血液循环。

在怀孕的每个阶段，你都要尽量将体重保持在推荐体重范围内。

可能的话，随时举起你的腿和脚。坐着的时候，用一个凳子或盒子垫起你的双腿；躺着的时候，则用一个枕头垫高双脚。坐着的时候，不要把一只腿或一只脚搭在另一条腿或脚上。不要一直长时间地坐着或站着，每隔一段时间要活动活动。

睡觉的时候，采取左侧卧位，将脚放在枕头上。在背后塞上个枕头，使自己向左侧倾斜。因为下腔静脉在右侧，向左躺着，可以减轻子宫对静脉的压迫，从而降低对静脉的压力。

穿着专门的准妈妈静脉曲张弹性袜，这种袜子也称医用循序减压弹力袜，它可以从脚踝开始，顺着腿部向上，逐级减轻腿部受到的压力，效果很好，可以在药店或准妈妈服装店买到。这种长袜比普通裤袜厚2倍，这种袜子在你的脚踝处是紧绷的，顺着腿部向上变得越来越宽松，使得血液更容易向上回流入心脏。因此，它可以预防浮肿，并防止静脉曲张变得更严重。早晨起床前你还躺在床上的时候,就穿上这种长袜，可以防止血液在你的腿部淤积。要一整天都穿着这种弹力长袜，你可能会觉得麻烦，特别在天气热的时候，但是别忘了，严重的静脉曲张会让你感到更不舒服。

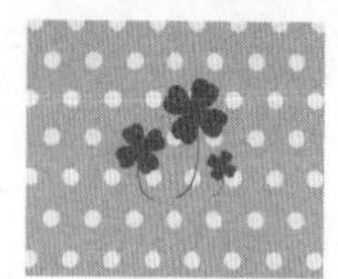

十五、头晕、眼花怎么办

头晕、眼花

妊娠期会引发准妈妈一系列的生理变化，每个准妈妈会发生的生理变化都不完全相同。有的准妈妈会发生头晕眼花的现象，这是怎么造成的，又怎么解决呢?

有些准妈妈在行走或站立的时候，忽然觉得头重脚轻，走路不稳，甚至眼前发黑，突然晕厥。这种现象可以发生在妊娠早、中、晚各期，究其原因有以下几个方面：

妊娠期自主神经系统失调；由于妊娠反应引起的进食少，血糖偏低；妊娠后期，子宫增大压迫下腔静脉；妊娠贫血这些都是引起准妈妈妊娠头晕的常见原因。

针对以上造成妊娠头晕的原因，提出一下预防建议：

预防妊娠头晕的方法

保持心态的平静和放松

首先，不管是在孕前检查，还是孕早期检查的时候，都要有一个平静的心态，了解怀孕、分娩是一个自然的过程，不要紧张。同时要学会放松的小技巧，如购买一些准妈妈杂志、书籍来看；也可以听听一些适合准妈妈的音乐，对于调节自己的植物神经都有一定的好处。

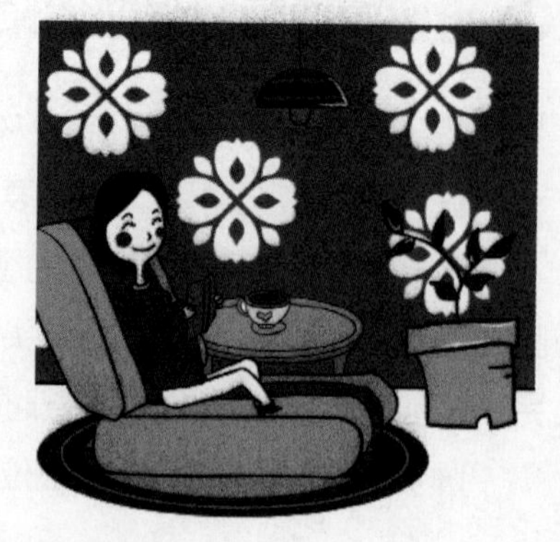

多吃清淡的食物，不要刻意进补

在饮食方面，多吃点清淡的、新鲜的蔬菜和水果，不要因为怀孕就刻意地吃大鱼大肉，只要注意均衡的营养就可以了。另外，为防止脱水，白天应该多喝水，每晚保证至少有6~7个小时的睡眠。

快速治疗方法

头痛的时候，可以在头上敷热毛巾，能有效缓解头痛。也可以在医生的指导下服用一些能迅速缓解疼痛的药物。如果真的疼得很厉害，而且还伴有眩晕，最好立即去看医生。

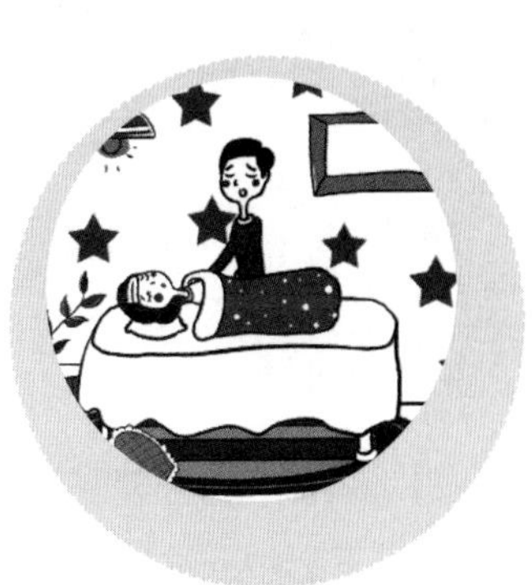

为预防发生这种现象，应注意站立时速度要慢，并避免长时间站立，如果发生上述症状时应立即坐下，或躺下休息一会。如果经常出现头晕现象，应到医院做检查，排除病理性贫血、低血压或高血压、营养不良或心脏病等的可能性。如果发生在妊娠晚期，特别是伴有水肿、高血压等症时，尤应引起高度重视，它常是某些严重并发症如子痫的先兆，应尽快就诊。

十六、缓解孕吐和消除疲劳的小食谱

缓解孕吐小偏方

鲤鱼治疗孕吐效果较好。

具体方法是：取新鲜鲤鱼1条，重量在500克以上，除去鳞、鳃以及不吃的内脏，置于盘中，放入笼中蒸15~20分钟，取出即可食用，但需注意禁用一切的油、盐等调味品。

消除疲劳的鲜果汁

山药萝卜汁

山药、萝卜各等份，稍加调稀的醋水，放入搅拌机打碎，倒出，可用适量话梅调味。

番茄奶昔

小番茄、牛奶适量，放入搅拌机搅拌，夏天还可加些冰淇淋调味。

第4节　孕早期保健

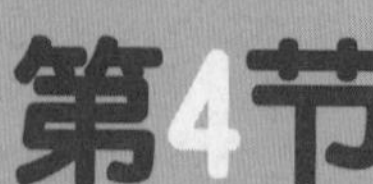

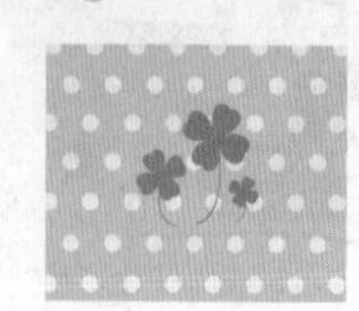

一、高龄准妈妈适合做的运动

怀孕是正常的生理活动，高龄准妈妈在怀孕期间大可不必中断或减少正常的各种活动，一般可以照常工作和从事普通家务劳动。高龄准妈妈适当的做运动不但安全，并且有利于准妈妈与宝宝的健康，但准妈妈在怀孕期间还是有一些生理改变，进行运动时要注意适度，切不可按照怀孕前的习惯去运动。尤其在怀孕的早期即前三个月，如果高龄准妈妈自己的感觉不太好的话，最好不要做运动，因为这时胚胎在子宫里还没有牢固地“扎下营盘”，运动失当很可能会导致流产。

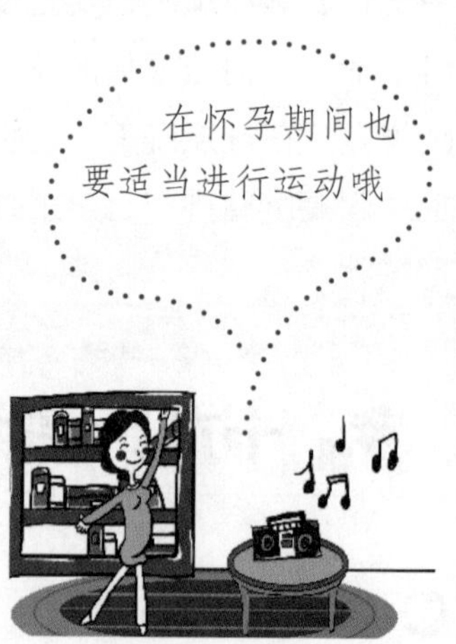

高龄准妈妈孕初期的运动特点：慢

高龄准妈妈怀孕头3个月里，由于胚胎正处于发育阶段，特别是胎盘和母体子宫壁的连接还不紧密，很可能由于动作的不当使子宫受到震动，使胎盘脱落而造成流产。所以，高龄准妈妈尽量选择慢一些的运动，像跳跃、扭曲或快速旋转这样的运动千万不能做。

散步

建议高龄准妈妈进行散步运动。每天保证15～20分钟的散步时间，对准妈妈和宝宝都有好处。最好能在空气比较清新的环境中散步，别走得时间过长或走得过快。刚开始时，可以将步子放慢些，每日早上起床后和晚饭后可散散步，并适当增加些爬坡运动。散步的时间和距离以自己的感觉来调整，以不觉劳累为宜。散步时不要走得太急，要慢慢地走，以免对身体震动太大或造成疲劳。孕早期散步，最初5分钟要慢走，做一下热身运动。最后5分钟也要慢些走，使身体稍微晾晾汗。

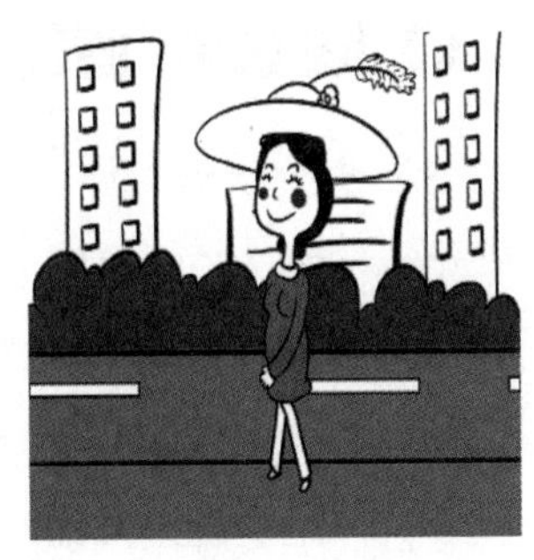

散步时衣服穿着应便于行动，鞋跟不要太高，最好是软底的运动鞋。夏天、冬天应注意防暑、防寒。大雾或雨、雪天时就不要再去散步了，以免发生事故。散步前要认真考虑好路线，避开车多、人多和台阶、坡度陡的地方。散步时要留心周围的车辆、行人以及玩耍的儿童，不要被撞倒。散步途中感到有些不舒服时，应当找一个安全、干净的地方稍事休息一下。在散步的过程中还可同时活动一下四肢，进行多方面的锻炼。

高龄准妈妈孕初期运动的注意事项

- 运动前应向医生咨询，了解何种运动适合自己；
- 运动时应穿着宽松的服装和合脚的平底鞋，如果下水游泳，应穿专门为准妈妈设计的游泳衣；
- 运动前和运动时要喝足够的水，运动中要注意多休息；
- 不要在太热或太潮湿的环境里活动；
- 运动前后一定要进行热身和放松活动，尤其要注意活动韧带部位。

二、不适合做出汗的运动

高龄准妈妈适合做何种运动、运动量的大小，都要根据个人的身体状况而定，不能一概而论。如果高龄准妈妈怀孕前就一直有锻炼的习惯，在孕期可以继续选择锻炼，但开始的时候一定要慢慢来。在运动前一定要听取医生的意见，要清楚孕期的哪个阶段可以运动，哪些时候根本不能运动，以及适合准妈妈的运动方式。

准妈妈不适合潜水、骑马

高龄准妈妈孕期的前3个月一定要小心，这个阶段最好不要剧烈运动。

最好做不紧不慢的运动，如游泳、打太极、散步、比较简单的瑜伽等。一定要避免强烈的腹部运动，也要避免做和别人有身体接触的运动。运动也不能进行跳跃性的或者需要冲刺的运动，要避免做快速爆发的运动，如打羽毛球、网球等，骑马或者潜水等运动也不适合准妈妈尤其是潜水很容易使准妈妈处于缺氧状态，导致胎儿畸形。

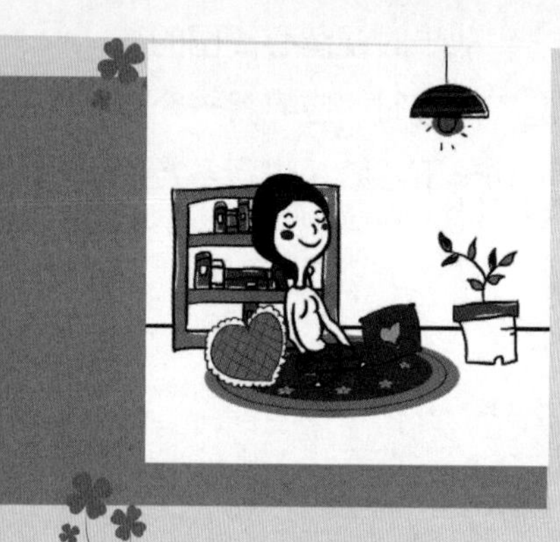

高龄准妈妈可以多做呼吸练习，这可以帮助准妈妈放松和保持安静，也有助于在分娩过程中配合宫缩，因此高龄准妈妈最好经常进行这种练习。

浅呼吸

高龄准妈妈最好坐在地板上，双腿在身前交叉，腰背挺直，用口呼气吸气。

深呼吸

高龄准妈妈最好坐在地板上，双腿在身前交叉，腰背挺直，用口呼气吸气。

此外，准妈妈还可以做一些肌肉锻炼，包括盆底肌肉锻炼：怀孕期间，准妈妈的盆底肌肉很可能被削弱，因此加强这些肌肉的力量，对准妈妈以及生产都很重要。每天最好练习300到350次。准妈妈要像小便憋尿那样用力收紧肌肉，尽可能地多坚持一些时间，然后放松，重复30次。感觉疲劳的时候可以休息一下。

大腿肌肉锻炼：以青蛙的姿势坐在地板上，背挺直，将双脚的脚心相对；双手握着脚踝，尽量将双脚向身体靠拢，用双肘向下压大腿，坚持这种姿势数到10，然后重复15次。

做运动的时候要注意运动量的大小和正确的姿势

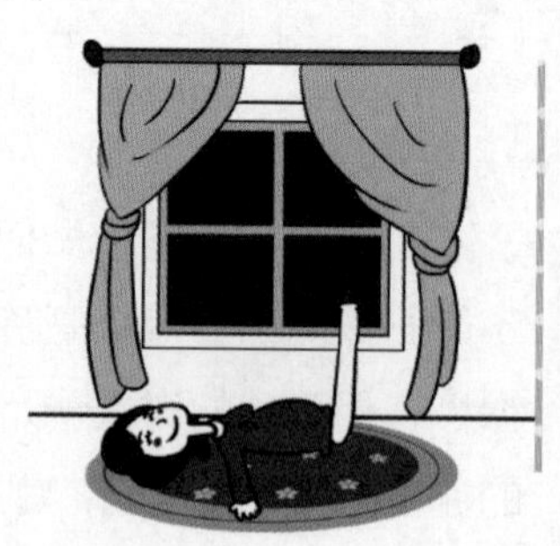

可乐及运动饮料不宜饮用

需要提醒的是，准妈妈运动前准备工作要做足。对于高龄准妈妈来说，运动前一定要和医生沟通，请医生帮助制定科学的孕期锻炼计划，看自己是否适合做运动，适合做什么运动以及运动时间。要进行有规律的运动，然后循序渐进，逐渐增加运动量。在运动前准备工作即热身活动一定要做足，运动前，高龄准妈妈最好做些低强度的有氧运动，如散步或者轻柔的舒展运动，充分热身。

而且，高龄准妈妈在运动期间不宜太疲惫，也不要运动到身体过热，也就是说高龄准妈妈不宜做出汗的运动。对于准妈妈来说，运动的限度是以不累、轻松舒适为宜。此外，准妈妈运动期间要多喝水，但不要只喝白开水，最好补充一些果汁等。可乐以及运动饮料都不适合高龄准妈妈。

准妈妈还要了解的是，在运动时如果出现阴道出血、有液体流出，出现不寻常的疼痛或者突发疼痛、胸痛、呼吸困难、严重或持续的头痛或头晕等问题，一定要立即停止运动，最好马上去医院检查。另外，如果在停止运动半小时后仍然持续有宫缩，也不能再运动了。

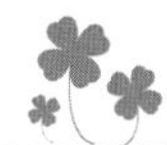

三、运动四大安全准则

高龄准妈妈运动安全准则1：心跳决定运动强度

高龄准妈妈运动最好利用心跳率来决定准妈妈的运动强度，一般以不超过每分钟140次为原则。

高龄准妈妈运动安全准则2：每次运动不超过15分钟

高龄准妈妈不宜过分剧烈运动。专家指出，准妈妈的每次运动时间不应超过15分钟。

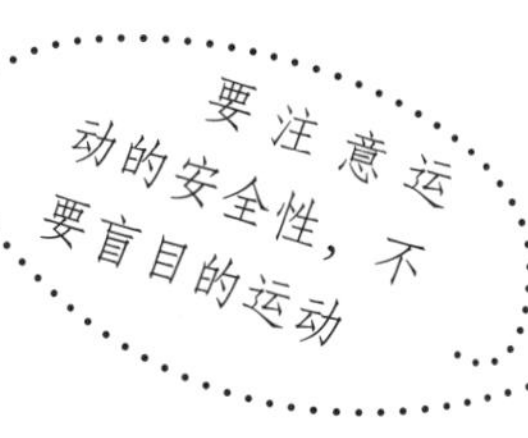

高龄准妈妈运动安全准则3：运动时注意补水

在运动前、运动中和运动后的3个阶段，准妈妈要尽量补充水分，以免体温过高。

高龄准妈妈运动安全准则4：避免在炎热和闷热的天气下运动

在炎热或者闷热的天气下运动，很容易引发准妈妈中暑等症状。

四、孕早期日常保健

洗澡水温度不宜超过40℃~45℃

健康的高龄准妈妈可照常工作，但不可做重体力劳动。孕早期和孕晚期避免剧烈运动和重体力劳动，不挑重担子，不要蹲、站立、坐的时间太长。不安排夜班，不宜出差。保证每晚8小时睡眠，最好有午休。驾驶机动车要小心，少开或不开。

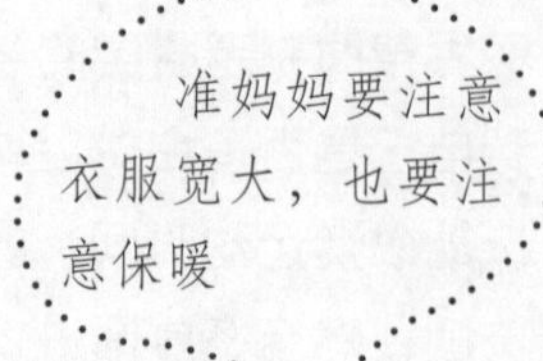

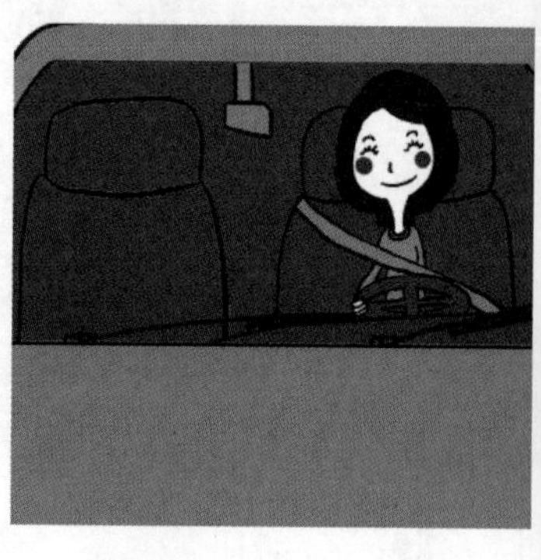

此外，准妈妈最好保持清洁，心情舒畅，每天晒太阳及户外散步。散步是一项很适合准妈妈、尤其是妊娠晚期准妈妈的运动，因为散步温和安全，优美的自然景色又可解除怀孕造成的紧张、焦虑、烦躁，但是要避免在闹区或马路上散步。

另外，高龄准妈妈还要注意衣服宽大，注意保暖。不盆浴，洗澡时间不宜过长，水温不宜过热(40℃~45℃)。不穿高跟鞋，少去公共场所，不接触小动物，少用化妆品。不吸烟，不喝酒，少食带刺激性食品，不吃半生不熟的牛羊肉和海鲜等食品。注意家电的应用：电脑、电视、手机、电褥子、微波炉等。

准妈妈们要注意身体体重的变化

高龄准妈妈自我监测体重

孕期体重不增加或增加过多都不好，随时注意体重变化。孕13周前无明显变化，孕13周后平均每周增加350克，孕晚期每周体重增加应<500克，整个孕期约增加12.5千克。

包括胎儿、胎盘、羊水、子宫、血液、组织间液、脂肪沉积。需要提醒高龄准妈妈的是，注意饮食和适当运动来调节体重。

五、高龄准妈妈还应特别重视心理保健

在这一时期，由于内分泌激素变化和早孕反应，准妈妈不仅身体出现了不适，心理也会产生这样一些强烈的反应，特别是高龄准妈妈。如果是计划之内怀孕，特别是求之而得，妊娠自然会给女性带来难以言状的自豪和安慰。但周围人的特别照顾和期望又可能会使准妈妈变得十分“娇气”，由此产生过多不适。

如果是多年不孕的女性“意外”受孕了，那种压抑和自卑就会得到很大解放，她的妊娠尤其会受到身边更多人的关注。由此可见，心理活动有多么巨大的“威力”。

高龄准妈妈要注意调节自己的心理

过分担心

有些准妈妈对怀孕没有科学的认识，易产生既高兴又担心的矛盾心理。她们对自己的身体能否胜任孕育胎儿的任务、胎儿是否正常总是持怀疑态度，对任何药物都会拒之千里。

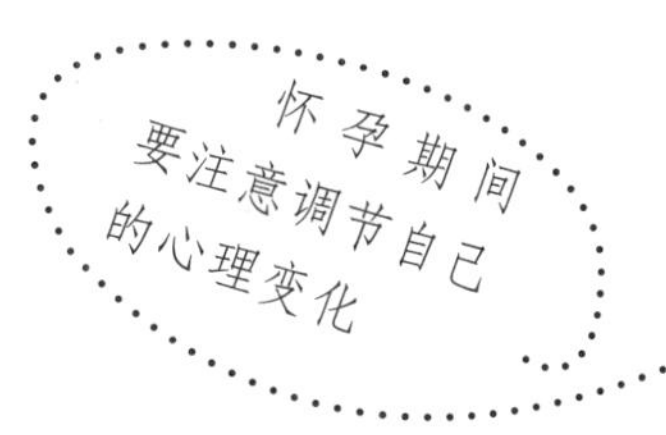

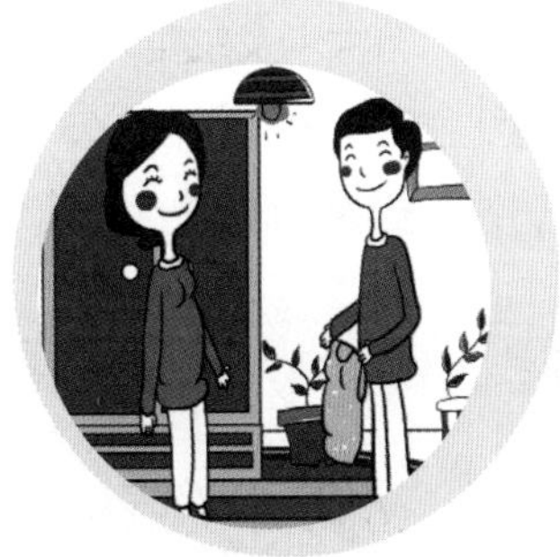

早孕反应

严格说来，早孕反应是一种躯体和心理因素共同作用而产生的症状。但医学家发现，孕吐与心理因素有密切的关系。如果准妈妈厌恶怀孕，则绝大多数会孕吐并伴体重减轻，如果准妈妈本身性格外向，心理和情绪变化大，还会发生剧烈孕吐和其他反应。

心理紧张

有些高龄准妈妈及亲属盼子心切，又对将来的生活茫然无知，因为住房、收入、照料婴儿等问题的担心，导致心理上的高度紧张。

上述这些不良心态，会使准妈妈情绪不稳定，依赖性强，甚至会表现出神经质。这对准妈妈和胎儿是十分不利的。

改善的原则

准妈妈本人要尽可能做到凡事豁达，不必斤斤计较；

遇有不顺心的事，也不要去钻牛角尖。

丈夫和其他亲属应关心和照顾准妈妈，不要让准妈妈受到过多的不良刺激，不要做可能引起准妈妈猜疑的言行，使准妈妈的心理状态保持在最佳状态。

高龄准妈妈更不能因为知道得越多而越担心，要适时少操心，多放心，让自己回归到好像什么都不懂的懵懂期，自然而然，心态平和的面对变化。

六、缓解孕吐的小食谱

改善孕吐的药膳

麦冬粥

配料：鲜麦冬汁、鲜生地汁各50克，生姜10克，大米80克。

制作：将大米及生姜入锅，加水煮熟，再下麦冬、生地汁，调匀，煮成稀粥。

用法：空腹食，每日2次

功效：安胎，降逆，止呕。

温馨小贴士

准妈妈吃香蕉好处多

营养学家认为，准妈妈最好每天能吃一根香蕉。因为香蕉是钾的极好来源，并富含叶酸；而体内叶酸和维生素B_6是保证胎儿神经管正常发育，避免无脑、脊柱裂等严重畸形发生的关键性物质。另外，钾还B 有降压、保护心脏与血管内皮的作用，这对准妈妈十分有利。情绪不好也能得到一定的调整。所以高龄准妈妈要记得准备香蕉哦！

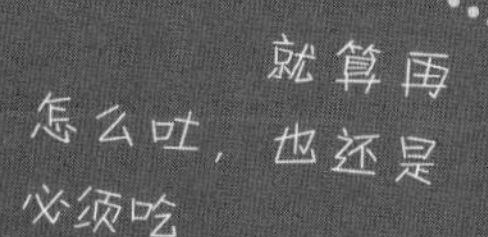

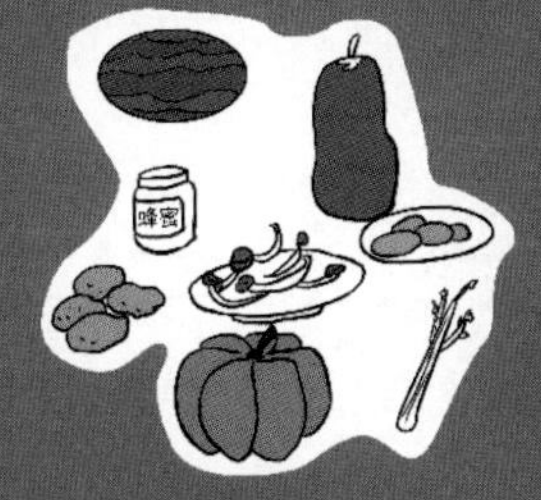

第5节 孕早期的营养需求和食疗

一、孕早期反应时饮食上应注意什么

早孕反应的症状是各种各样的，每个准妈妈的表现都不相同。但大多数有胃部沉重感、食欲不振、恶心甚至呕吐。为了不使准妈妈的健康及胎儿的成长受到较大影响，就得想法进食以取得营养。特别是高龄准妈妈更应该在饮食上多注意。

饮食上有几点应注意的事项

● 饮食不要求规律化，想吃就吃：每次进食量少一点，可以多吃几次；不必过分考虑食物的营养价值，只要能吃进去就可以。待早孕反应过后，再恢复正常的饮食规律。

● 空腹时，即感胃部不适，恶心者，应事先准备一些自己爱吃的食品：如饼干、点心或酸奶等，放于床旁，可供随时取用。这样有助于控制恶心、呕吐。

● 设法增进准妈妈食欲，根据其爱好进行调味：如喜食酸者，可准备些酸梅、柑橘或在菜肴中加醋；喜冷食者，可做些凉拌菜，如凉拌豆腐、黄瓜、西红柿，以及冰酸奶等。不断改善烹调方法，促进食欲。

● 避免刺激性气味：尽量远离炒菜、炖汤等油腻味。

● 避免便秘：因便秘可引起腹胀而加重早孕反应。建议多食蔬菜、水果及含纤维素的食品，并多饮水以预防便秘。对已有便秘者，可采用开塞露或乳果糖等通便。

● 补充水分：除进食水果、汤菜、牛奶外，还可饮淡茶水、酸梅汤、柠檬汁，甚至糖盐水以补充水分，避免由于摄入量少及频繁呕吐引起的脱水。

二、高龄准妈妈需要的补充营养要素

为什么准妈妈要遵从以上的营养补充原则，是因为一般人群膳食指南与准妈妈有所差别。

从孕早期开始，准妈妈的营养摄取有以下特点：

●妊娠反应改变准妈妈的饮食习惯影响营养素的摄入。

●妊娠3~8周是胚胎细胞分化增殖和主要器官系统形成期，对营养素的缺乏敏感。

●早期叶酸、锌的缺乏可以导致胎儿畸形，特别是神经管畸形，如无脑儿和脊柱裂。

●妊娠期必需不饱和脂肪酸(α-亚麻酸)的缺乏对脑细胞和视神经细胞发育造成不可逆的后果 。

准妈妈们要注意营养的补充

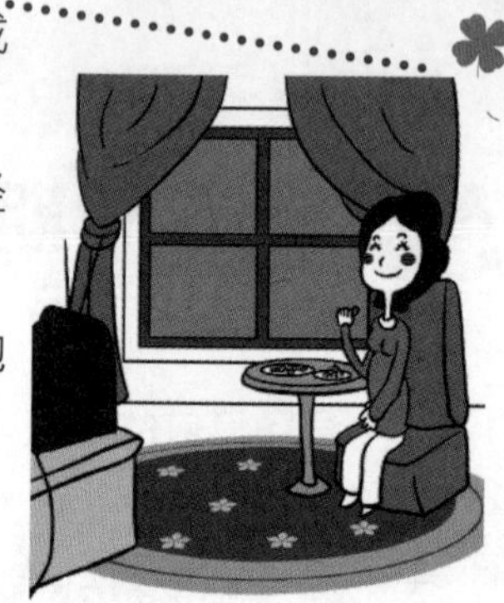

高龄准妈妈营养原则

秉承天然食材，制作理念，食物的惠爱营养中心提醒高龄产妇的孕期饮食，需要在常规准妈妈的饮食原则之上，再额外注意一些问题，以降低因年龄而造成的一些隐患。

注重含钙食物摄入

●以普通准妈妈的孕早期营养原则为基础。

●更加注意保持适宜的体重增长量，不可因为饮食超量而导致体重迅速增加。

●规律三餐及加餐，三餐不要吃得太饱，将正餐中的一小部分热量分配到加餐中。

●从孕早期就开始注重含钙丰富的食物的摄入。如果体重超重，应选择低脂牛奶或脱脂牛奶等食物。

避免快餐速食类食物

●以普通准妈妈的孕中期营养原则为基础。

● 三餐应当天然、适量，避免快餐类或速食类食物。

● 主食中更加注重粗细搭配，增加粗粮在膳食中的比例，少用精制米面。

● 保证足量的优质蛋白质，每天比以前多摄入10克的优质蛋白质，相当于吃250~300克牛奶，三个鸡蛋清或50克瘦肉，或200克豆腐。

● 更加注重多种维生素、叶酸、铁、镁、钙元素以及膳食纤维的摄入，预防妊娠高血压综合征。

● 减少动物性脂肪的摄入量，以控制妈妈与胎宝贝的体重增加量，同时减少对妈妈心血管系统的不良影响。

控制精制糖的摄入

● 以普通准妈妈的孕晚期营养原则为基础，注意饮食均衡，每天应安排三餐及两三次加餐。也就是说要遵循少食多餐，除了正常的主餐，最好还在期间加入吃点心与有益小零食类似下午茶的非正餐。这样有利于营养吸收与均衡。

● 严格控制体重增加量，最好在标准范围之内。超标其实会加重身体负担，并不好。

● 严格控制总热量及动物脂肪的摄入，烹调油要用植物油。

● 保障优质蛋白质的摄入量，尽量选择低脂的瘦肉类食物如鱼虾、瘦猪肉、牛羊肉、兔肉及低脂奶或脱脂奶。

● 保证钙、铁的摄入量，每天饮食中不可缺少瘦肉、禽、鱼等食物，每周食用两三次动物肝或动物血，避免贫血的发生。吃低脂高钙的食物，并多晒太阳。

● 保证充足的维生素及无机盐，特别是维生素B_1、B_2、烟酸、锌、铬、镁。增加膳食纤维的摄入量，减少便秘及体重超重的隐患。

● 严格限制精制糖的摄入。均匀分配三餐中碳水化合物类食物的量，多选用粗粮作为主食，避免甜食及含糖量高的水果，注意适量轻缓运动，以减少妊娠糖尿病的发生概率。

准妈妈们要注意饮食的均衡，遵循少吃多餐
鱼虾
准妈妈们要严格控制精致糖的摄入

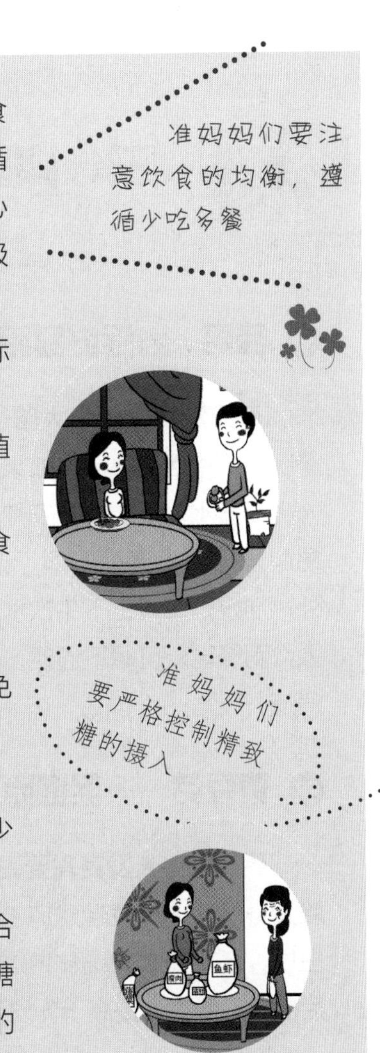

温馨小贴士

● 少食多餐，饮食清淡，缩短进食间隔。多采用蒸、煮、炖、拌等烹调方法，避免食用过于油腻和辛辣食物如炸丸子、大量辣椒等。

● 避免咖啡、浓茶、酒精、可乐、碳酸饮料以及主动或被动吸烟。

● 避免进食含盐高的食物，少吃含防腐剂、人工色素、鸡精的速食面、加工食品等。

● 避免生冷食物、注意劳逸结合、避免劳累。

三、高龄准妈妈应多吃的一些食物

蜂蜜——促进睡眠并预防便秘

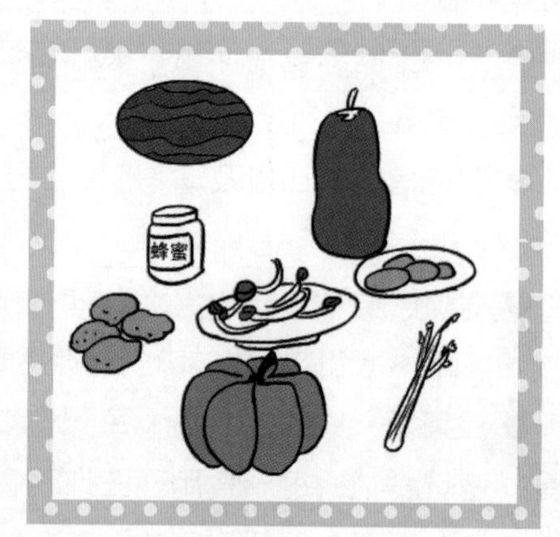

在天然食品中，大脑神经元所需要的能量在蜂蜜中含量最高。如果准妈妈在睡前饮上一杯蜂蜜水，所具有的安神之功效可缓解多梦易醒、睡眠不香等不适，改善睡眠质量。另外，准妈妈每天上下午饮水时，如果在水中放入数滴蜂蜜，可缓下通便，有效地预防便秘及痔疮。

黄豆芽——促进胎儿组织器官建造

胎儿的生长发育需要蛋白质，它是胎儿细胞分化、器官形成的最基本物质，对胎儿身体的成长就像建造一座坚实的大厦基础一样。黄豆芽中富含胎儿所必需的蛋白质，还可在准妈妈体内进行储备，以供应分娩时消耗及产后泌乳，同时可预防产后出血、便秘，提高母乳质量，所以黄豆芽是孕产妇理想的蔬菜。

鸡蛋——促进胎儿的大脑发育

鸡蛋所含的营养成分全面而均衡，七大营养素几乎完全能被身体所利用。尤其是蛋黄中的胆碱被称为“记忆素”，对于胎宝贝的大脑发育非常有益，还能使准妈妈保持良好的记忆力。所以，鸡蛋也是准妈妈的理想食品。除此之外，鸡蛋中的优质蛋白可以储存于准妈妈体内，有助于产后提高母乳质量。提醒一点，多吃鸡蛋固然有益于准妈妈和胎儿的健康，但不是多多益善，每天吃不超过3个为宜，以免增加肝肾负担。

冬瓜和西瓜——帮助消除下肢水肿

怀孕晚期准妈妈由于下腔静脉受压，血液回流受阻，足踝部常出现体位性水肿，但一般经过休息就会消失。如果休息后水肿仍不消失或水肿较重又无其他异常时，称为妊娠水肿。冬瓜性寒味甘，水分丰富，可以止渴利尿。如果和鲤鱼一起熬汤，可使准妈妈的下肢水肿有所减轻。西瓜具有清热解毒、利尿消肿的作用，经常食用会使准妈妈的尿量增加，从而排出体内多余水分，帮助消除下肢水肿。

南瓜——防治妊娠水肿和高血压

南瓜花果的营养极为丰富。准妈妈食用南瓜花果，不仅能促进胎儿的脑细胞发育，增强其活力，还可防治妊娠水肿、高血压等孕期并发症，促进血凝及预防产后出血。取南瓜500克、粳米60克，煮成南瓜粥，可促进肝肾细胞再生，同时对早孕反应后恢复食欲及体力有促进作用。

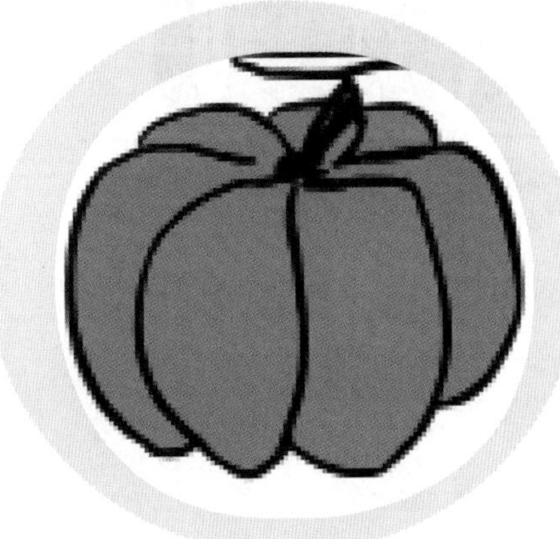

芹菜——防治妊娠高血压

芹菜中富含芫荽甙、胡萝卜素、Vc、烟酸及甘露醇等营养素，特别是叶子中的某些营养素要比芹菜茎更为丰富，具有清热凉血、醒脑利尿、镇静降压的作用。孕晚期经常食用，可以帮助准妈妈降低血压，对缺铁性贫血以及由妊娠高血压综合征引起先兆子痫等并发症，也有防治作用。

马铃薯——减轻孕吐反应

马铃薯中含有丰富的维生素B_6，具有止吐作用，而准妈妈在孕早期最突出的表现就是恶心、呕吐和食欲不佳，进食甚少。如果多吃一些马铃薯，就可帮助准妈妈缓解厌油腻、呕吐的症状，马铃薯也是防治妊娠高血压的保健食物。

四、高龄准妈妈莫忘继续补充叶酸

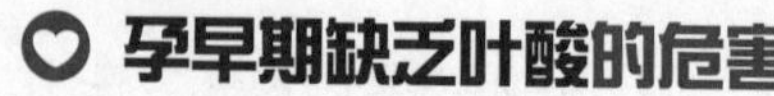

孕早期缺乏叶酸的危害

如果准妈妈在妊娠早期缺乏叶酸，就会影响胎儿大脑和神经系统的正常发育，严重时将造成无脑儿和脊柱裂等先天畸形，也可因胎盘发育不良而造成流产、早产等。

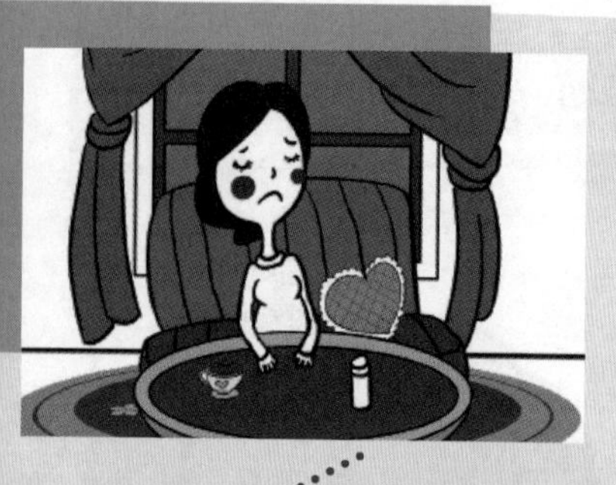

体内叶酸缺乏，会影响婴儿的生长发育

孕中晚期缺乏叶酸的危害

妊娠中晚期，母体血容量增加，子宫、胎盘、乳房迅速发育，胎儿继续迅速生长发育，准妈妈从尿中排出血的概率增加，使叶酸的需要量增加。

若叶酸供给不足，准妈妈发生胎盘早剥、先兆子痫、孕晚期阴道出血的概率就会升高，胎儿易出现宫内发育迟缓、早产、低出生体重等。

叶酸水平低下的母亲生下的婴儿体内叶酸贮备少，出生后由于身体迅速生长很快被耗尽，还会造成婴儿体内叶酸缺乏，影响婴儿的生长发育。

准妈妈需要改善叶酸营养状况

准妈妈体内叶酸水平明显低于其他阶段的女性。其原因除需要量增加和丢失量增多外，孕前妇女叶酸营养状况差也是一个原因。由于饮食习惯的影响，我国约有30%的高龄妇女缺乏叶酸，北方农村妇女更为严重。

因此，为了提高人口素质，普遍提倡在计划怀孕前三个月就开始补充叶酸，直至妊娠结束。

富含叶酸的食物有，深绿叶蔬菜、胡萝卜、水果、动物肝脏、蛋黄、豆类、谷类、坚果类等，但由于叶酸遇光、遇热就不稳定，容易失去活性，所以人体真正能从食物中获得的叶酸并不多。如：蔬菜贮藏2～3天后叶酸损失50%～70%；煲汤等烹饪方法会使食物中的叶酸损失50%～95%； 盐水浸泡过的蔬菜，叶酸的成分也会损失很大。因此，准妈妈们要改变一些烹制习惯，尽可能减少叶酸流失，必要时可补充叶酸制剂、叶酸片、多维元素片

准妈妈在补充叶酸时的注意事项

准妈妈们在补充叶酸时要特别注意以下几点：

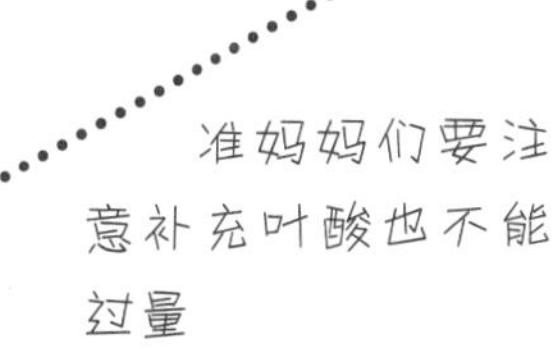

● 在孕前三个月开始，每日补充400微克的叶酸是比较适宜的量，过量的叶酸会掩盖维生素B_{12}缺乏的症状，干扰锌的代谢，引起准妈妈锌缺乏；每日最大补充量不能超过1000微克即1毫克。

● 服用准妈妈专用叶酸补充剂期间，如同时服用其他营养剂或妈咪奶粉，应尽量避免重复补充叶酸。

● 如服用叶酸3个月后没有如期受孕，可以继续补充叶酸直至怀孕3个月。

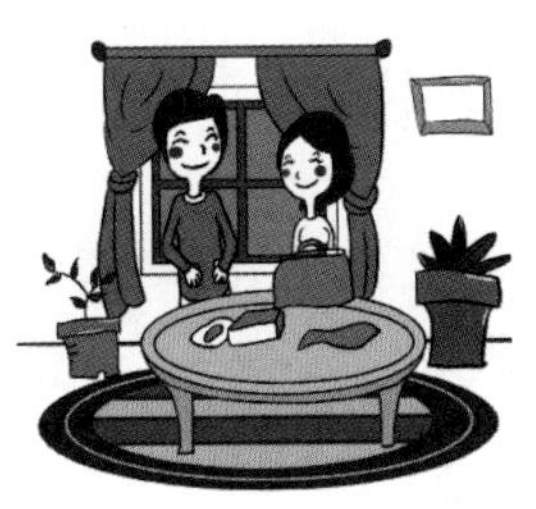

五、高龄准妈妈要养成良好的饮食习惯

孕期所摄营养过多或过少，都是不可取的，只有科学的饮食，才能为你和宝宝打下良好的基础。而且准妈妈在孕期的饮食习惯很可能会影响到胎宝宝以后的饮食习惯，所以准妈妈养成良好的饮食习惯是很有必要的。

三餐两点心

“三餐两点心”的饮食模式是最适合准妈妈的。早、中、晚三餐是必需的，

不仅要吃，而且时间也要固定下来。适合准妈妈的最佳吃饭时间为：早餐7~8点，中餐12点，晚餐6~7点。在三餐之间根据需要准妈妈再吃一些小零食，如果汁、坚果、蛋糕、水果等。要注意每次不要吃太多，坚持少食多餐会让肠胃更健康，也会让营养更充分。

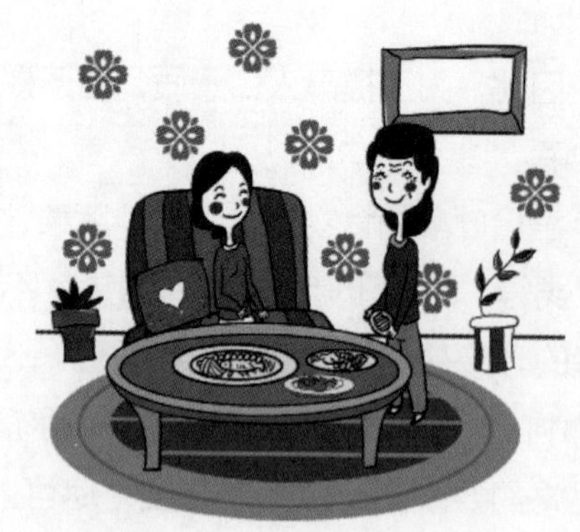

食物安排多样化

每餐营养均衡很重要，注意粗细搭配、干稀搭配、荤素搭配，这样会促进你的食欲，同时也能满足各种营养的需求。多吃天然食物，避免垃圾食品。新鲜的蔬菜和水果、天然的五谷杂粮会让你既健康又营养，而垃圾食品除了填饱你的肚子之外，只会给你增加更多的负担。所以，为了宝宝，也为了自己，最好管住自己的嘴，告别垃圾食品。

常备小零食

瓜子、松子、坚果等小零食你应该随身携带，饿了就吃，不仅补充营养．也可以缓解孕早期的孕吐现象。

均衡饮食，不偏食和挑食

要记住，良好的饮食习惯是保证充分营养的基础，偏食和挑食会让你丧失很多必需的营养，而且也会影响日后宝宝的饮食习惯，要知道你是他的楷模。

少吃盐、少吃调料、不吃味精

盐中的钠可加重水肿，使血压升高，每天控制在5～6克就可以。调料也要少吃。调味品里有一定的诱变性和毒性物质，如果多食可导致人体细胞畸变，形成癌症，还会诱发高血压、胃肠炎等多种病变。味精就不要吃了，因其主要成分是谷氨酸钠，容易与宝宝血液中的锌结合，形成不能被身体吸收的谷氨锌，随尿排出，从而导致宝宝缺锌。

六、高龄准妈妈饮食禁忌

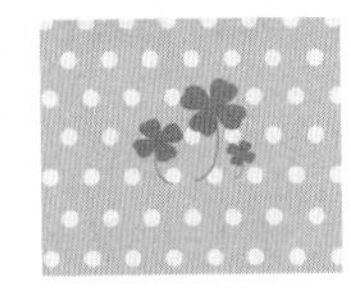

忌偏食挑食

有的准妈妈偏食鸡鸭鱼肉和高档的营养保健品，有的只吃荤菜，不吃素菜，有的不吃内脏如猪肝等，有的不吃牛奶、鸡和蛋，这容易造成营养单一。

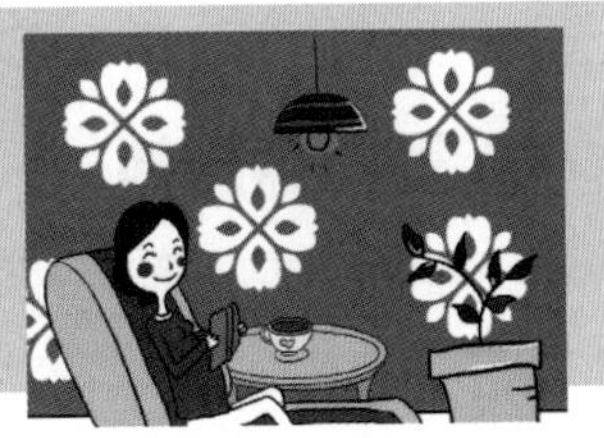

忌无节制的进食

有的准妈妈不控制饮食，想吃什么吃什么，想吃多少吃多少，喜欢吃的东西拼命吃，毫无节制。这样不仅造成营养不均衡，更加会带来超重的问题，有些是准妈妈胖，并且胎儿巨大，这必然会使分娩更加困难，对母婴也不够安全。而有些只是准妈妈自己胖，胎儿却很小，这样也是很不健康的，会带来诸多问题。

忌食品过精、过细

准妈妈是家庭的重点保护对象，一般都吃精白粉和精白米、面，不吃小米粥和粗粮、麦片。造成严重微生素B_1严重缺乏和不足。

准妈妈们要注意营养的均衡，不要让营养缺失或过剩

忌摄入过多植物脂肪

如豆油、菜油等，造成单一性的植物脂肪过高，对胎儿脑发育不利。也影响母体健康。应提倡摄入一定量的动物脂肪，如猪油、肥肉等。

忌吃刺激性食物

咖啡、浓茶、辛辣食品、饮酒、丈夫吸烟等均会对胎儿产生不良刺激，影响正常发育，甚至致胎儿畸形。

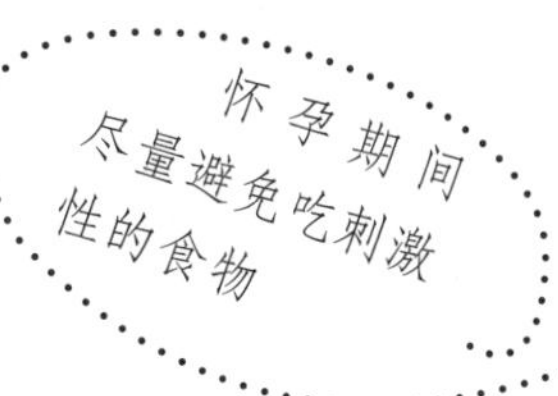

忌迷信传统习惯

有的准妈妈听说吃桂圆生出的胎儿眼睛又大又圆，所以就在孕期经常吃桂圆，但是桂圆吃多了是会导致流产的；有的准妈妈听说不能吃鱼、虾，生下的胎儿会得过敏性疾病，就真的不吃了。可是鱼虾有很好的优质蛋白，是很好的东西，是需要补充的。

忌随意进补

目前各种营养品充满市场，在一般人看来，吃得越高级、越贵越有营养。其实不然，进补应谨慎，内热的人不宜吃人参、桂园、羊肉等热性食品，食用后会引起出血、内热过重。体虚怕冷者不宜服珍珠粉、柿子、蟹等食用后可能会感到胃部不适，体虚者更不能短期大量进补，芝麻、核桃过多会引起腹泻、厌食。

忌菜肴过咸

准妈妈经常吃过咸的食物，可导致体内的钠滞留，引起浮肿，影响胎儿的正常发育。

忌食受农药污染的果蔬

准妈妈吃了被农药污染的蔬菜、水果后，会导致基因正常控制过程发生转向或胎儿生长迟缓，从而导致先天性畸形，严重的可使胎儿发育停止，发生流产、早产，甚至死胎。

忌饮可乐

准妈妈若过多饮用可乐型饮料，会损害胚胎。因为这类饮料主要是用含有咖啡因和可乐宁等生物碱的可乐果配制而成，这些物质可通过胎盘进入胎儿体内，影响胎儿的正常发育。

温馨小贴士

高龄准妈妈可能会觉得一两次不良饮食对胎儿没有什么影响，这里这么多的忌口有点“危言耸听”。可是，关于概率问题，大家都清楚一个原则：如果遇见，后果就是很糟糕！所以心存侥幸的话，不一定的概率反而更高，所以高龄准妈妈一定要多留心，最好保持一次都不沾，还定期去医院检查，听从医嘱，这样才能确保万无一失。

第3章

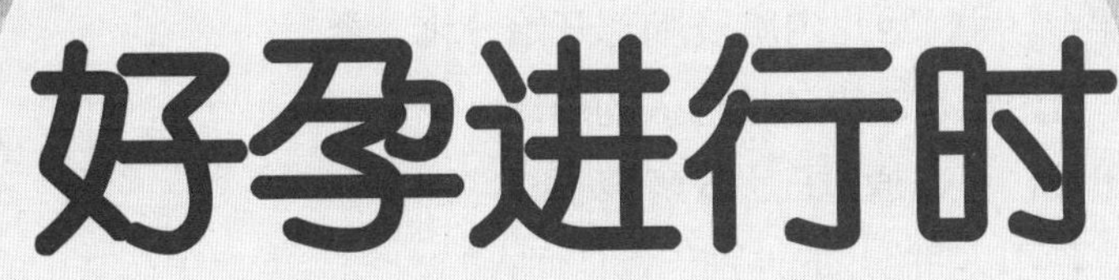

好孕进行时

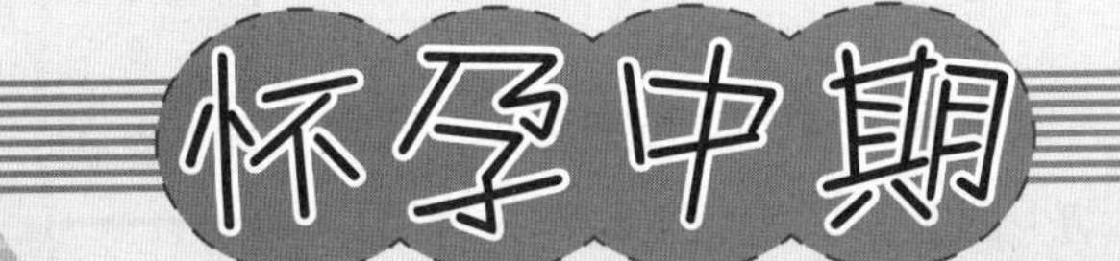

怀孕中期

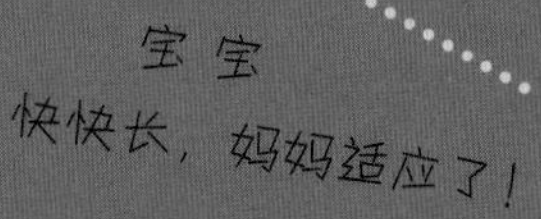

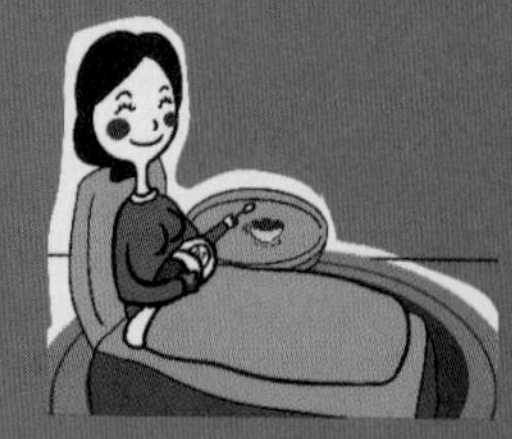

第1节　胎儿成长与注意事项

一、胎儿4个月时需要注意的事项

怀孕4个月胎儿的成长

怀孕第4个月，胎儿内脏及脑部开始分化，器官已形成，可说已是越来越接近人的形体，胎盘形成、脐带出现，可以通过B超分辨孩子的性别了。不过医生是不可以将胎儿的性别告诉任何人的。

准妈妈此时不再被孕早期反应困扰，进入整个孕期最舒适的阶段，小腹开始慢慢隆起。宝贝已经开始能够吮吸、吞咽羊水，有时会皱皱眉头，嘬嘬小嘴巴，甚至活动下四肢，只是这些动作太轻微，一般妈妈都还感觉不到。这时，胎儿大脑的一部分构造已经形成，如控制本能欲望及原始感情的间脑和大脑边缘系。

因为所有的内脏已经形成，并大部分正在工作，所以此时应该大大减少了感染或药物造成损害的可能。但是如果准妈妈精神上有很大的波动、或感到很大的精神压力的话，胎儿会受到影响的。所以准爸爸一定要多多照顾准妈妈的情绪。

准妈妈们要注意胎儿在四个月大的成长哦

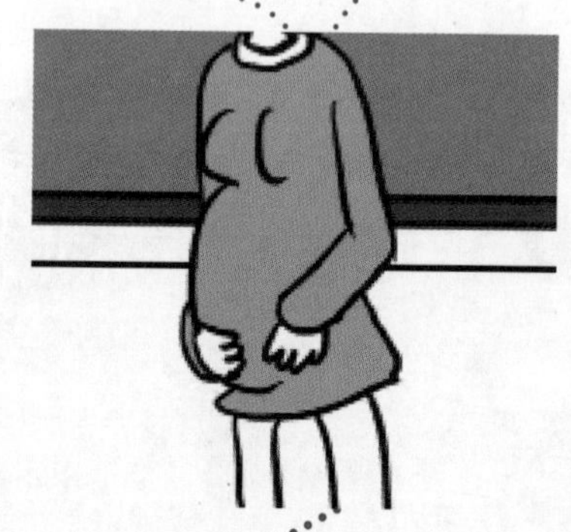

情绪的把控也是很重要的，所以准爸爸们也要多多担待准妈妈们

怀孕4个月母体症状

基本上孕早期反应会消失了，准妈妈下腹已经隆起，就是进入人们常说的“显怀”时期了。子宫像婴儿头那么大小，子宫底差不多刚好在耻骨联合的上方。

体重可能会增加1~2千克，约占妊娠期体重增加总量的10%；如果孕早期时，妊娠反应比较厉害，那么体重也可能会下降。所以准妈妈不必过于在乎体重数字，在合理范围内都是正常的。

此时的小宝宝在肚子里大约身长6.5厘米，重量约18克，这个时候一定记得去医院接受第一次的产前检查。

此后，每月都要记得去产检1次。每次去医院产检，医生都会给你量宫高、听胎心，这些都是考量胎儿是否健康成长的数据。

增大的子宫，向前会压迫膀胱，引起尿频；向后会压迫直肠，引起便秘。所以饮食要注意。

如果前一阶段因为孕早期反应或者为了保胎而很少运动的话，这个月准妈妈要开始选择一些适当的运动项目，循序渐进地开始锻炼了。

怀孕4个月注意事项

在怀孕第4个月孕吐及压迫感等不舒适的症状消失，身心安定，胎盘已经发育完全，但准妈妈们仍要多了解有关怀孕四个月注意事项，孕育一个健康宝宝哦。

- 怀孕第4个月胎盘已发育完全，为了使胎儿发育良好，必需摄取充分的营养，蛋白质、钙、铁、维生素等营养素要均衡摄取，不可偏食、挑食。
- 准妈妈的营养一定要均衡合理，荤素搭配，粗细结合，饥饱适度，饮食宜清淡，少量多餐，避免食用甜食、高热量点心、肥肉、油炸食物等。
- 不宜食用含盐过高的食物，如腌肉、火腿、咸鱼、豆腐乳等。避免食用刺激性的东西，如辣椒、咖啡、浓茶等。不可多食用淀粉含量较多的食物及水果。
- 怀孕四个月有可能出现妊娠贫血症，因此对铁质的补充尤其重要。
- 此时准妈妈身体容易出汗、分泌物增多，容易受病菌感染，每天必需淋浴，但时间不宜过长，并勤换内裤。
- 保持良好的生活习惯。保证充足良好的休息和睡眠，做适当的家务和体育锻炼。
- 不穿高跟鞋，衣着宽松舒适，最好是棉质的准妈妈装。保持头发清洁，剪一个易梳理的发型，不烫发、染发。

- 注意由于增大的子宫压迫而产生的尿频和便秘。
- 调整好自己的心态，保持愉快的心情。
- 去医院接受第一次产前检查。

二、胎儿5个月时需要注意的事项

怀孕5个月胎儿的成长

怀孕5个月的时候，胎儿看上去像一只梨子，大约有13厘米长，重约170克，大小正好可以放在你的手掌里。

这时子宫里的胎儿已经全身长出胎毛，这有利于保护胎儿的体温，避免羊水对皮肤的刺激。头发、眉毛和睫毛开始长出，外生殖器官已经形成。不过用超声波检查来判定胎儿的性别还不十分可靠。他此时会用手拉或抓住脐带，因为此时的耳朵发育良好，可以开始分辨声音了，因此妈妈们可以为宝宝讲故事，或给宝宝听一些早教儿歌。

这个月宝宝也跟我们大人一样，有了规律性的睡眠和清醒时段，也会做出各种表情来了。他在子宫中远比你想象的要活跃很多，他的动作不但灵活，而且越发协调。交叉腿、后仰、踢腿、屈体、伸腰、滚动。因为能够听到周围发生的事情，他回应的方式就是变得更加活跃。

怀孕5个月母体症状

- 准妈妈最少增加了2千克体重，有些也许会达到5千克。
- 这个月子宫在腹腔内慢慢增大，对膀胱的刺激症状随之减轻，所以尿频现象基本消失。
- 此时可测得子宫底高厚度在耻骨联合上缘的15~18厘米处。怀孕19周的时候，准妈妈的子宫底每周会升高1厘米。
- 乳房比以前膨胀得更为显著，有些准妈妈还能挤出透明、黏稠、颜色像水又微白液体。臀部也因脂肪的增多而显得浑圆，从外形上开始显现出丰满的样子。
- 孕早期反应自然消失，准妈妈身体和心情舒爽多了。

怀孕五个月注意事项

怀孕5个月时，准妈妈的腹部更加隆起，进一步增加准妈妈行动的困难，所以出行时要特别小心。同时，监测胎动是这个月一项非常重要的工作。皮肤黑色素沉着加深，乳头周围的皮肤变暗，但不必过分担心，一般分娩后不久就会消失的。另外如果准妈妈牙齿不好的话，最好在这个月里治疗解决掉。

头发护理

由于荷尔蒙的变化，头发的生长速度会加快，显得比以前多且有光泽，但另一种可能是油性的发质变得更油，干性的发质变得更干、更脆，而且头发也掉得很多。

解决方法

宜选择温和无刺激，适合自己需求，纯天然不含化学成分的洗发精、护发素；

常洗头，最好每天可以洗1次，当然不用每天都用洗发精护发素，也可以尝试1天用过了洗发产品，后面的两天用艾草等熬水清洗就好了。

适时补充芝麻、核桃、瘦肉和新鲜水果等食品，不仅有利于头发的健康生长，其中所含的钙、锌、铜和维生素C等，也正是这个阶段的胎宝宝生长发育所必需的。

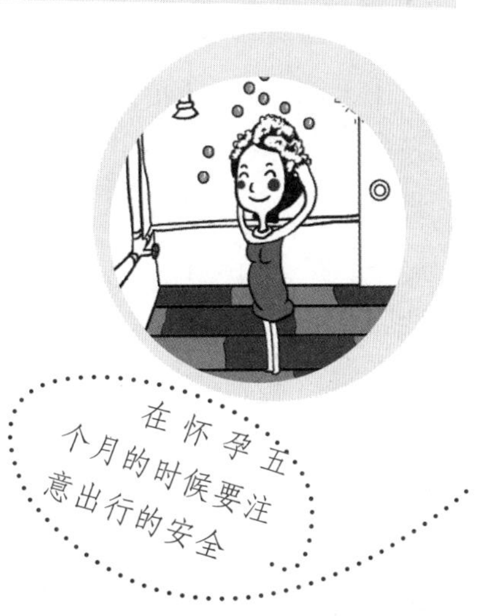

三、胎儿6个月时需要注意的事项

怀孕6个月胎儿的成长

怀孕6个月时的胎儿由于体重偏小的原因，所以皮肤看上去仍然是皱的，红红的，当然这皱折也是为皮下脂肪的生长留有余地。怀孕第22周的胎儿看上去滑滑的，像覆盖了一层白色的滑腻的物质，我们称之为胎脂。胎脂可避免皮肤在羊水长期的浸泡下受到损害。很多宝宝在出生时候身上还都会带有这样的胎脂。此外宝宝的牙齿在这时也开始发育了，这时候主要是恒牙的牙胚在发育。在排畸B超单上，你会看到小宝宝的第一张照片，基本上，你未来的小宝宝就是这个模样了，只是现在比较瘦，还需要些时间长得更加饱满一些。

胎儿6个月的注意事项

怀孕6个月了，准妈妈开始觉得笨拙起来，身体重心前移，还会发现原来凹进去的肚脐开始变得向外突出了。所以，准妈妈走路时要特别小心。

怀孕六月，将要进入孕晚期，胎儿进入迅速生长的时期，注意因子宫日益增大而避免摔跤。每周平均体重增长不要超过0.5千克。注意胎动，胎动的频率如为12小时30次左右，说明胎儿状况良好。

应该穿上腹部宽松的准妈妈服装。衣料选用轻软、透气、吸湿性好的真丝、纯棉织品为佳，不宜用化纤类织品。

由于钙质等成分被胎儿大量摄取，准妈妈有时会牙痛或患口腔炎，注意口腔卫生。

此期有的准妈妈会出现脚面或小腿浮肿现象，站立、蹲坐太久或腰带扎得过紧，浮肿就会加重。如果浮肿逐渐加重，应立即到医院检查。由于增大子宫的压迫，也会有可能引起血压升高。

这个月乳房可能会分泌一些初乳，这是为宝宝出生后的哺乳而演习。

注意防止便秘，多吃含粗纤维的食物，如绿叶蔬菜、水果等,还应多饮水，每天至少喝六杯开水。有浮肿的准妈妈晚上少喝水，白天要喝够量。

保证充足的睡眠，适当的活动及良好的营养补充，最关键的是保持愉快的心情。

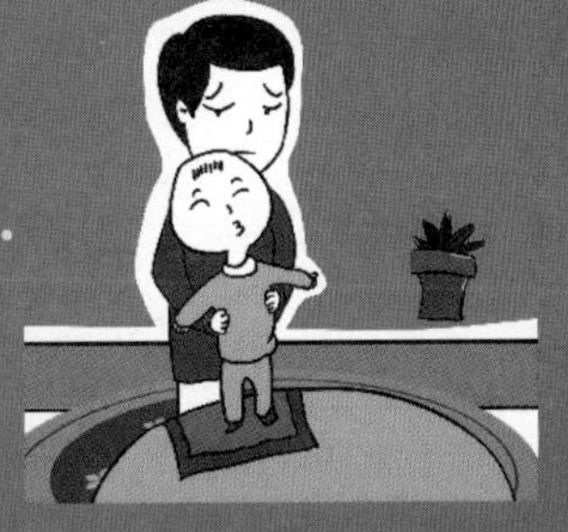

第2节　孕中期准爸爸的功课

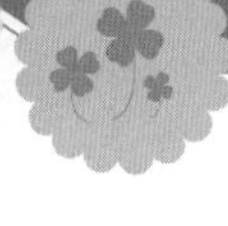

一、准爸爸孕中期要为准妈妈做的事情

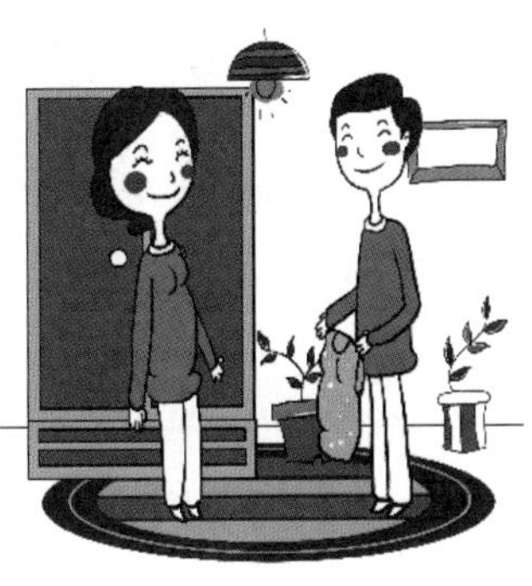

- 带太太去买准妈妈装，若太太脚水肿、变大，要换一双合脚的鞋。
- 可以开始作胎教了，让胎儿听柔和的音乐、跟胎儿说话，提醒太太养成良好的生活习惯及饮食习惯。
- 可以规划一个轻松、安全的旅游。
- 陪太太参加产前妈妈教室，多了解孕期及生产知识。
- 若已知胎儿的性别，就可以开始命名了。
- 太太可能出现乳房肿胀和妊娠纹，帮她按摩乳房、在她的肚子擦乳液。
- 与其他父母交换育儿经验。

二、准爸爸课堂周周看

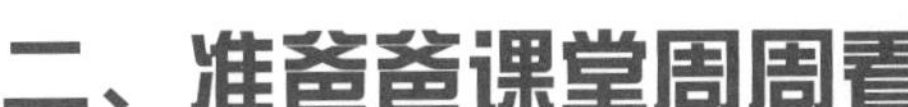

怀孕13周：陪准妈妈购置准妈妈装

进入第13周，胎宝宝看上去会更像成人了。为了将来顺利地分娩及产后的恢复，这时的准妈妈需要做一些适当的运动。准爸爸可以去学一些准妈妈操，回来教准妈妈做。每天抽时间陪准妈妈散散步，这是最安全的运动。在空气新鲜的环境里聊天，憧憬未来的三人世界，那是惬意的享受，也会慰藉焦躁的心绪。

怀孕14周：可以有适度性生活

孕中期适度的性生活可以使夫妻双方精神和躯体得到放松，要注意的是，方式不要过于激动和剧烈，要有节制，动作要轻柔，不要刺激乳头。

怀孕15周：陪准妈妈去做产前诊断，学会听胎心

在孕15~18周期间，准妈妈可能要根据医生建议做一次产前诊断，通过对胎儿进行特异性检查，以判断胎儿是否患有先天性或遗传性疾病。

准爸爸应学会听胎心，用胎心仪是最简单有效并且最准确的方法。

做好家庭监护不仅可以了解胎宝宝的发育情况，而且能及时发现异常情况。

怀孕16周：试着跟宝宝说说话

这一阶段，胎宝宝的生殖器官已经基本形成，用B超可以分辨出胎儿的性别了。这个时期胎宝宝开始形成听力，此时的胎宝宝就像一个小小“窃听者”，准爸爸可以和准妈妈一起每天跟胎儿说说话。而且准爸爸用手触摸准妈妈的腹部时，还能感觉到胎儿轻微的反应。

多和宝宝说说话，宝宝可以听见的呢

怀孕17周：给胎儿宝宝讲故事

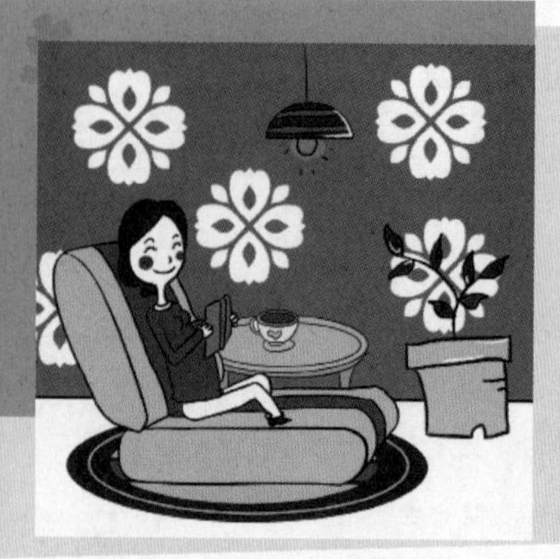

现在是胎教的最佳时期，因为胎宝宝可以听到各种声音。准爸爸可以跟准妈妈一起做胎教，每天两人各念一次小故事、童谣给胎儿听，借讲故事的机会与宝宝沟通、互动，建立你们的亲子关系，还可以让你的教育从现在就开始！关键是让他熟悉了这些声音，便于他降临时找到熟悉感，能尽快适应，安抚他。

怀孕18周：不要溺宠准妈妈的大胃口，陪准妈妈一起去产检

到了第18周，准妈妈的子宫在不断地长大，肚子越来越大了，准爸爸要尽量多分担一些家务活，不要让准妈妈太劳累。这个阶段准妈妈的胃口会变得特别好，但过量饮食会增加分娩困难，同时增加准妈妈的身体负荷。另外要认识到产前检查的重要性，提醒准妈妈按时产检，最好能陪同她一起去。

怀孕19周：更加关怀准妈妈

到了第19周，胎宝宝已经会在准妈妈的肚子里面翻跟斗，准妈妈的疲惫感会增加。当准妈妈感到身体慵懒，准爸爸要主动当准妈妈的“依靠”。依靠在准爸爸身上，不仅很舒服，也会让准妈妈得到心理安慰。准爸爸也应该主动轻抚准妈妈的背部，给予她更多的关怀。

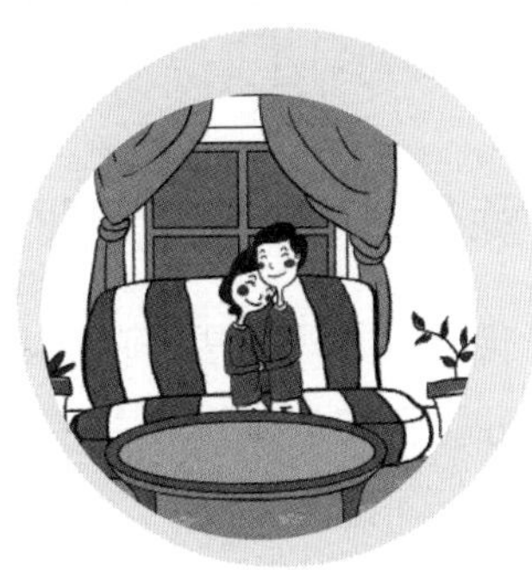

怀孕20周：坚持与胎宝宝讲话

到了孕中期，这时的胎宝宝最喜欢听中低频调的声音，准爸爸的声音在此刻特别适当。让准妈妈仰卧或端坐在椅子上，准爸爸把头俯向准妈妈的腹部，嘴巴离腹壁3~5厘米，用温和的语调，跟宝宝说一些希望、祝福的话语，每次讲话5~10分钟，能有助于胎儿的发育。

怀孕21周：爸爸的胎教也很重要

胎儿已经21周了，他的体重正在不断增加，准妈妈会觉得呼吸变得急促起来。继续有计划地给胎儿做循序渐进的胎教，让胎儿听柔和的音乐，跟宝宝说话，提醒准妈妈养成良好的生活习惯和饮食习惯。甚至可以陪准妈妈做一次轻松安全的短途旅游。

怀孕22周：每天给宝宝“上课”

这个阶段，依然是对宝宝进行胎教的最佳时机。最好是反复地讲同样的一个或几

个故事，也可以给他听一些优美抒情的音乐。专家研究发现，经过训练的宝宝，在出生后会对他熟悉的这些故事或音乐有明显反应，会使他吃奶时更加胃口大开，情绪饱满，也会使他从哭闹之中很快平静下来。

怀孕23周：一起挑选怀孕用品

准爸爸可以陪准妈妈去买孕妇装，如果准妈妈脚水肿、变大，要给她换一双合脚的鞋。同时，跟准妈妈一起精心挑选孕产妇专用的胸罩也是很有必要的。也可以开始准备为你们的宝宝准备用具了哦。

怀孕24周：千万别吃醋

准爸爸要理解妻子的情感转移，有了宝宝后，准妈妈可能不如从前那么关心丈夫，准爸爸难免会有失落感，但一定要理解，准妈妈对宝宝的爱，也是对自己的爱的另一种表达方式。

爸爸妈妈们一定要多注意沟通和相互了解哦

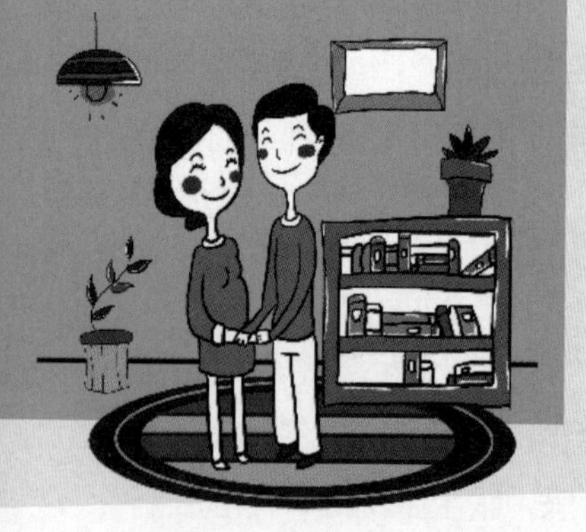

怀孕25周：为准妈妈涂润肤乳

进入第25周，胎儿的大脑进入一个发育高峰。准妈妈可能出现乳房肿胀和妊娠纹，准爸爸可以体贴地帮她按摩乳房和擦乳液。有空的话，准爸爸应该陪准妈妈去参加产前妈妈课堂，多了解孕期及生产的知识。

怀孕26周：准爸爸要细心起来　做准妈妈的“心理医生”

到了第26周，准妈妈可能会出现心神不安，睡眠不好，准爸爸可以多抽时间倾听妻子的内心感受，并帮助她放松心情，让她为了胎儿的健康发育保持良好的心境。在准妈妈需要沐浴的时候，准爸爸可以帮助准妈妈，避免因其大腹便而滑倒等意外状况的发生。准爸爸还可以在每天临睡前给准妈妈轻轻按摩腰腿，缓解孕期酸痛和水肿，使她舒适地入眠。

怀孕27周：尽量留在准妈妈身边

怀孕第27周，准妈妈的肚子越来越大了，这时以及后面一段日子，都是比较容易出现意外状况的时候。因此准爸爸尽量不要在这段时间出差，要尽量陪在准妈妈身边。此外，应与妻子一同学习孕育宝宝的知识。你可以开始多看一些有关分娩知识的书籍或录影，以便了解分娩过程，也可以参加一些机构组织的分娩指导课，以帮助消除妻子对分娩的恐惧。

怀孕28周：一起为宝宝起名字

马上就要进入孕晚期，这时由于腹部迅速增大，准妈妈会感到很容易疲劳，脚肿、腿肿、痔疮、静脉曲张等都使准妈妈感到不适。准爸爸应该帮助准妈妈解决这些不适，可以给准妈妈按摩双脚、双腿等。还可以与妻子一起想想给亲爱的宝宝取个什么名字。

三、准爸爸带准妈妈旅游注意事项

如果一切正常，孕中期是适合出游的。不过最好还是先要和医生确认，再出发。你们可以趁这机会好好享受一下二人世界，分娩后很长一段时间都不会有这样的机会了。

选择旅游线和目的地

可以方便找到医院，沿途能方便上卫生间，也不颠簸；

能方便活动也不拥挤，与自己生活地相差不大；

温度湿度适宜，能保证舒适睡眠。

旅行装备

宽松舒适的衣服和鞋袜；

称心的枕头或软垫供途中使用；

记录怀孕情况的生产手册或病历本；

水果零食，必要的加餐与补充。

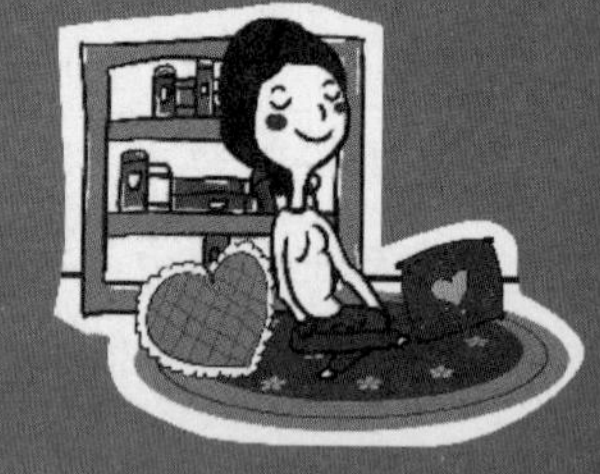

好像问题越来越多了，妈妈要小心

第3节 准妈妈孕中期应对方法

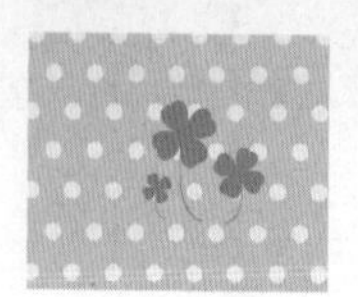

一、高龄准妈妈为什么容易发生小腿抽筋

大约有半数以上的准妈妈，在孕中期会出现腿部抽筋，尤其在晚上睡觉时容易发生。

在孕中期后，准妈妈的体重逐渐增加，双腿负担加重，腿部的肌肉经常处在疲劳状态。另外，怀孕后，身体对钙的需要大大增加，钙和维生素B，补充不足也是抽筋的一个原因。一般女性平均每天需要400毫克的钙，怀孕后，尤其在孕晚期，每天钙的需要量增为1200毫克，这时如在饮食等方面不给予特别注意，很容易造成钙的不足。而高龄准妈妈更加容易钙流失。

高龄准妈妈为了避免腿部抽筋，应注意不要使腿部的肌肉过于疲劳；不要穿高跟鞋走路；睡前对双腿及脚进行按摩；睡时将腿部垫高。此外还要多吃富含钙及维生素B的食物，适当补充钙剂、维生素D，保证适当的户外活动。

准妈妈在妊娠期，特别是第一次怀孕的高龄准妈妈，有很多都会突然发生下肢小腿抽筋，这是因为当人体内血钙过低时，人体的神经肌肉兴奋性就会增加，出现肌肉收缩，如果这种呈现持续性的状态，就会引起抽筋，若表现为下肢肌肉时，则就是小腿抽筋。

而在孕期之所以准妈妈会缺钙，

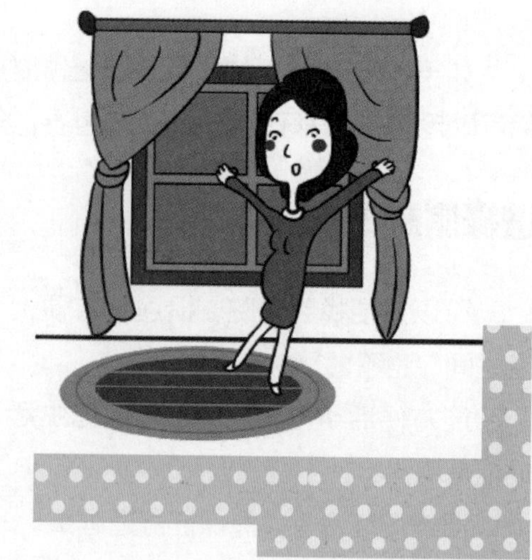

是因为怀孕后，胎儿在生长、发育过程中，特别是胎儿骨骼的发育，需要大量的钙质，而这些钙及其他各种营养，都是通过胎盘从母体的血液种摄取而来的。平时母体的供给与胎儿所需的钙质是处于一种动态的平衡状态，但如果母体饮食钙质不足或本身吸收钙质的能力降低等，就会造成血中钙质含量的降低，而引起肌肉抽搐。如果钙质缺乏比较严重时，那不但可影响胎儿的骨骼发育，还可引起准妈妈发生手足抽搐和骨质软化症。

不过，不必在心理上产生过重的思想负担：

- 临睡前可用温水洗脚，洗时用双手在小脚后面，由下而上加以按摩，每次约15分钟。
- 多吃含钙的食物，如鱼、蛋、蔬菜、豆制品、牛奶等，以补充钙质。
- 可采用药物进行治疗：乳酸钙、葡萄糖酸钙等，建议在医生指导下使用。

还有，小腿抽筋很多是发生在夜间突然伸腿时，故睡觉时应留心不要猛然伸腿，若觉抽筋刚开始，可立即脚尖向上翘，让腿忍痛伸直，膝不要弯曲，抽筋一般会很快消除。

二、高龄准妈妈留意孕中期妊娠糖尿病

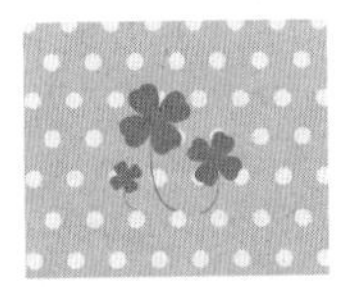

从本周开始到孕28周，可以进行妊娠糖尿病筛检。

妊娠糖尿病是在孕期形成的糖尿病，是孕期准妈妈体内胰岛素储备不足或消耗过多引起的。妊娠糖尿病可能引起胎宝宝畸形，新生儿高血糖、死胎、早产等。因此要引起重视。

一般情况下，医生为准妈妈行OGTT糖耐量实验，可以诊断是否罹患妊娠糖尿病。准妈妈在经过空腹8小时后，抽第一次空腹血，然后喝下83.5克葡萄糖粉冲泡的开水，两小时后再抽取一次血，如果血糖结果偏高的话，可初步诊断为妊娠糖尿病。

早发现早治疗

有糖尿病家族史、高龄产妇、妊娠肥胖或有流产、死胎史的准妈妈都应该积极接受糖耐量实验，有问题及早发现，及早治疗。目前市面上还有一种简易的自我监测尿糖试纸，方便、廉价，准妈妈可以进行自我监测，有异常及时就医。

提高警惕，预防早产

如果出现以下几种现象，准妈妈要想到早产的可能性，尽快看医生：阴道分泌物改变，出现粉红色、褐色、血色或水样；小腹一阵阵的疼痛，或像痛经，或像拉肚子，或总有便意；骶部疼痛。

三、高龄准妈妈要严防妊娠期高血压病

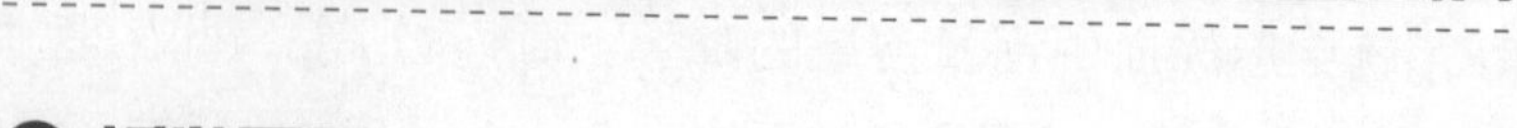

诱发原因

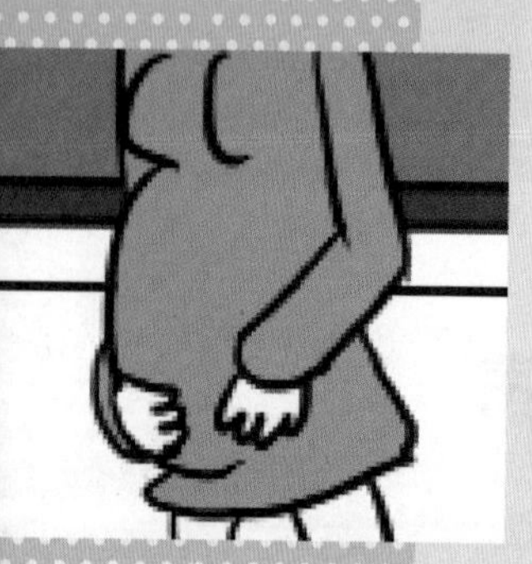

妊娠期高血压病和妊娠期糖尿病一样，都是孕期比较常见的疾病。一般情况下在冬春季节更容易诱发。妊娠期高血压病高危人群：

- 高龄产妇，即年龄大于35岁
- 孕期体重增加过快，体型过胖
- 有高血压家族遗传病史
- 怀有多胞胎

如何预防妊娠高血压病

- 定时进行产检，做好孕期自我保健。血压检测是产检的必备项目，要认真检查。
- 加强孕期的营养，注意休息。据研究表明，母体营养差，低蛋白血症等情况更容易引起妊娠高血压病。
- 积极治疗原发病，对于高危人群重点监测。
- 卧床休息时采用左侧卧姿，可减轻子宫压迫下腔静脉，因而使静脉回流增加，进而增加全身血循环、胎盘和肾之血流灌注而使血压下降；
- 维持高蛋白的饮食很重要，每天80至90克的蛋白质摄取，可补充尿中流失的蛋白质，减少水肿危险；
- 正常情况准妈妈怀孕末期会有足部水肿，但妊娠高血压之水肿通常会出现在第二妊娠期即孕4~6个月时，并且会进展到眼睑。

四、准妈妈皮肤上为什么会出现紫纹

大多数妇女妊娠5~6个月时大腿上部、腹部及乳房等处皮肤出现许多淡红色或紫色条纹，称为“妊娠纹”。

由于孕期内分泌的改变，皮内弹力(纤维)减弱、脆性增加，皮下毛细血管及静脉壁变薄、扩张。妊娠5个月后，子宫日益增大，乳房由于乳腺组织的发育及脂肪组织的沉积也渐长大，导致乳房、腹部及大腿上部皮肤伸展变薄，弹力纤维断裂，透出皮下血管的颜色而形成妊娠纹。

妊娠纹是一种生理变化，局部可有轻度疼痒感，不需要治疗。平时由瘦变胖的人也可以出现妊娠纹的改变。

五、准妈妈为什么会皮肤瘙痒

皮肤瘙痒

有部分健康的准妈妈在妊娠中期以后发生全身皮肤瘙痒，四肢及躯干抓痕累累，这种瘙痒有时伴有轻度黄疸，是由于肝内胆汁淤积所引起的。也有些准妈妈仅有腹壁皮肤瘙痒，这是由于腹壁过度伸展出现妊娠纹及腹壁的感觉神经末梢受到刺激的缘故，并非为胆汁淤积所致。

胆汁的主要成分是胆盐及胆色素，由肝细胞分泌。正常情况下，进食可刺激胆囊收缩使胆汁排入十二指肠，肝内胆汁郁积时，胆汁反流入体循环，使血液中胆盐浓度增高，沉积于皮肤内产生刺激而引起皮肤瘙痒。至于为什么孕期会引起肝内胆汁淤积，病因尚不十分清楚。此种症状一般于分娩后1~2周内消失，黄疸消退。

如果准妈妈在发生皮肤瘙痒后出现较重黄疸，并伴恶心、呕吐、食欲不振、发热等症状时，应到医院就诊，以排除肝炎等疾病。

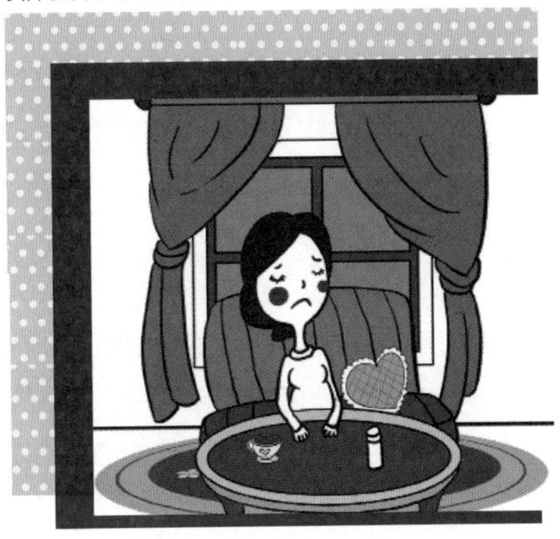

准妈妈发生皮肤瘙痒时，可采取以下方法缓解症状

● 精神紧张、情绪激动，会加重瘙痒，所以准妈妈首先要减轻精神负担，避免烦躁和焦虑不安。

● 避免搔抓止痒。因为不断搔抓后，皮肤往往发红而出现抓痕，使表皮脱落出现血痂，日久会导致皮肤增厚、色素加深，继而加重瘙痒，有些甚至还能引起化脓性感染。

● 勤换内衣内裤。

● 洗澡时切忌勿用温度过高的水或使用碱性肥皂使劲擦洗，因为这样会加重瘙痒●

防止食物因素的刺激，如少吃辣椒、生姜、生蒜等刺激性的食物。海鲜的摄入要●量，因为海鲜能加重皮肤瘙痒。

● 穿纯棉的衣物，避免化纤织物与皮肤发生摩擦。

药物治疗。准妈妈需在医生指导下用药，局部瘙痒可外涂薄荷酚、樟脑霜、樟酚酊、樟脑扑粉，必要时可短期选用副作用小的激素药膏，如艾洛松等。全身瘙痒可短期适当服用镇静剂或脱敏剂，如口服扑尔敏片，每日3次，每次4毫克；舒乐安定片，每日2～3次，每次1毫克等，可同时口服B族维生素和维生素C。另外，也可口服或静脉注射葡萄糖酸钙。

六、高敏体质的准妈妈应注意哪些呢

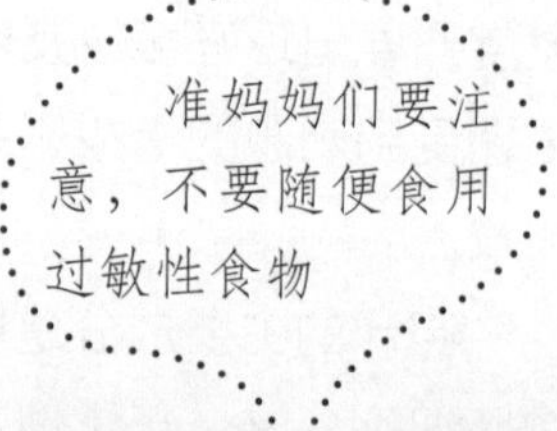

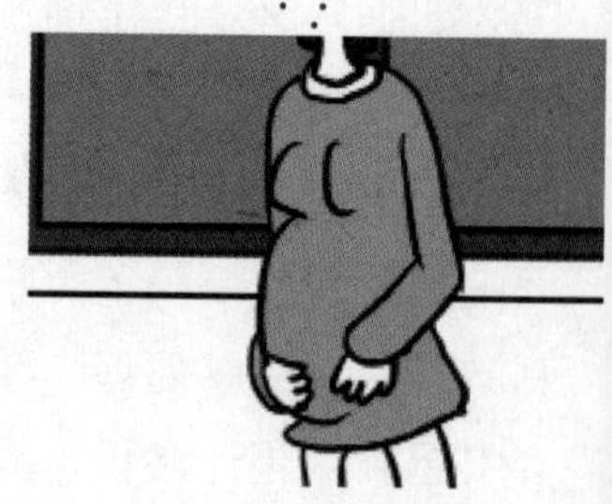

妊娠反应消失后，准妈妈们仍然要注意，不要随便食用过敏性食物，以免引起过敏反应。特别是高敏体质的准妈妈，在选择食物方面更要注意。那么，高敏体质的准妈妈应注意哪些呢？

高敏体质的人，除了改善体质，调养脾、肺、肾三脏之外，还应该避免过敏原的刺激。生活环境中易引起过敏的如枕头、棉被、衣物等，应常清洗、日晒，以消灭尘螨的存在，同时要避免处在花粉及粉刷油漆的空气

中，以免刺激而诱发过敏病症。平时多加运动，放松身心，再配合药膳饮食及按摩来增强免疫力，假以时日对过敏体质会有显著的改善。

饮食营养的均衡

高敏体质的人更应注意饮食营养的均衡，少食用油腻、甜食及刺激性食物、烟、酒等。某些食物也是致敏原，要注意加以辨别。多吃维生素丰富的食物可以增强机体免疫能力。根据营养学家的研究，洋葱和大蒜等含有抗炎化合物，可防过敏症的发病。另有多种蔬菜和水果亦可抵抗过敏症，其中椰菜和柑橘功效特别显著。过敏性体质者最好每天喝些豆浆。

孕激素的增加可导致准妈妈体内血流量增加，鼻黏膜变得脆弱、肿胀，此时可能准妈妈不经意的揉鼻子或擦鼻涕，黏膜血管会破裂而出血。这种情况更易发生在北方气候干燥的春冬季节。一旦发生，可立即用冷毛巾敷鼻根部，用手捏住鼻孔，流血会很快止住。如果不能止住，或流血较多，或经常流血，则需要就医。

七、准妈妈出现孕期尿失禁怎么办

孕期尿失禁

怀孕后，不少准妈妈会出现尿频、漏尿等尴尬现象。一阵大笑或打喷嚏后内裤湿一大片的情形，令人尴尬万分。尿频、漏尿在家的时候还好，外出时候就麻烦了。但是不要担心，这是正常现象，生完宝宝以后就会好转。

应对孕期尿失禁的方法

- 使用护理垫，但是一定要定时更换。
- 出门时尽量排空小便，保持膀胱空虚状态。
- 咳嗽、打喷嚏、大笑时，尽量张开嘴巴，以减少腹腔压力。
- 练习缩肛运动。

八、孕中期准妈妈要做四维彩超

四维彩超——提前帮你看到胎宝宝的小脸

随着科技的发展，医学领域也越来越发达，我们能够通过四维彩超提前看到肚子里的胎宝宝活动的实时图像。四维彩超不仅仅能观察到胎宝宝的呼吸和运动，还能够看到胎宝宝的小脸——五官已经很清晰了，他/她和你想象中的样子是不是一样呢？

一般来说，孕20~28周是四维彩超检查的最佳时期，胎宝宝大小合适，羊水适量，能够看得很清楚。四维彩超能够提供给准妈妈胎宝宝的实时图像，甚至是活动的视频，让准妈妈感到放心的同时，满足准妈妈对肚子里胎儿的好奇心。

四维彩照能够诊断的疾病

四维彩超——提前帮你看到胎宝宝的小脸

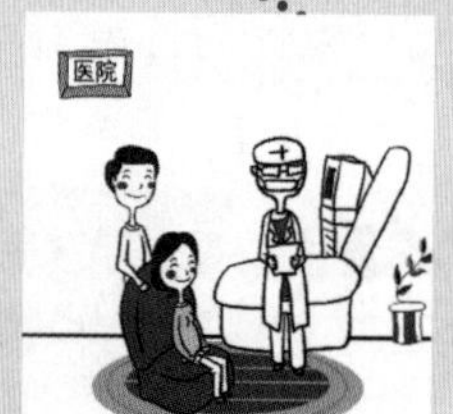

四维彩超能够诊断以下疾病：

- 胎儿面部畸形：如唇腭裂等。
- 神经系统：无脑儿、脑积水、小头畸形、脊柱裂及脑脊膜膨出。
- 消化系统：脐部肠膨出、内脏外翻、肠道闭锁及巨结肠等。
- 泌尿系统：肾积水、多囊肾及巨膀胱、尿道梗阻。
- 其他畸形：短肢畸形，连体畸形，唇裂、四心腔。
- 羊水过多、过少等。

九、准妈妈为什么腹胀和便秘

腹胀和便秘

准妈妈们要少食多餐减少饱胀

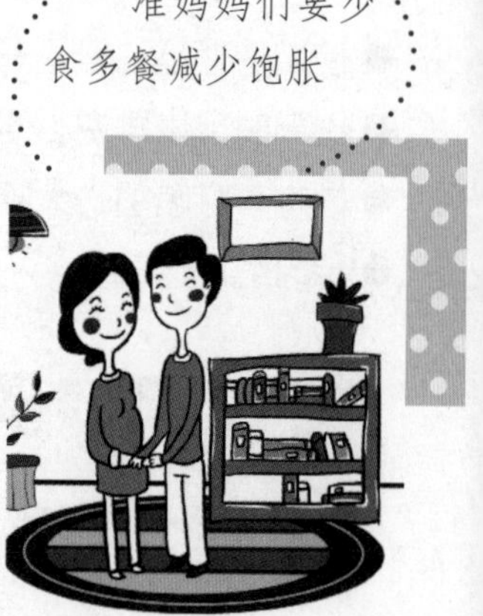

妇女在怀孕期间容易发生腹胀，因为怀孕的妇女子宫逐渐增大，妊娠3个月后子宫升入大腹腔，在腹腔内占据一定空间。子宫继续增大，将胃推向上方；肠管则被推向上方及两侧。此外，胎盘分泌大量性激素，其中孕激素可使胃肠道平滑肌的张力减低，蠕动减弱，延缓了胃内容物的排空时间，故准妈妈常有上腹部饱胀感。妊娠中、晚期妇女应防止饱餐，少食多餐可减轻饱胀的感觉。

便秘是准妈妈常见的症状。便秘是由于妊娠期肠蠕动减弱使粪便在大肠中停留的时间延长，水分逐渐被吸收，粪便干结而便秘。便秘又进一步影响肠道功能，加重腹胀。准妈妈应多饮水，多吃蔬菜、水果及含丰富纤维素的食品；也可加用蜂蜜，以利于肠蠕动，防止粪便干结；更重要的是建立每日定时排便的良好习惯。严重的便秘，可用开塞露润滑通便，不能滥用泻药，以免引起子宫收缩造成流产或早产。

准妈妈患便秘以后，可采取以下措施

补充纤维素

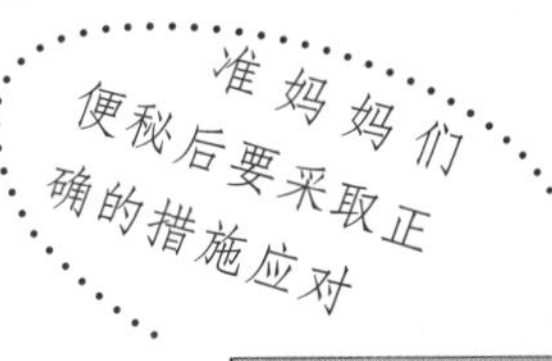

准妈妈可多吃含丰富纤维素的食物，例如蔬菜、水果及含丰富纤维素的食品；蔬菜类如茭白笋、韭菜、菠菜、芹菜、丝瓜、莲藕、萝卜等都有丰富的膳食纤维；水果中则以柿子、苹果、香蕉、奇异果等含纤维素多。纤维素能帮助肠道蠕动。流质的食物虽然较好进食，但却并不一定好消化，因此准妈妈可选择半固体的食物。

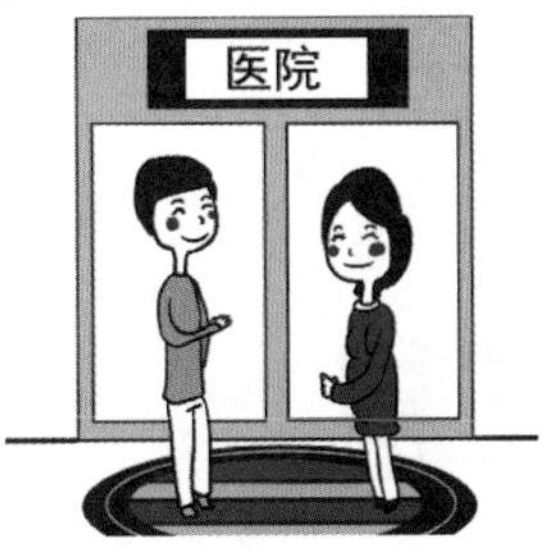

保持适当运动

为了减轻孕期腹胀，准妈妈应适当增加每天的活动量，饭后散步是最佳的活动方式。随着孕期增加，每天散步的次数也可慢慢增加，或是延长每次散步的时间，都是保持运动量的好方法。怀孕期间做适当运动能促进肠蠕动，缓解胀气情况，建议准妈妈可于饭后30~60分钟，到外面散步20~30分钟，可帮助排便和排气，但过度激烈的运动就不适合准妈妈了。

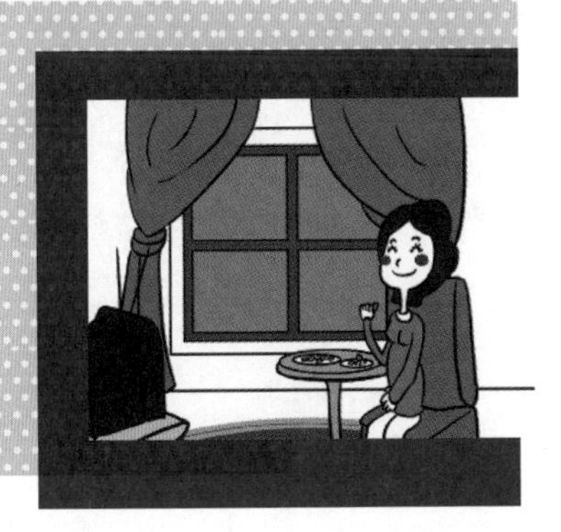

少量多餐

为要有效缓解胀气，改变饮食的习惯是首要之务。如果准妈妈已经感到肠胃胀气，却还进补又进食大量食物，在增加肠胃消化的负担下，只会令胀气情况更加严重。所以我们建议，妊娠中晚期的准妈妈可采用少量多餐的进食原则，每次吃饭的时候记得不要吃太饱，便可有效减轻腹部饱胀的感觉，准妈妈不妨从每日三餐的习惯，改至一天吃6~8餐，以减少每餐的份量，除了控制蛋白质和脂肪摄入量，烹调时添加一些大蒜和姜片，也可以减少腹胀气体的产生。

细嚼慢咽

吃东西时应保持细嚼慢咽的习惯，进食时不要说话，避免用吸管吸吮饮料，不要常常含着酸梅或咀嚼口香糖等，都可避免让不必要的过多气体进入腹部。

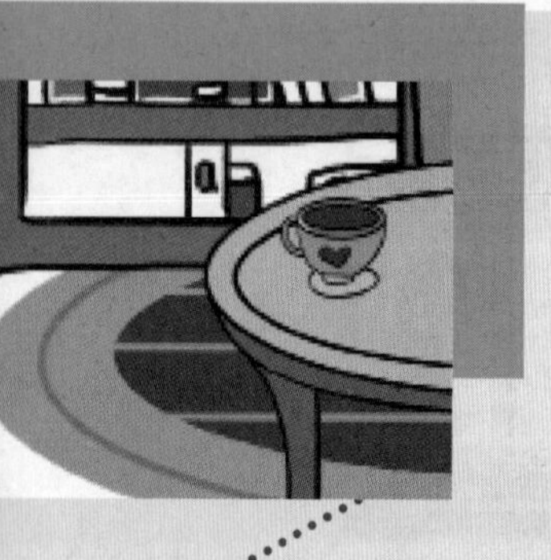

准妈妈们多喝温开水可以促进排便的功效

多喝温开水

准妈妈每天至少要喝1500毫升的水分，充足的水分能促进排便，如果大便累积在大肠内，胀气情况便会更加严重。每天早上起床后可以先补充一大杯温开水，也有促进排便的功效。喝温水较冷水适合，因为喝冷水可能较容易造成肠绞痛，当然冰水就更不适宜，汽水、咖啡、茶等饮料也应尽量避免，汽水中的苏打容易造成胀气。另外，在喝水的时候可以加入一点点的蜂蜜，能促进肠胃蠕动，防止粪便干结。

避免胀气食物

如果有较严重的胃酸逆流情况，则应避免甜食，以清淡食物为主，并可吃苏打饼干、高纤饼干等中和胃酸。胀气状况严重时，应避免吃易产气的食物，例如豆类、蛋类及其制品、油炸食物、马铃薯等，太甜或太酸的食物、辛辣刺激的食物等。

适度缓和的按摩

如果腹胀难受时，可采取简单的按摩方法舒缓。温热手掌后，采顺时针方向从右上腹部开始，接着以左上、左下、右下的顺序循环按摩10 ~20 圈，每天可进行2 ~3 次。要注意按摩时力度不要过大，并稍微避开腹部中央的子宫位置，用餐后也不适宜立刻按摩。另外，在按摩时可略加一点点的薄荷精油，也能适度舒缓胀气或便秘的症状。

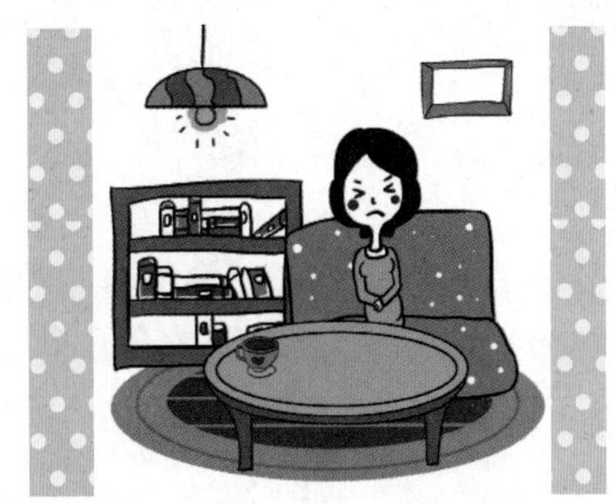

放松心情

紧张和压力大的情绪，也会造成准妈妈体内气血循环不佳，因此学会放松心情在怀孕期间也很重要。如果对腹部胀气有更多疑虑时，不妨直接问诊，让医生来辨明症状，可避免因为怀疑而造成的情绪紧绷与心理压力，保持良好的轻松心态，也有助于准妈妈排便的顺畅。

十、孕中期的B超检查

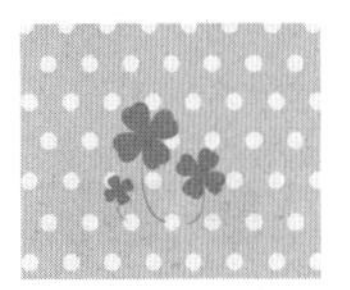

20周左右，羊水相对较多，胎儿大小比较适中，在宫内有较多的活动空间，此时B超有较好的对比度，并能清晰地看到胎儿的各个器官、可以对胎儿进行头面部、肢体的检查，如发现畸形或异常，还有时间进一步行羊膜穿刺等检查，或者及时终止妊娠。

一般来说，孕中期的B超也被叫做排畸B超，在检查单上会打印胎儿的头像，请好好保存起来哦，这是小宝宝的第一张照片哦！在不会透露胎儿性别的情况下，医生会让你和准爸爸看看正在子宫里活动的胎儿，他可能在打哈欠，可能在吸手指，也可能很害羞就是不转过头来给你们看。你们可能一下就看出来他长得更像谁，你们会沉浸在一种激动又幸福的心情里，充满期待。这非常有利于准父母在接下来的日子和小宝宝进行良好的互动。

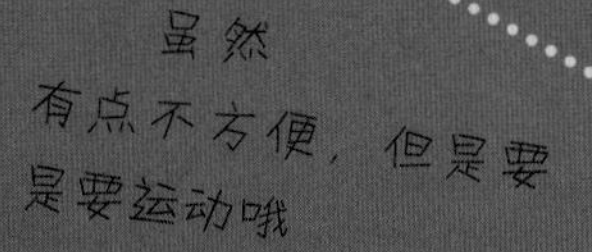

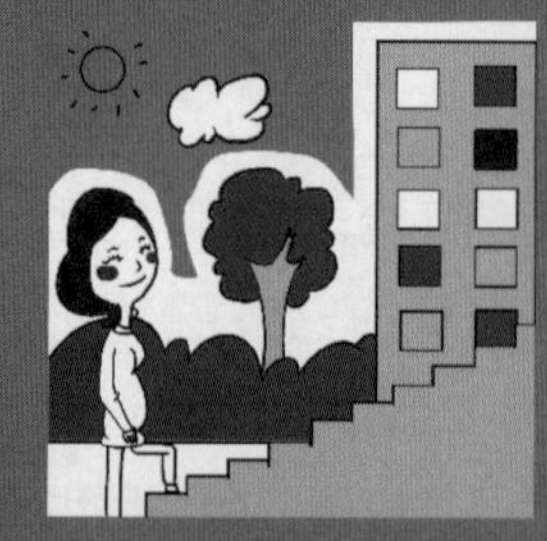

第4节 准妈妈的孕中期保健

一、准妈妈孕中期适合的运动

令人期待的时刻越来越近了。准妈妈适宜运动的时间段是从怀孕4个月开始，到6个月止。从4~6个月，基本的运动是一样的，只是幅度逐渐减小，毕竟肚子越来越大，很多动作都越来越不方便了。

游泳

游泳是一项非常好的锻炼方式，可持续到足月。游泳可以增加支撑体重的力量，有助于放松，还能提高耐力和柔韧性。孕期游泳可以增加心肺功能，而且水里浮力大，可以减轻关节的负担。同时，孕期经常游泳还可以改善情绪，减轻妊娠反应，对宝宝的神经系统有很好的影响。游泳让全身肌肉都参加了活动，促进血液流通，能让宝宝更好地发育。游泳要动作轻且缓慢，时间不宜过长，水温适宜。还要注意不要过度劳累。专家提醒，游泳要选择卫生条件好、人少的游泳池，下水前先做一下热身，下水时戴上泳镜，还要防止别人踢到宝宝。

准妈妈要适当的进行运动

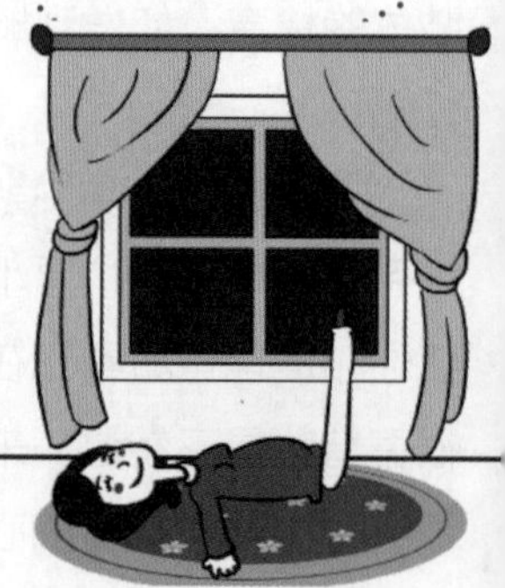

瑜伽和普拉提

现在已经有专门为准妈妈设计的“准妈妈瑜伽”和“准妈妈普拉提”，对她们的健康、产后体型恢复都很有帮助。瑜伽锻炼盆腔和韧带，可使分娩过程更顺利。

踝关节运动

准妈妈坐在椅子上，一条腿放在另一条腿上面，下面一条腿的足踏平地面，上面一腿缓缓活动踝关节数次，然后将足背向下伸直，使膝关节、踝关节和足背连成一条直线。两条腿交替练习上述动作。

足尖运动

准妈妈坐在椅子上，两足踏平地面，足尖尽力上翘，翘起后再放下，反复多次，注意足尖上翘时，脚掌不要离地。

其他

除了散步、游泳，像慢跑、跳简单的韵律舞、爬爬楼梯等一些有节奏性的有氧运动可以每天定时做1~2项。

但是，像跳跃、扭曲或快速旋转的运动都不能进行，骑车更应当避免。

而日常的家务，如擦桌子、扫地、洗衣服、买菜、做饭都可以正常进行。

但如果反应严重，呕吐频繁，就要适当减少家务劳动。

准妈妈们可以适当的做少量的家务哦

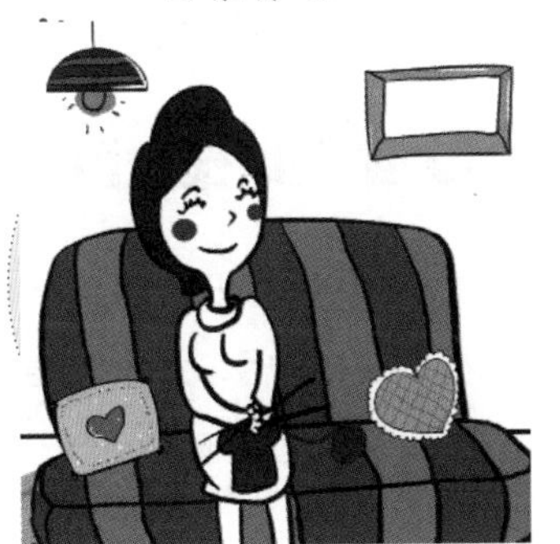

二、准妈妈孕中期运动安全准则

到了孕中期，胎儿处于比较稳定的时期，相对孕早期少量缓慢的运动，孕中期可以适当增加。但仍然需要注意以下安全准则：

根据个人体质

如果准妈妈在孕早期时就已经开始不间断的有做运动，那么在孕中期，不妨加大运动量。但是，如果是孕早期就不做运动的妈妈，切勿盲目增加运动量哦，应该循序渐进，进行力所能及的锻炼。运动时，准妈妈要注意心率不能过快，运动中如果出现头晕恶心或疲惫等情况，应立即停止运动。

避免剧烈运动，舒适着装，适量游泳

避免奔跑、跳跃，撞击等激烈运动，要穿着舒适的衣服，鞋子。如果可以每周进行1～2次游泳，每次500米左右。要选择水质纯净，水温适宜的泳池哦~

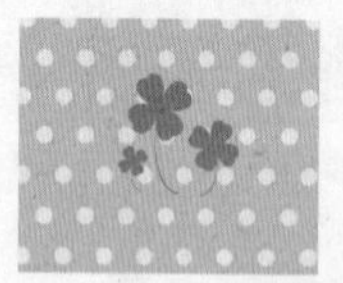

三、高龄准妈妈孕中期应重视心理保健

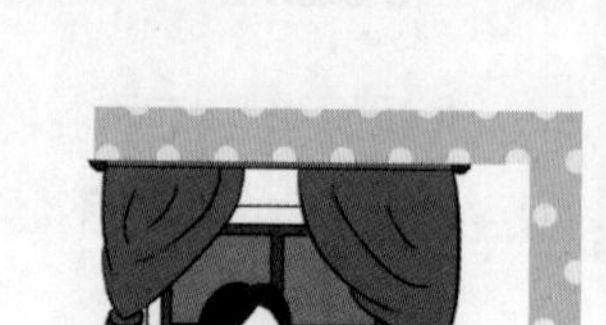

进入妊娠中期以后，准妈妈体内已经形成了适应胎儿生长的新的平衡，孕吐等不适应反应也逐渐消失，情绪也变得相对稳定。所以，孕中期心理安定，其保健的重点应在于通过生活、工作和休息的适当调整，保证良好的心理状态。

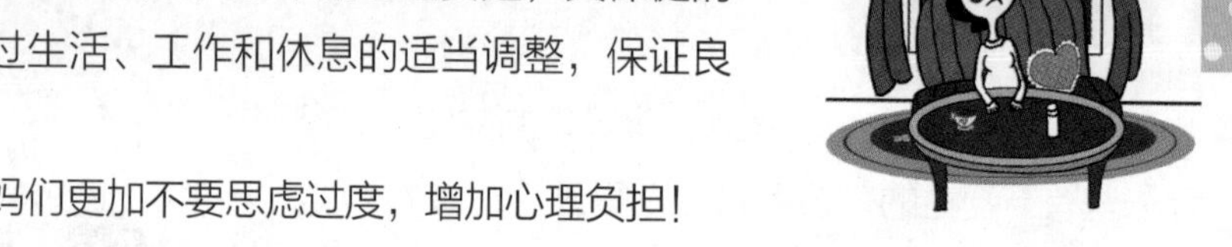

高龄准妈妈们更加不要思虑过度，增加心理负担！

避免心理上过于放松

身体状况的安定，可能会导致精神上的松懈，准妈妈会大舒一口气。但是，孕中期还是要注意各个系统的情况，可能会出现的各种病理状况，如妊娠高血压综合征和贫血等，放松对身体状况的注意，很可能会导致不良后果。所以，应定期到医院接受检查。

减轻对分娩的恐惧

虽然中期距分娩时间尚有一段距离，但毕竟使准妈妈感受到一种压力，有些准妈妈会从这时开始感到惶恐不安。其实，分娩无痛苦是不可能的，但过分恐惧并不是好办法，准妈妈应学习一些分娩的知识，对分娩是怀孕必然结局有所了解。另外，和家人一起为未出世的孩子准备一些必需品，能转移注意力，让心情好转。

过分依赖

这个时期有些准妈妈因体型显露而不愿活动，每天不干任何事情，凡事都由丈夫包办，可这样做却易引起心理上的郁闷、压抑、孤独，对胎儿反而是不利的。医学界认为，孕期适当的活动可以增强准妈妈的肌肉力量，对分娩有一定帮助。所以，可以继续工作生活，只是注意不要太过劳累，相对轻松的活还是可以的。

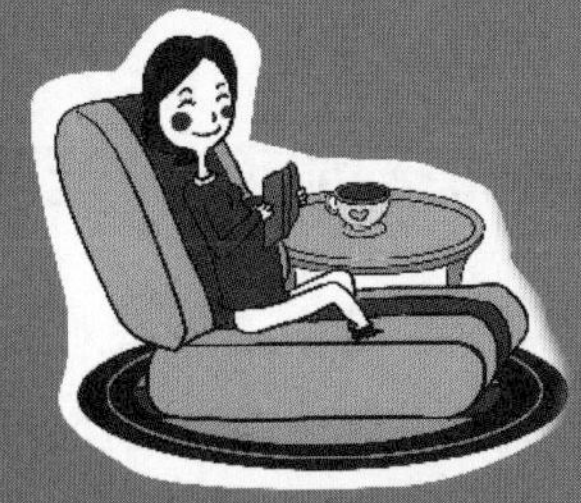

虽然要吃两个人的，但是也不要过量哦

第5节　孕中期的营养需求和食疗

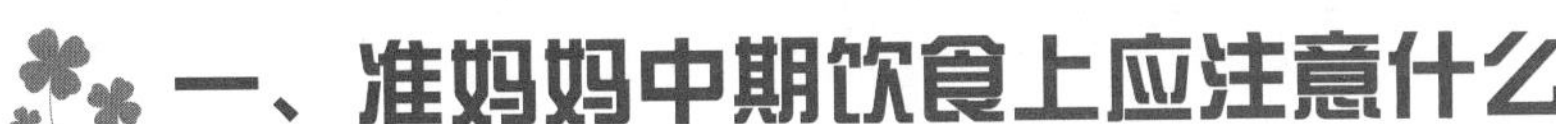

一、准妈妈中期饮食上应注意什么

孕中期的营养是整个孕期最为关键的阶段，需要注意合理营养，避免营养过剩。

准妈妈孕中期饮食摄入注意事项：

增加主食摄入

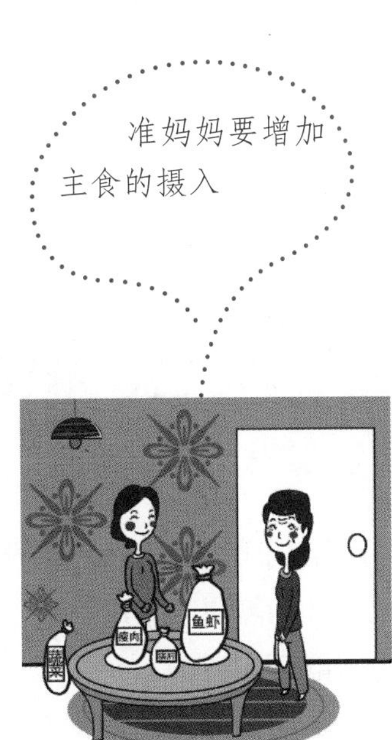

孕中期胎儿迅速生长期准妈妈本身的组织生长也需要大量热能，因此，准妈妈要摄入足够的主食来满足自己和胎儿的需要。孕中期充足的主粮摄入对保证热能供给，节省蛋白质，保障胎儿生长和母体组织增长有着重要的作用。可选用标准米、面，搭配些杂粮，如小米、玉米、燕麦片等。

副食做到全面多样、荤素搭配。多吃些富含多种营养素的食物、如猪肝、瘦肉、蛋类、海产品、鱼虾、乳制品、豆制品等，还要多吃新鲜黄绿色叶菜类和水果。孕中期，准妈妈容易出现便秘和烧心，富含膳食纤维的食品也应多吃，如芹菜、白菜、萝卜和粗粮等。

每周食用一次动物内脏

孕中期，准妈妈对血红素、铁、核黄素、叶酸、维生素A等营养素需要量明显增加，为此孕中期妇女至少每周饮食一次一定量的动物内脏，包括肾、肝、心、肚等。

肉类食品不可过量

肉类食品所提供的优质蛋白质应占总蛋白质量的1/3以上。过量动物性食品只会加重母体的负担。因此，吃肉不可过量。

少食多餐

孕中期准妈妈食欲大振，每餐摄入量可能有所增加。但随着孕期进展，子宫进入腹腔可能挤压到胃,每餐后易出现胃部胀满感。准妈妈可适当减少每餐的摄入量，做到以适宜为度,除三餐之外，再安排加些辅食,如每日可吃5~6餐。另外，每天早晨起床前或刚起来时最好喝一杯开水，加入适量蜂蜜。注意饮食摄入的糖盐含量，因为糖过量会引起发胖,而盐分吸收太多，会在孕后期引起浮肿甚至妊娠中毒症。

增加植物油摄入

孕中期胎儿机体和大脑发育速度加快，对脂质及必需脂肪酸的需要增加，必须及时补充。因此，孕中期应增加烹调所用植物油的量。

细节提醒

注意合理营养，避免营养过剩。准妈妈可在产前检查时让营养科医生给出营养菜单。

二、准妈妈孕中期需要补充的营养要素

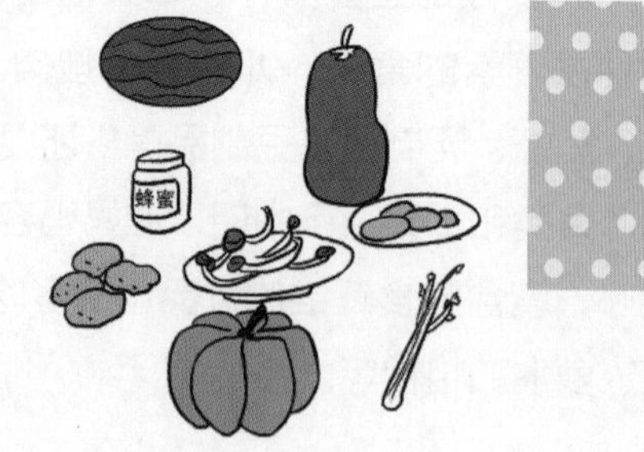

准妈妈应均衡各种营养，以满足母体与胎儿的需要，尤其是铁，钙，蛋白质的摄入量应该增加；

为避免加重浮肿现象，盐分摄入应有所节制；

准妈妈营养要素

蛋白质

世界卫生组织建议，准妈妈在孕中期每日应增加优质蛋白质9克，相当于牛奶300毫升或两个鸡蛋或50克瘦肉。准妈妈的膳食中，动物性蛋白质应占全部蛋白质的一半。

热量

一般来说，孕六月准妈妈热量的需求比孕早期增加200千卡。多数女性孕中期工作减轻，家务劳动和其他活动也减少，所以热量的增加应因人而异，根据体重的增长情况进行调整。准妈妈体重的增加一般应控制在每周0.3~0.5千克。建议用红薯，南瓜，芋头等代替部分米、面，可以在提供能量的同时，供给更多的微量元素和维生素，南瓜还有预防妊娠糖尿病的作用。

脂肪

准妈妈孕六月每日食用植物油以25克左右为宜，总脂肪为50~60克。维生素——准妈妈此时对B族维生素的需要量增加。B族维生素无法在体内储存，必须有充足的供给才能满足机体的需要。准妈妈要多吃富含维生素的食品，如瘦肉，肝脏，鱼类，乳类，蛋类及绿叶蔬菜，新鲜水果等。

水

准妈妈每天至少喝6杯开水。有浮肿的准妈妈晚上应少喝水，白天要喝够量，多喝水也是保证排尿畅通，预防尿路感染的有效方法。

矿物质

此时还应强调钙和铁的摄入，另外碘，镁，锌，铜等对准妈妈和宝宝的健康也是不可缺少的。因此，准妈妈要多吃蔬菜，蛋类，动物肝脏，乳类，豆类，海产品等。

准妈妈食谱：菊花黄鱼羹

营养分析

此菜含有丰富的蛋白质和维生素，能帮助准妈妈补充维生素。

制作方法

炒锅烧热，投入葱段煸炒出香味，加入鸡汤煮沸；加入料酒、冬笋丝、香菇丝、香菜，再次煮沸；将鱼肉同蛋液、豆腐丁一起下锅，加酱油、盐、香油、醋搅匀，起锅装盘；撒上菊花，熟火腿丝和胡椒粉即可。

三、准妈妈孕中期应多食用的一些食物

这段时期准妈妈容易便秘，应多吃含纤维素的蔬菜，水果，牛奶是有利排便的饮料，应多饮用。多吃富含蛋白质的食物，如肉，鱼虾，蛋，豆制品，乳类等。

多吃富含维生素和矿物质的食物，如蔬菜，蛋类，肝脏，乳类，豆类，海产品，瘦肉，新鲜水果等。

还要多吃

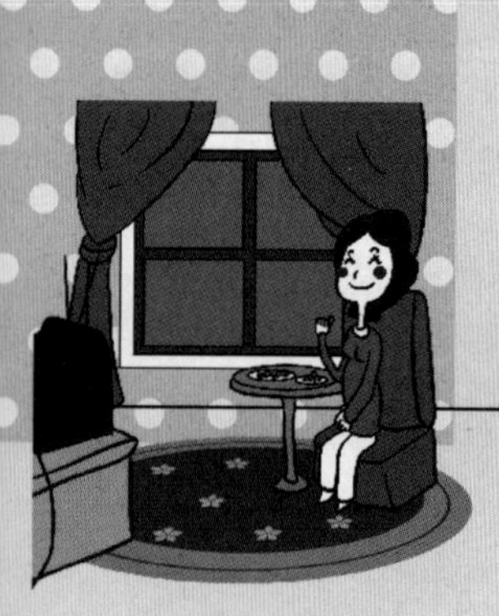

大枣

中医认为，大枣有健脾和胃、补益气血、润心肺的功效。而气血是先天之本，准妈妈的气血充足，直接受益的就是胎儿。大枣中还含有丰富的维生素C和维生素E，对准妈妈的皮肤非常有益，还能防止色素沉淀，形成斑点。

特别提醒：虽然大枣有诸多好处，但因为其味甘性温，食用多了会助湿生热，因此，如果每天服用最好不要超过3颗。

核桃仁

核桃仁有滋补肝肾、补气养血、温肺润肠的功效。不仅是很好的益智食物，而且还能黑须发，准妈妈经常食用，宝宝的头发也会长得很好。核桃仁如果去了内皮生着吃，润肠通便的功效会比较显着，适合那些有便秘烦恼的准妈妈。

特别提醒：核桃仁富含脂肪和蛋白质，每天食用3颗就可以了，不要多食。生着吃或煮熟了吃都可以。但是不要是深加工的含糖含盐过高的零食。

花生米

花生，又称长生果。中医认为它有补脾和胃、润肺止咳、催乳滑肠的功效。

特别提醒：每天最好不要超过10颗。因为生花生性偏凉，生食过多，易导致腹泻。而炒熟的花生性偏温，如果食用过多，会上火。

意外的收获：坚持吃花生，不仅益智，而且对妈妈产后乳汁分泌也非常有帮助。

第4章

瓜熟蒂落

怀孕晚期

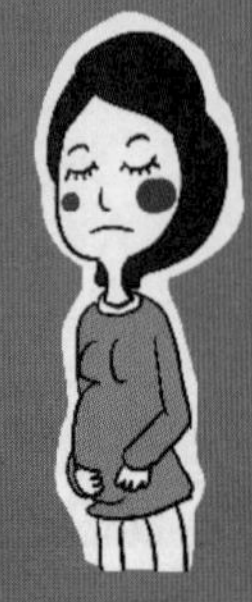

宝宝
快出生了，但是不能急

第1节 胎儿成长与注意事项

一、胎儿7个月时需要注意的事项

怀孕7个月胎儿的成长

怀孕7个月时胎儿眼睑打开，已经有明显睫毛。胎儿的大脑也发达起来，感觉系统也显著发达起来。胎儿的眼睛对光的明暗开始敏感，听觉也有发展，不过，听觉发育完全完成还要到妊娠第8个月的时候。

准妈妈们要注意胎儿在7个月的成长变化哦

怀孕7个月时胎儿体重已有1100~1400克，坐高约为26厘米，胎儿已经快占满整个子宫空间，有比较明显的胎动，而且已形成了自己的睡眠周期。尽管胎儿的肺叶尚未发育完全，但是如果万一这个时候早产，胎儿在借助一些医疗设备的前提下，已经可以进行呼吸。

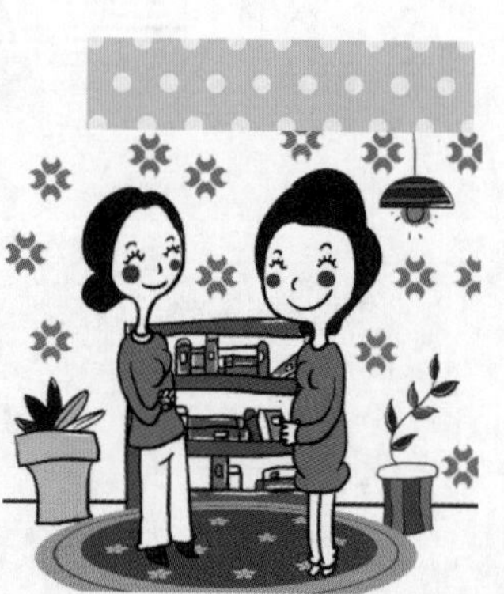

怀孕7个月的胎儿舌头上的味蕾正在形成，所以可以品尝到食品的味道了。胎儿大脑的发育已经进入了一个高峰期，宝宝的大脑在这时候大脑细胞迅速增殖分化，体积增大，准妈妈在此时可以多吃些健脑的食品如核桃、芝麻、花生等。宝宝在这时候已经可以睁开眼睛了，如果这时候用手电筒照你的腹部，胎儿会自动把头转向光亮的地方，这说明胎儿视觉神经的功能已经开始在起作用了。

怀孕7个月症状

体重

由于胎盘增大、胎儿的成长和羊水的增多，使准妈妈体重迅速增加，每周可增加500克。

皮肤变化

肚子上、乳房上会出现一些暗红色的妊娠纹，从肚脐到下腹部的竖向条纹也越加明显。

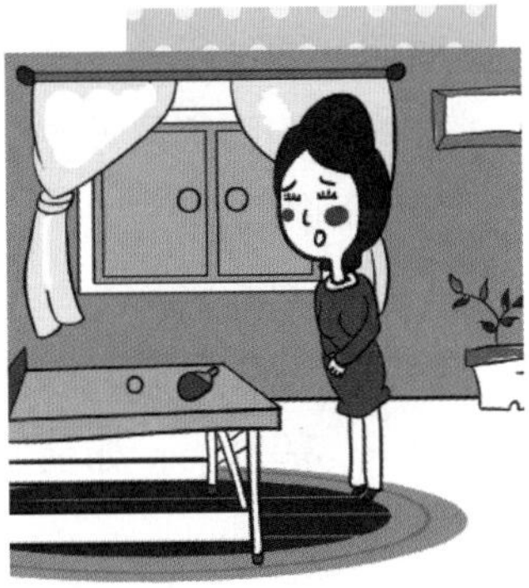

子宫变化

宫底上升到脐上1~2横指，子宫高度为24~26厘米。

呼吸变化

新陈代谢时消耗氧气的量加大，准妈妈的呼吸变得急促起来，在活动时容易气喘吁吁。

心脏变化

胎儿的日渐增大使准妈妈的心脏负担逐渐加重，血压开始升高，心脏跳动次数由原来65~70次/每分钟增加至80次/每分钟以上，所以准妈妈易出现相对性贫血。

妊娠反应

有些准妈妈这时会感到眼睛不适，怕光、发干、发涩，这是比较典型的孕期反应，可以使用一些消除眼部疲劳，保持眼睛湿润的保健眼药水，以缓解不适。

怀孕7个月注意事项

保证充足的睡眠。睡眠中母亲的脑下垂体会不断产生促进胎儿生长的荷尔蒙。

要学会腹式呼吸，它可以将充足的氧气输送给胎儿。正确的姿势是：背后靠一小靠垫，把膝盖伸直，全身放松，把手轻轻放在肚子上。然后开始做腹式呼吸，用鼻子吸气，直到肚子膨胀起来；吐气时，把嘴缩小，慢慢地、有力地坚持到最后，将身体内的空气全部吐出注意吐气的时候要比吸气的时候用力，慢慢地吐。每天做3次以上。

此期的胎教应继续给胎儿听音乐。此外，抚摩你的腹部也是很好的胎教方法。抚摩的动作有摸、摇、搓或轻轻拍等，一天3~4次，当能摸出胎头、背部及四肢时，可进行轻轻拍摸。在抚摩的同时，与胎儿对话，对胎儿更有好处。

准爸爸也应参与对胎儿的抚摩和对话。要进行乳房清洗、按摩。此期准妈妈的脚容易浮肿，睡觉时，最好把脚稍微垫高一些。

不宜长途旅行，在怀孕7个月以后容易发生早产、胎盘早期剥离、高血压、静脉炎，如在旅途中不慎，会是不堪设想的。

怀孕7个月准妈妈如果活动过度，很容易早产。为了避免静脉曲张，不要长时间站立。若已发生此病， 应注意下半身不要系带子，睡觉时把脚垫高一些，为了避免便秘，应每天早上喝些牛奶和水，并多吃新鲜水果和纤维素多的蔬菜。产前检查时，应再做一次血常规化验。

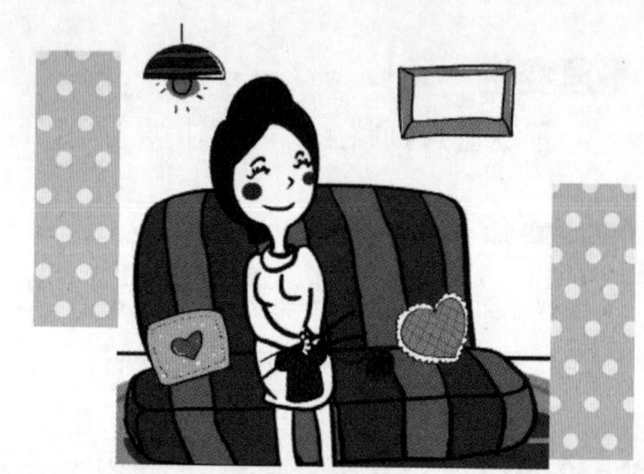

二、胎儿8个月时需要注意的事项

怀孕8个月胎儿的成长

胎儿现在约重1500克左右，从头到脚长约44厘米。胎儿头部还在增大，而且这时大脑发育非常迅速。几乎大多数胎儿此时对声音都有了反应，并能记忆。大脑和神经系统已发达到了一定程度。皮下脂肪继续增长。

他的身体和四肢还在继续长大，最终要长得与头部比例相称。胎儿现在的体重为2000克左右，全身的皮下脂肪更加丰富，皱纹减少，看起来更像一个婴儿了。现在胎儿动的次数比原来少了，动作也减弱了，再也不会像原来那样你的肚子里翻筋斗了。别担心，只要你还能感觉得到胎儿在蠕动，就说明他很好。这是因为胎儿身体长大了许多，妈妈子宫内的空间已经快被占满了，他的手脚动不开了。胎儿的各个器官继续发育完善，肺和胃肠功能已接近成熟，已具备呼吸能力，能分泌消化液。胎儿喝进的羊水，经膀胱排泄在羊水中，这是在为他出生以后的小便功能进行锻炼呢。

注意事项

适当运动

怀孕8个月的时候孕妈妈的肚子已经很大了，活动各方面都有所不便，但还是要做适当的运动，为顺利分娩做准备。

多吃蛋白质

怀孕第8个月正是宝宝发育最快的时候，准妈妈应多吃含有蛋白质、矿物质和维生素的食物。要控制脂肪和淀粉类食物的摄入，以免胎儿过胖，给分娩带来困难。

清洗乳头

为了防止以后哺乳时发生乳头皲裂，经常清洗乳头，然后涂一些护肤油。

利用胎动对宝宝进行家庭监护

每天早中晚各测1小时，3次数字相加乘以4即为12小时的胎动数。正常值为30～100次。如胎动每小时低于3次或比前1天下降一半以上，说明胎儿在宫内有缺氧现象，应到医院急诊。

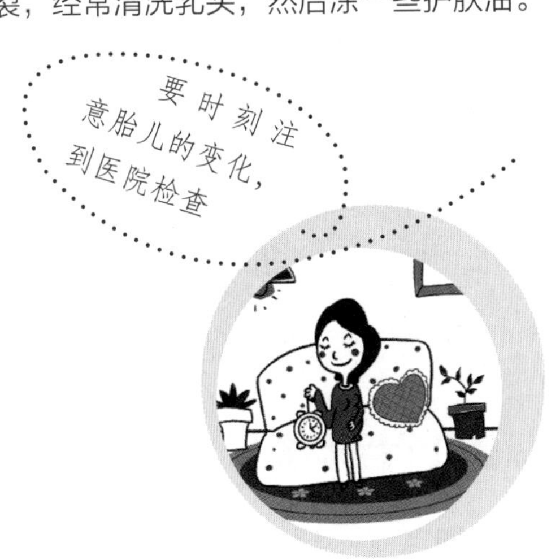

习惯要好

养成早睡早起的生活习惯，学习一些有关生产的知识，为即将到来的宝宝做准备啦！

怀孕8个月症状

肚子已经大的看不见脚底下的路了，走楼梯的时候一定要十分小心。

可能会健忘、反应有些迟钝，说话的时候可能会常常上气不接下气，睡觉也变成一件困难的事，但是不用着急，慢慢来。

尝试靠垫放在肚子或膝盖下，可能会缓解你的某些不舒服症状。你也可能会经常感觉到宫缩，就是肚子有些发硬但无疼痛感的现象。安静的休息会，就会得到缓解。

现在可以多多学习有关生产的一些知识，要为生产以及即将到来的宝宝做准备啦！

三、胎儿9个月时需要注意的事项

怀孕9个月胎儿的成长

怀孕9个月时准妈妈到了怀孕过程中最为烦恼的时候。因为子宫继续在往上、往大长，子宫底的高达至28~30厘米，已经升到心口窝。腹部还在向前挺进，加之身体变得更为沉重，所以准妈妈行动笨拙，有时一不留意便引起腰部外伤，很容易使腰椎间盘突出，同时准妈妈的体重会继续增加。

胎儿也长到45～47厘米长，体重2000～2300克。

全身开始出现皮下脂肪，身体变成圆形，皱纹减少，皮肤呈现出美丽的光泽。指甲已长全。胃和肾脏的功能更加发达，能分泌少量的消化液，并开始向羊水中排尿。肺具备了呼吸能力。胎儿已能调节自己的生活规律，有睡眠和醒来之分，一般和妈妈保持一致，所以妈妈要有良好的生活习惯。因为此时的胎儿已经长得足够大了，所以一般只会动动手脚，很少转动整个身体了。

怀孕九个月症状

频尿、尿急

胎头下降，压迫膀胱，导致准妈妈的尿频现象加重，经常有尿意。

胀气、便秘

由于准妈妈活动减少，胃肠的蠕动也相对减少，食物残渣在肠内停留时间长，就会造成便秘，甚至引起痔疮。

水肿

产妇此时手脚，腿等都会出现水肿，因此您要注意水的摄入量。对于水肿情况严重的准妈妈，要及时到医院看医生。

水肿严重时，
要及时看医生

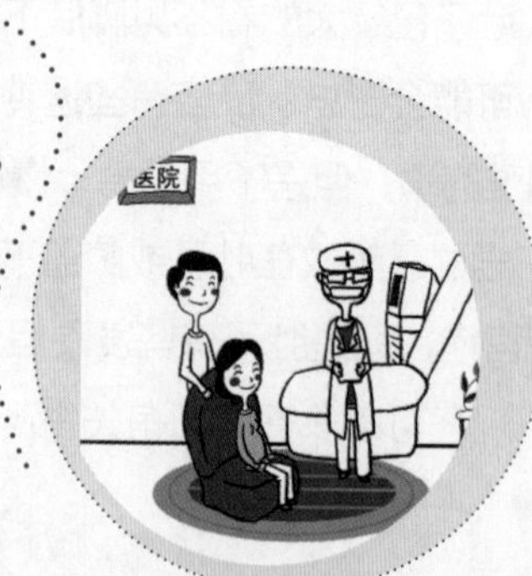

呼吸变化

准妈妈常常感到喘不过气来，到了36周的时候，准妈妈前一阵子的呼吸困难在本阶段开始缓解。

妊娠反应

胃口变得不好，是因为到了孕晚期，由于子宫膨大，压迫了胃，使胃的容量变小，吃了一点就感觉饱了。到了这个阶段，这种无效宫缩会经常出现，且频率越来越高。

怀孕9个月注意事项

腰痛

在妊娠期几乎所有的妇女都会在不同时候发生腰痛。它常常发生于你的身体变臃肿时。你也可能在散步、弯腰、举重物，站立或过度运动后感到腰痛。要举东西和弯腰要特别注意。要做到姿势正确，举东西或弯腰时，要从膝盖做起，保持后背的挺直。 你可以用热敷、休息和止痛药，如，用对乙酰氨基酚来治疗腰痛。特制的妊娠腹带可有支持腹部的作用。要控制好你的体重，参与一些轻微的运动，游泳、散步和骑健骑机。当休息或睡觉的时候，要侧卧。

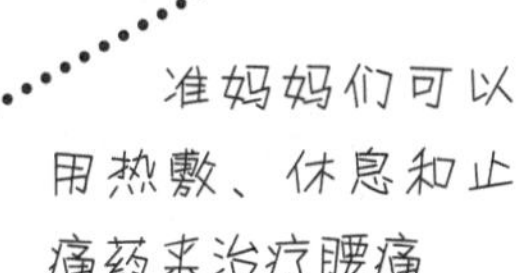

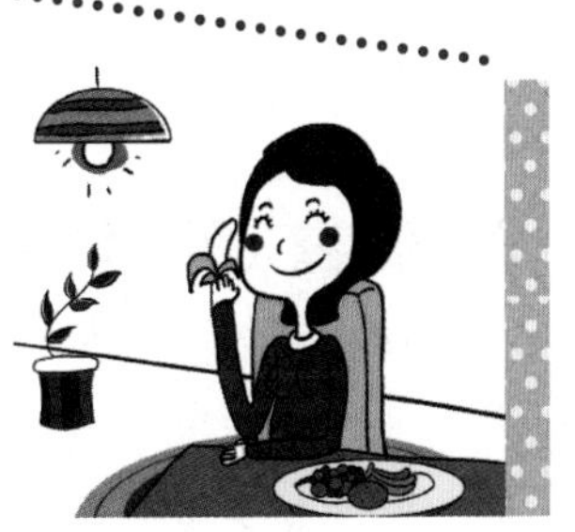

下肢水肿

准妈妈在妊娠晚期会出现明显的下肢浮肿现象，这是由于怀孕后内分泌的改变，引起体内的水钠滞留，妊娠子宫压迫盆腔到下肢的静脉，使下肢的血流回流受阻，导致下肢浮肿。

面部黄褐斑

妊娠期垂体促黑色素细胞激素的分泌增多，导致皮肤黑色素沉淀，有些准妈妈面部会出现对称黄色斑块或斑点。不用担心，妊娠斑会在分娩后自行消退，且无需治疗。

睡眠

睡眠是一种生理现象，有时睡眠比吃饭还重要。准妈妈由于机体损耗极大，容易疲劳，就更需要充分的睡眠来保证。可以说，睡眠是准妈妈天然的补药。一般说，准妈妈每天最少应保证8个小时的睡眠时间，应有1小时左右的午睡。晚间要注意提高睡眠的质量，睡得越深沉越好，如果夜间醒过几次，最好第2天早上晚起2小时左右。妊娠后准妈妈不要熬夜工作或通宵打牌。睡眠不好会使准妈妈心情烦躁、疲乏无力、精力不集中，影响胎儿的身心健康。母亲吸烟、酗酒、通宵打麻将等不良的行为方式，会影响胎儿的健康，严重时甚至使胎儿感到无法忍受，从而发生流产、死产等事故。

出血、弄脏

妊娠晚期准妈妈，一切感觉良好，出血前无腹痛，无明显特殊征兆。有些准妈妈出血多而不止，濒临休克。 孕晚期出血的常见原因是前置胎盘和胎盘早剥。如有妊娠晚期无痛性阴道流血，应立即到医院诊断治疗。

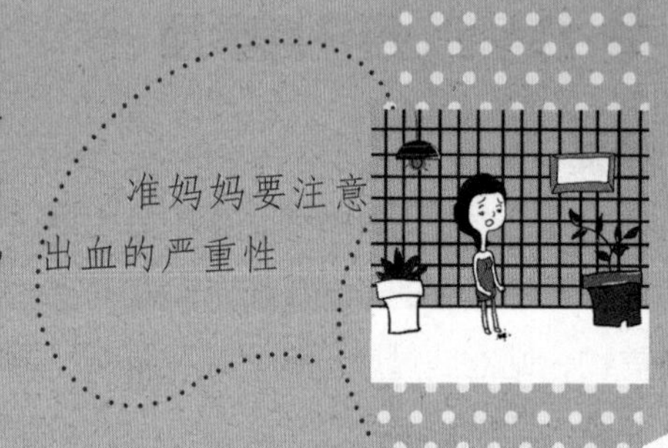

羊膜破裂（胎膜早破）

临产前发生胎膜破裂，称胎膜早破（羊膜破裂），表现为阴道流水。 孕期应尽量避免性生活，和剧烈运动以免导致羊膜破裂，造成胎儿早产。 胎膜破裂后，胎儿就失去了完整的羊膜保护，受感染的机会较多，同时脐带也容易脱垂，会造成胎儿死亡。因此，一旦出现阴道流水的情况，要立即去医院检查。

产前焦虑

过度焦虑和忧虑（不安的期待），感觉控制忧虑很困难，越来越害怕生产的来临。准妈妈在孕晚期要采取积极的态度，消除产前焦虑，当然这需要准妈妈和家庭的共同努力。

宫缩频繁

在孕晚期，偶尔会感觉到肚子痛。有些人刚开始时还没感觉，只有用手去摸肚子时，才会感受到宫缩。到了孕晚期，这种无效宫缩会经常出现，且频率越来越高。但是宫缩太过频繁，即使不是即将生产，对宝宝也是不太好的，容易造成胎儿宫内窘迫。频繁宫缩持续时间长的话，建议去医院看看医生，看是否需要做个胎监。临盆开始的重要标志是有规律且逐渐增强的子宫收缩。这种宫缩无法缓解，每次持续30秒以上，间隔5至6分钟。如果你的宫缩持续时间短且不规律，就表示分娩尚未发动，这种假阵痛是开始真正分娩的前奏和先兆。

前置胎盘

阴道反复出血，无腹痛，常在不知不觉中流血，胎盘全部或部分覆盖于子宫口或子宫下段称为前置胎盘。病人有时可能没有任何感觉或只有轻微腹痛，但出血量可能很大，甚至引起休克、胎儿宫内死亡。请务必及时把准妈妈送往医院，也许需要马上进行剖腹产结束妊娠，轻症者也要在医生监护下继续妊娠。

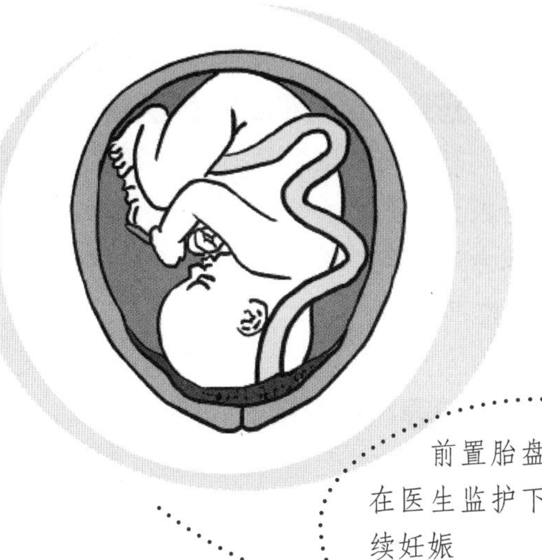

前置胎盘要在医生监护下继续妊娠

心理护理

在准妈妈妊娠晚期，难免会产生这样或那样的担心。做好产前心理疏导，排除恐惧与紧张的情绪，保持良好的心态，有利于顺利分娩。准妈妈可根据自己的爱好及特点，参加一些文化活动，如唱歌、绘画、编织等项目，以分散注意力，消除身心的消极情绪。

四、胎儿10个月时需要注意的事项

怀孕10个月胎儿的成长

怀孕10个月了，离分娩已经不远了，宝宝马上要诞生了。这时胎儿的身长为48~52厘米，体重为2800~3400克，头围在35厘米左右，头盖骨开始变硬。胎儿的体型圆润，骨骼结实，外观机能发育完全，体内各器官的机能亦已成熟，内脏、神经、肌肉等都非常发达，发育已完全成熟。足月的胎儿出生后脱离母体可以生存。

准妈妈需要注意的事项

要做好分娩的心理准备

临产前难免会有所担心、害怕，这是很正常的，但是分娩是一个自然的生理现象，是必经的一个过程，注意做好分娩前的心理准备，您就取得了胜利。

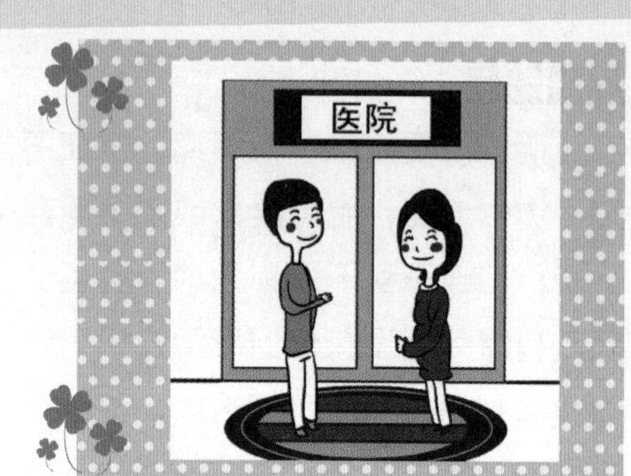

还应选择一家好的妇产科医院

好的医院就会有好的服务人员和医务人员，还会有一个好的分娩环境，这些就会减轻准妈妈的压力，为分娩做好充分的准备。

准妈妈要补充充足的营养

在补充充足营养的同时也要注意脂肪和碳水化合物等热量的摄入，以免胎儿过大，影响顺利分娩。还有为了储备分娩时消耗的能量，你应该多吃富含蛋白质、糖类等能量较高的食品。这样才有利于孩子的健康和生产的顺利。

准妈妈还应做好分娩前的体检

分娩前的体检主要是来看看胎位是否正常，准妈妈适合哪种分娩方式，以保证孩子和准妈妈的安全。

适当地进行一下胎教

胎教可以减缓产妇产前的心理负担和恐惧感，还可以让孩子比较地聪明、避免了准妈妈的情绪影响到胎儿，为生一个健康的宝宝做了一个充分的准备。

温馨小贴士

怀孕10个月的注意事项有这么多，总体而言就是要确保孩子和产妇自身的安全，所以产妇在产前应做好充分的准备。高龄准妈妈更要准备充分。

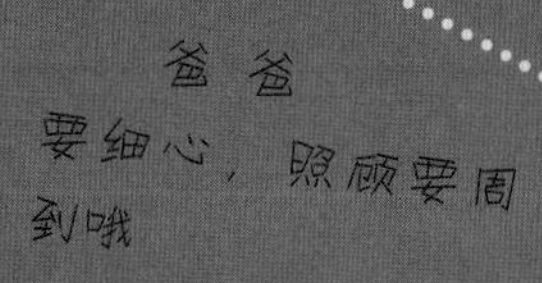

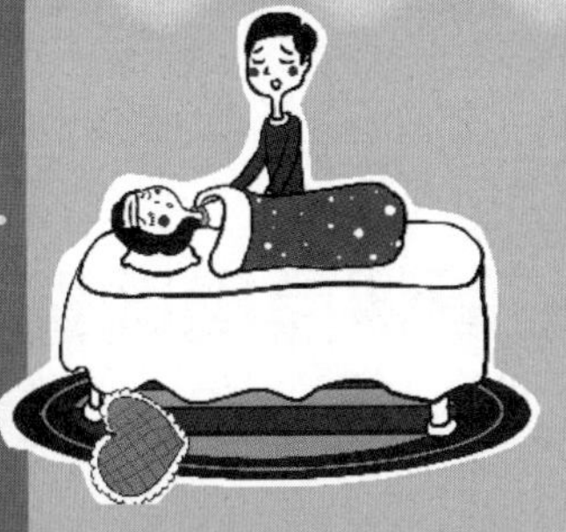

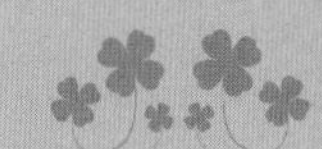

第2节 孕晚期准爸爸的功课

一、准爸爸孕晚期要为准妈妈做的事情

● 为准妈妈按摩，抚慰准妈妈情绪。

● 与准妈妈一起准备迎接新生儿。

● 继续作胎教，让胎儿听柔和的音乐、跟胎儿说话、给胎儿讲故事。

● 提醒太太，养成良好的生活习惯及饮食习惯，注意休息和营养均衡。

● 参加产前妈妈教室，学习拉梅兹分娩呼吸法。

● 认识生产预兆、了解生产过程。

● 照顾好准妈妈，避免早产。

● 不要带准妈妈外出旅行，因为此时行动不便，而且随时会生产。

● 若太太在上班，规划好请产假的时机。

● 若太太产后要上班，先找好可靠的保姆。

● 和医生、太太决定生产方式。

● 协助妻子准备好待产用品、宝宝用品、宝宝房间。

● 让太太可以随时找得到，因为随时都可能会生产。

● 陪太太多多畅想下未来宝贝，减轻太太对分娩痛苦的关注度。

● 当太太有生产迹象，最好迅速行动，陪太太生产去。

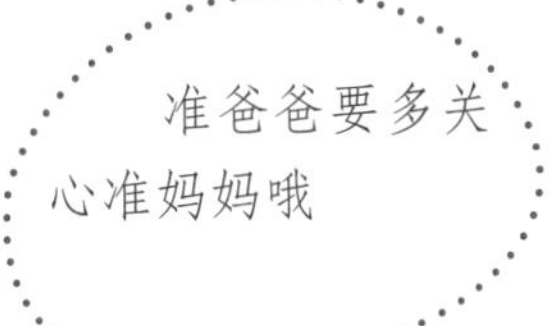

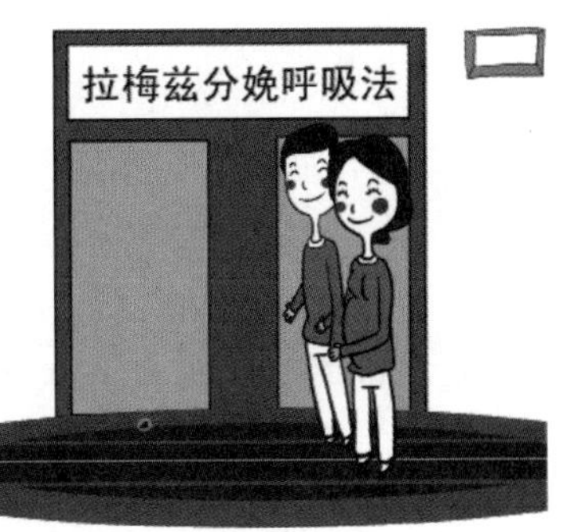

二、准爸爸课堂周周看

怀孕29周：说个笑话也不错

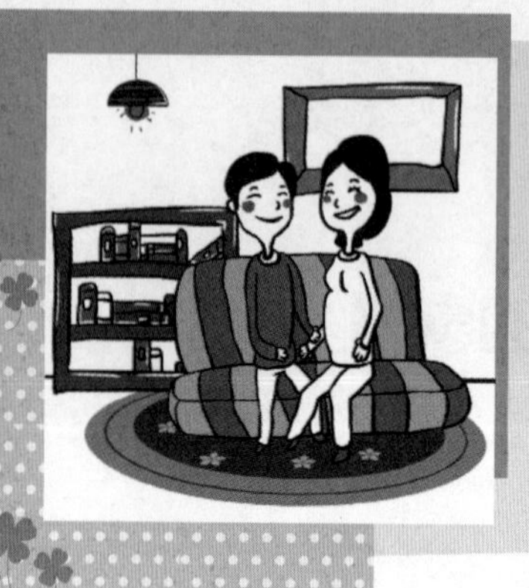

进入孕晚期，准妈妈可能需要每两周做一次体检了。准爸爸要尽量避免惹准妈妈生气发怒，多创造缓解准妈妈紧张情绪的外环境，引导准妈妈学会自我放松和自我平衡。同时准爸爸要多动脑筋，丰富准妈妈的业余生活，比如说几个笑话逗准妈妈开心。

怀孕30周：理解准妈妈的失眠

怀孕8个月，准妈妈可能会睡眠很少，一夜醒好几次。她反复折腾时会把你弄醒，这时要理解照顾她。最好能陪她聊聊天，或者为她按摩太阳穴，解除她的失眠烦恼。

怀孕31周：避免性生活

孕晚期准妈妈的子宫敏感性增加，任何外来刺激，即便是轻度冲击都易引起子宫收缩，引发早产。所以这时候，要尽可能避免性生活，以免发生意外。

怀孕32周：为分娩做好准备

进入第32周，准妈妈会感到很疲劳，休息不好，行动又更加不便，食欲因胃部不适也有所下降。准爸爸要为妻子分娩做好全面的准备，帮助妻子消除对分娩的恐惧心理，保证准妈妈的营养和休息，为分娩继续能量，做好家庭监护，以防早产。

怀孕33周：假如出现一些尴尬情况

沉重的腹部使有准妈妈更加懒于行动，准爸爸依然要鼓励准妈妈进行适当的运动，并陪她去散散步。准妈妈的乳房此时会有漏奶现象。一些准妈妈只是偶尔沾湿衣服，另一些准妈妈则总是在漏奶，这时准爸爸不要对妻子露出嫌弃之情，如果遇到尴尬情况，要贴心照顾好妻子的情绪。

怀孕34周：准备好待产包

由于孕9月有早产可能，准爸爸要做好一切准备，包括去医院要带的物品，去分娩医院的联系电话、乘车路线和孕期所有检查记录。当准妈妈发生早产征兆，准爸爸要迅速行动。

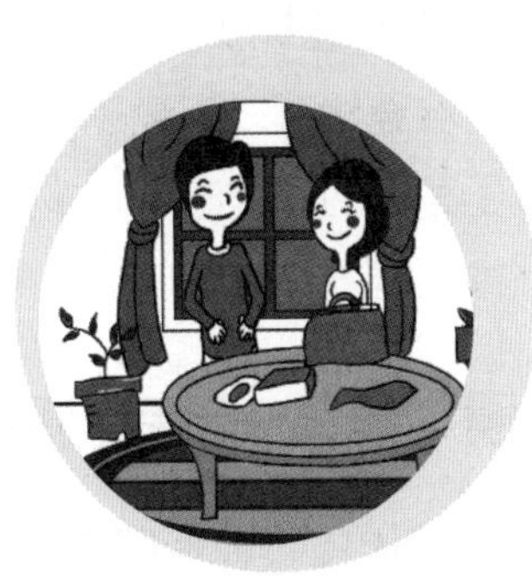

怀孕35周：一定要携带手机

第35周，日益临近的分娩会使准妈妈感到忐忑不安甚至有些紧张，建议准爸爸多和妻子聊聊，缓解妻子内心的压力。为防止准妈妈在家中无人时突然发生阵痛或破水，准爸爸要为妻子建立紧急联络方式，并随身携带手机，最好给妻子预留出租车的电话号码或住在附近的亲朋好友，必要时协助送医院。

准爸爸要为准妈妈考虑周到，确保安全

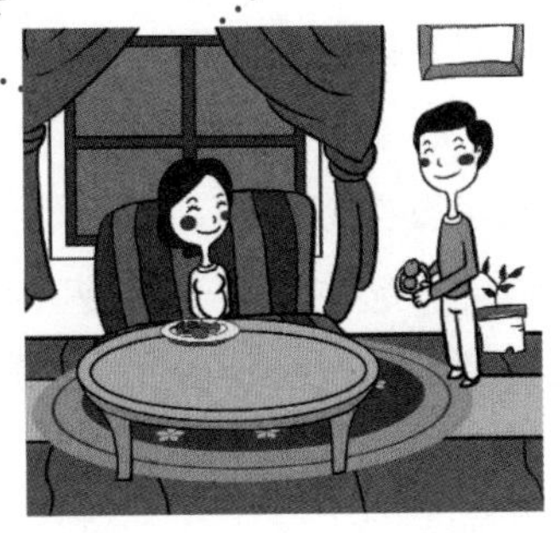

怀孕36周：严禁性生活

第36周，准妈妈的肚子已相当沉重，容易重心不稳而滑倒。应检查家中的防滑措施是否足够，防止妻子滑倒。从这周开始，严禁性生活，因为此时胎宝宝开始下降，性生活易使宫口张开，引发细菌感染，造成胎膜早破、早产和宫内感染。

怀孕37周：要了解分娩征兆

进入第37周，已进入怀孕的最后阶段，到这周末就可以称为足月儿了，这意味着，宝宝随时可能降临人间！此时，准妈妈最重要的是要充分休息，迎接随时可能来临的分娩。准爸爸和准妈妈都要清楚了解分娩的征兆，做好分娩前的所有必要准备。

怀孕38周：积极面对心理焦虑

进入第38周，应密切关注准妈妈身体变化和临产征兆的出现，随时做好入院准备。临产前，准爸爸可以和妻子一起去了解一下病房、产房的环境，熟悉自己的医生。给予妻子积极的心理暗示，多把正确、实用的生育知识告诉准妈妈。多多和准妈妈谈心，稳定妈妈情绪，放松妈妈的心情。

怀孕39周：请教一下有经验的朋友

宝宝随时可能出生，或者明天，或者后天，又或许是大后天。准备好了吗？准爸爸可以向有着顺利分娩经验的人请教，并把这些消息告诉妻子，还可以常和她一起想像宝宝有多可爱，用精神上的美好想像来克服准妈妈的焦虑和不安。也可以陪同妻子一起去有经验的朋友家，一起看望已经出生的可爱宝宝，来增加妈妈的动力和决心，克服恐惧与不安。

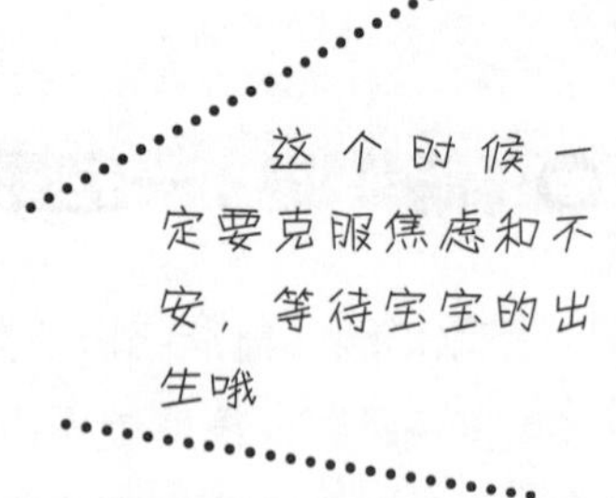

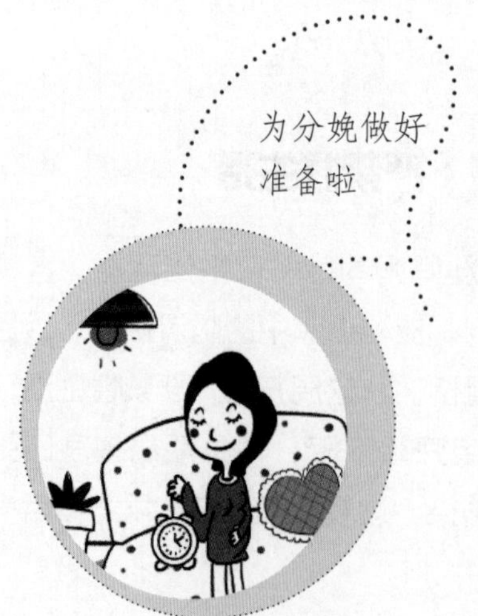

怀孕40周：为分娩做好准备

大多数的胎儿都将在这一周诞生，提前两周或推迟两周都是正常的。准爸爸要收拾好东西，随时准备陪准妈妈去医院了，物品一定要带齐！

如果准爸爸足够勇敢的话，应该陪在准妈妈身边，守护着她一起生产，一起聆听宝宝的第一声啼哭，共同面对这一特殊时刻，甚至准备好相机，及时记录下这特殊的时刻。

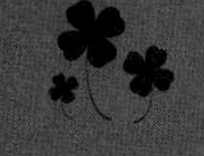

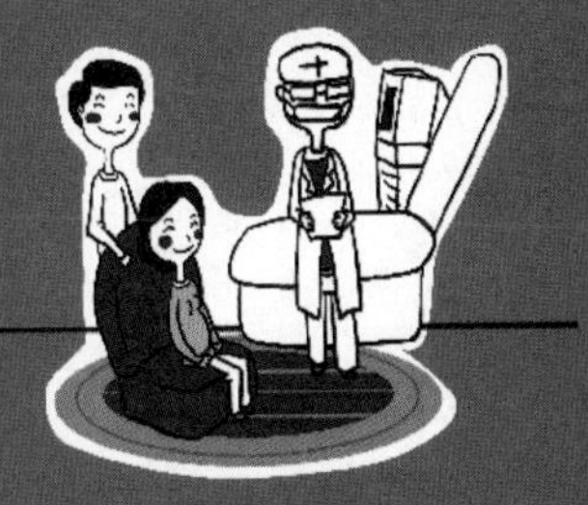

检查
要翻倍，妈妈要当心

第3节　准妈妈孕晚期应对方法

一、高龄准妈妈应重视孕晚期检查

35岁以后初次生育的准妈妈，一般比其他准妈妈更容易遇到流产、早产等危险状况。所以，高龄准妈妈更应重视孕期检查和自身调理。

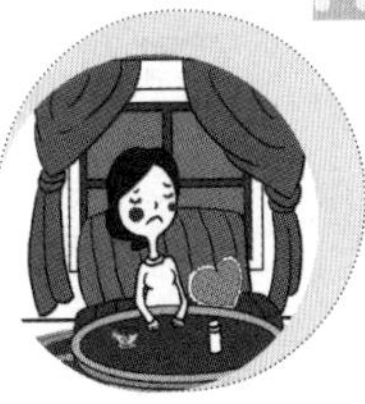

羊水检查

羊水是子宫羊膜腔内的液体，是维系胎宝宝生命最重要的组成部分，羊水的成分98%是水，另有少量无机盐类、有机物荷尔蒙和脱落的胎儿羊水细胞。临床上羊水的正常范围是300~2000毫升，超过称为羊水过多，反之则称为羊水过少。

羊水过多

常见的羊水过多，有妊娠糖尿病、高血压、多胞胎、胎儿先天畸形等原因。羊水过多时，胎宝宝在羊水中浮动，容易胎位不正。一般轻度的羊水过多，可通过控制饮食中钠盐摄入自行调节，中度和重度羊水过多则应及时就医诊治。

羊水过少

羊水过少主要见于胎儿畸形、发育迟缓、过期妊娠等。羊水过少时，子宫四周的压力直接作用于胎宝宝，容易引起胎宝宝手足及脊柱畸形、驼背、斜颈等。如果经检查没有严重的并发症，准妈妈可以通过快速饮水的办法来增加羊水量。

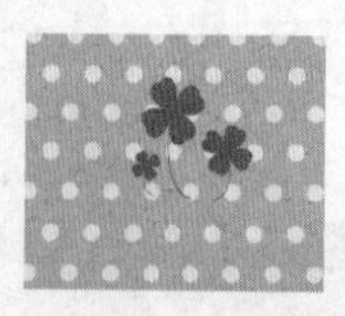

二、准妈妈为什么容易得痔疮

由于便秘和增大的妊娠子宫对直肠的压迫，以及性激素对血管平滑肌的扩张作用，直肠静脉的回流受阻，造成局部静脉曲张就容易形成痔疮。到了孕晚期准妈妈更容易发生痔，原来就有痔疮的，孕期症状会加剧。孕期的痔疮很少出现大出血或外痔血栓形成所致的剧烈疼痛的。痔疮症状在分娩后可明显减轻或自行消失。孕期应多吃蔬菜，少吃辛辣或刺激性食物，减少便秘，保持大便通畅，必要时服用缓泻剂。

三、准妈妈为什么有时会感到心慌气短

怀孕后期的准妈妈，常常有这样一种感觉：平时不觉得怎么累的动作，这时做了就会扑通扑通地心跳，大口喘粗气，即所谓的心慌、气短。这是为什么呢?

原来妊娠过程中，为了适应胎儿的生长发育，母体循环系统发生了一系列变化。

妊娠晚期，全身的血容量比未孕时增加40%~50%，心率每分钟增加10~15次，心脏的排出量增加了25%~30%，也就是说心脏的工作量比未孕时明显加大。另外，妊娠晚期由于子宫体增大，使膈肌上升推挤心脏向左上方移位，再加上准妈妈体重的增加，新陈代谢的旺盛，更加加重了心脏的负担，机体必须增加心率及心搏量来完成超额的工作。通过加深加快呼吸来增加肺的通气量，以获取更多的氧气和排出更多的二氧化碳。正常的心脏有一定的储备力，可以胜任所增加的负担。因此，一旦发生心慌气短，不必惊慌，休息一会儿即可缓解，也可侧卧静睡一会儿，注意不要仰卧，以防发生仰卧位低血压综合征。

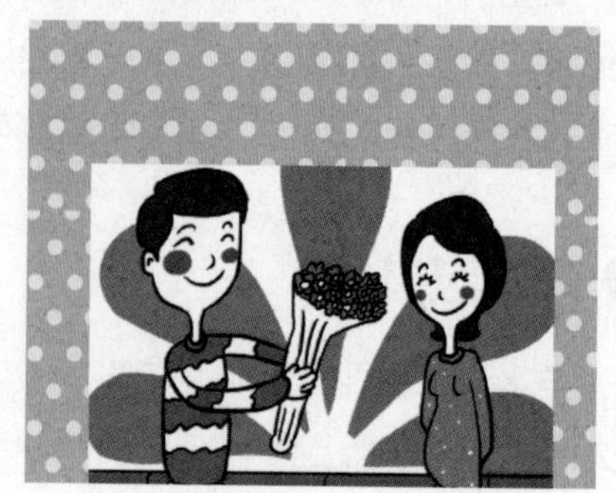

若是妊娠前无心脏病史，在妊娠最后3个月发生心慌气短，休息后不能缓解，则应考虑围产期心肌病的可能。围产期心肌病的心慌、气短主要发生于夜间，半夜常因胸闷不能入眠而坐起呼吸，或者经常感到胸痛而与用力无关。若出现上述情况，应及时去请教医生。

高龄准妈妈更要注意，贫血也会引起气喘。

四、孕晚期准妈妈自我监测胎动

监测胎动可早期发现胎儿宫内慢性缺氧，及时治疗，保证胎儿的正常发育。因此从怀孕7个月起，直到临产准妈妈最好自我监测胎动。

那么，究竟该如何监测胎动呢？

每日早、中、晚各1小时数胎动3次；计数相加，乘以4为12小时胎动计数。如12小时内有30次以上胎动，为胎儿情况良好；在20~30次胎动，应加强注意，增加计数次数。如小于等于20次胎动，可能有胎儿宫内缺氧，需及时到医院就诊。如时间不方便，可在晚8~10点之间数一小时。大于3次为正常；小于等于3次需要注意。胎动消失12小时为胎动警报，胎儿有死亡的危险，要及时上医院就诊。

正确认识胎心监护

胎心监护是应用胎心率电子监护仪将胎心率曲线和宫缩压力波形记下来供临床分析的图形，是正确评估胎儿宫内的状况的主要检测手段。胎心监护上主要是两条线，上面一条是胎心率，正常情况下波动在120~160之间，一般基础心率线表现为一条波形直线，出现胎动时心率会上升，出现一个向上突起的曲线，胎动结束后会慢慢下降，胎动计数大于30次/12小时为正常，小于10次/12小时提示胎儿缺

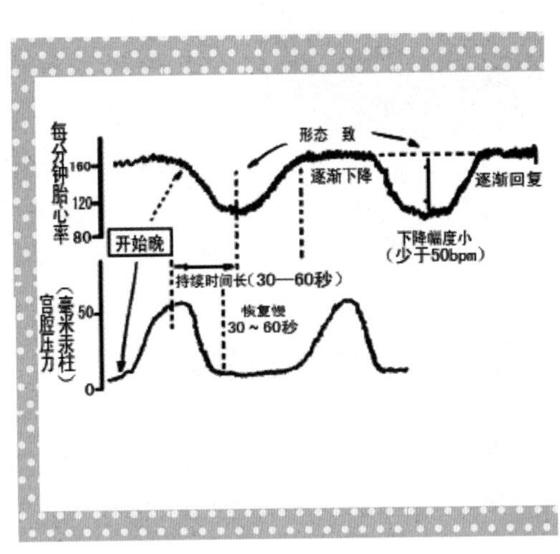

氧。下面一条表示宫内压力，只要在宫缩时会增高，随后会保持20mmHg左右。

胎儿正常的心率是在120次/分～160次/分，若胎心率持续10分钟以上都小于120/分或大于160分，表明胎心率是异常的。

正确对待胎心监护

做胎心监护时，护士会把两个圆圆的铁饼放在你肚子上，不用紧张，这两个圆饼一个是监测胎心，还有一个是记录宫缩情况的。准妈妈只需要保持轻松的情绪正确配合监测就可以了，如果你的宝宝一直在睡觉不动的话，可以用手轻轻推动腹部把他叫醒，或者吃点东西，让胎儿活跃起来。

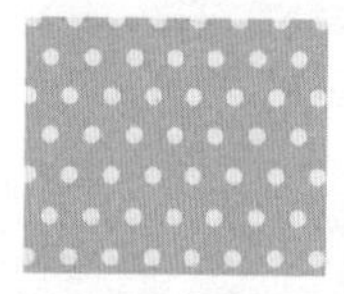

五、什么时候准妈妈可以使用腹带

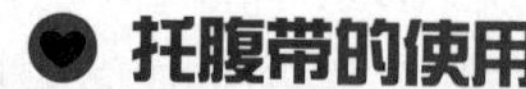

托腹带的使用

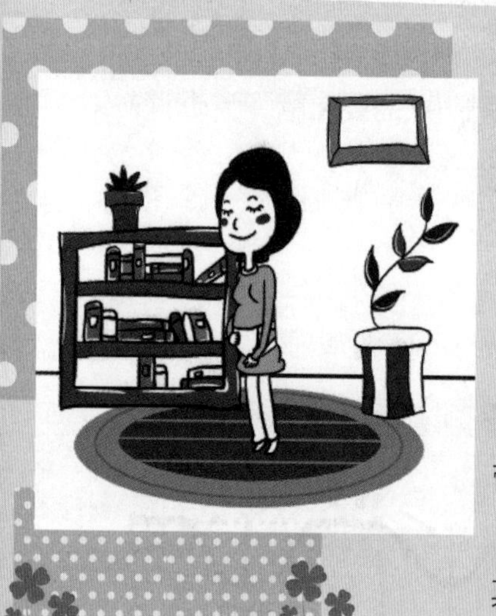

托腹带作为保持准妈妈平衡的一种辅助工具，让不少孕中期、孕晚期的准妈妈们轻松了许多。但是当准妈妈在使用托腹带的时候，也有需要注意的地方。

有下列情形的准妈妈建议使用托腹带：

- 有过生育史，腹壁非常松弛，成为悬垂腹的准妈妈。
- 多胞胎，胎儿过大，站立时腹壁下垂比较剧烈的准妈妈。
- 连接骨盆的各条韧带发生松弛性疼痛的准妈妈，托腹带可以对背部起到支撑作用。
- 胎位为臀位，经医生做外倒转术转为头位后，为防止其又回到原来的臀位，可以用托腹带来限制。

托腹带使用注意事项

- 为了不影响胎儿发育，托腹带不可包得过紧，晚上睡觉时应脱掉。
- 托腹带的伸缩弹性应该比较强，可以从下腹部托起增大的腹部，从而阻止子宫下垂，保护胎位并能减轻腰部的压力。

- 应选用可随腹部的增大而增大,方便拆下及穿戴，透气性强不会闷热的托腹带。

腹带应该什么时候开始用

挺着便便大腹，准妈妈的身体慢慢感受到来自肚子的压力。从怀孕四个月起，胎儿逐渐长大，准妈妈肚子开始有下坠感，脊椎骨容易不舒服，准妈妈这时起可以穿着托腹带，给腹壁一个外在的支撑。

温馨小贴士

准妈妈选择托腹带也是有讲究的，要弹性较强，能够从下腹部微微倾斜地托起增大的腹部，以阻止腹部下垂，并减轻准妈妈的腰部压力；同时，长度要能够随腹部的增大而调整，方便拆下及穿戴，透气性强，没有闷热感。

为了不影响胎儿的正常发育，高龄准妈妈的托腹带不可包得过紧，晚上睡觉时应该解开。毕竟使用托腹带是为了让准妈妈更加轻松，所以准妈妈一定要选择适合自己的托腹带，千万不可以勉强，晚上睡觉时记得要脱下，让自己有一个轻松舒适的睡眠环境。

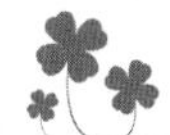

六、准妈妈小腿水肿需要治疗吗

浮症的原因

妊娠后期，手、脚等会出现浮肿。按压手背或小腿，如不能立即复原，则可认为是浮肿。轻者限于小腿，先是足踝部，后来慢慢向上蔓延，严重的可引起大腿、腹壁或全身浮肿。经休息或抬高下肢后能自行消退者，不需特别介意，但如腹壁也浮肿，或经适当休息后仍不能消肿者，应到医院检查发生浮肿的原因，不能麻痹大意。浮肿是由于随着子宫变大，下半身的血管受到压迫，影响到毛细血管的血液循环而引起的症状。每位准妈妈或轻或重都会出现浮肿。若长时间站立工作、来回走动，或持续同一姿势不变，则更容易引起浮肿。腿部浮肿时，应卧床休息，同时用枕头或坐垫将腿垫高，浮肿自然就会消除。

如果浮肿总不见好转，且体重急增，出现高血压、蛋白尿等症状时，则有可能是患了妊娠中毒症，需立即检查，进行妥善的治疗。有的浮肿表面上看不出来，称为潜在浮肿。1周内体重增加500克以上时，有可能是潜在浮肿。

如出现浮肿症状，要注意休息，睡觉时将脚垫高，常做准妈妈体操，从而改善血液循环。此外，还应注意控制盐分的摄入，不要喝过多的水。

浮肿和体重增加是预知妊娠中毒症的重要参考，特别对发病率较高的高龄准妈妈来说，更是衡量自己身体状况的重要标准。

如果准妈妈仅有小腿浮肿一般不需要治疗。只要多加休息，避免站立时间过长，适当做些如抬高下肢的动作，少吃盐，水肿会减轻甚至消退。但不可滥用利尿药物，因为利尿药会排钾，可能会造成血钾过低。

如果水肿严重，漫至大腿以上部分，体重增加较快，血压升高，检查小便有蛋白，则应警惕是否并发妊娠高血压综合征，及时诊断治疗。

去肿方法

虽然，大部分准妈妈的浮肿症状都属于正常现象，不过如果有办法能够预防和控制浮肿，不是更好吗？以下就给予有浮肿烦恼的准妈妈两帖良方：

第一帖良方：小动作去肿

平躺，把脚抬高

下半身的静脉血很难返回心脏是因为人类的心脏离脚实在太远了。静脉血是依靠肌肉的收缩和血管里的某种“阀门”而被送回到心脏的，因此平躺后把脚稍稍抬高能够使血液更容易回到心脏，浮肿也就比较容易消除了。

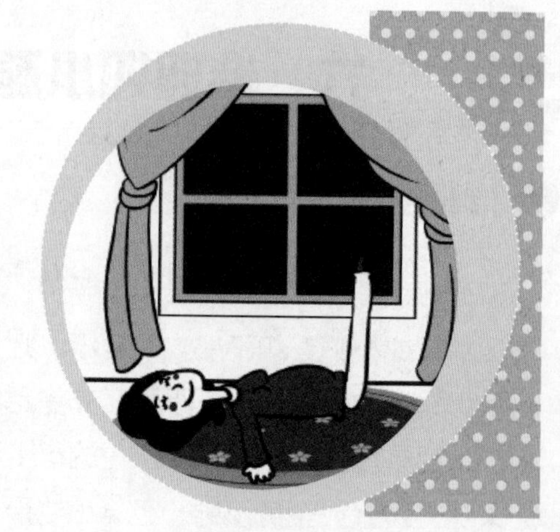

坐着的时候，把脚稍稍垫高

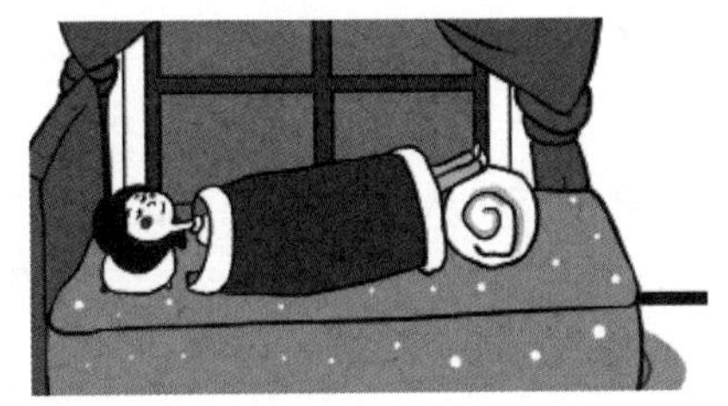

为了使腿部积存的静脉血能够回到心脏，坐在椅子上的时候，可以把脚放到小台子上；坐在地板上的时候，就用坐垫把脚垫高。

卧床，尽量用左侧位

准妈妈应注意休息，每天卧床休息至少9~10小时，中午最好能休息1小时，左侧卧位利于水肿消退。

第二帖良方：运动去肿

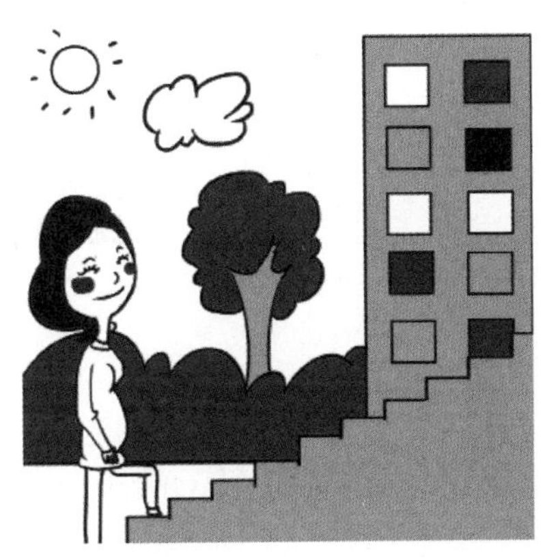

虽然准妈妈不能像孕前那样活蹦乱跳的，但是适当的运动也能促进胎儿和准妈妈的健康，有效改善准妈妈的浮肿烦恼。

利用台阶，双脚做上下运动，能锻炼小腿的肌肉，从而有助于预防浮肿。准妈妈肚子变大很容易失去平衡，所以运动时一定要扶住柱子、墙壁或是桌子等东西。

按摩

通过按摩促进血液循环对于浮肿的预防也是很有效的。要记住按摩时要从小腿方向逐渐向上，这样才有助于血液返回心脏。睡前进行按摩，可以解除腿部酸痛，有助于睡眠。洗澡时按摩也是个不错的选择哦！

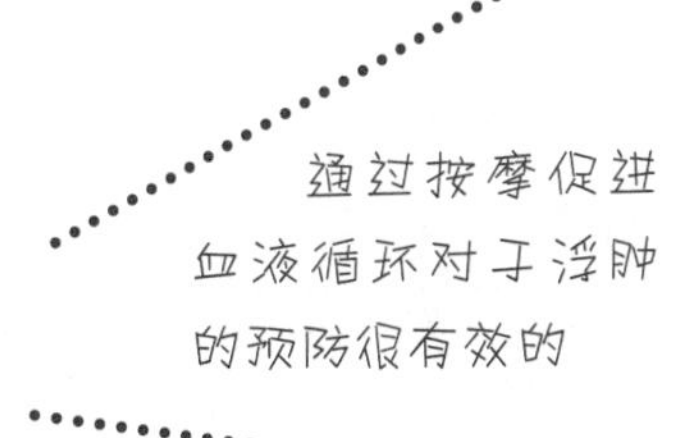

TIP1：选鞋有方

准妈妈买鞋子大有讲究，如果你的腿和脚浮肿得很厉害，合适的鞋子会帮助你减轻不适。

● 鞋跟要低。鞋后跟高度最好在2厘米以下。因为鞋跟过高会增加准妈妈腰和脚的负担，加剧准妈妈的不适。但完全的平跟也不利于准妈妈健康。

●轻便、透气。怀孕后宜穿宽松、轻便、透气性好的鞋，不透气的鞋会加重双脚浮肿。

●尺寸稍大。双脚浮肿比较严重的准妈妈要选择比脚稍大一点的鞋，如果女鞋中实在找不到合脚的，那就买男鞋吧，外观是其次，舒适才最重要，千万不要为了好看而委屈了你的双脚。

●防滑。准妈妈穿的鞋应有良好的防滑性，宜选用有弹性、又柔软的材料，鞋底应做过防滑处理，以防走路时跌跤。

TIP2：选袜有方

长期穿着准妈妈专用的弹性长筒袜，利用袜子适当的压力，能让静脉失去异常扩张的空间，从而使得水肿现象得到改善并逐渐消除。准妈妈在穿着过程中一定要坚持，不可断断续续。每天早上下床前穿上，能起到最好的效果。最好选择医用的，不要随意购买过紧的袜子。

七、准妈妈为什么容易腰背疼痛

腰背疼痛原因

妇女怀孕后，由于胎儿发育，子宫逐月增大，妊娠激素的作用与影响，母体关节韧带松弛，妊娠中、晚期腹部逐渐向前突出，身体的重心随之前移。为保持身体的平衡，准妈妈经常需要双腿分开站立，上身代偿性后仰，致使背伸肌处于紧张状态，当腰椎过度前凸时则更明显；此外孕期内分泌的变化所引起的脊柱及骨盆各关节、韧带松弛，失去正常的稳定性等，均是造成腰背疼痛的原因。

由于腰背疼痛是由肌肉过度疲劳所致，因此平时体质瘦弱者更易发生。此种疼痛于休息后便可减轻；若疼痛严重，影响活动或向其他部位放射，应到医院检查有无其他疾病。此种肌肉疲劳引起的疼痛，若能纠正过度的代偿性姿势，掌握正确的孕期站立行姿势，加强孕期营养，开展适当的孕期运动，增强体质和肌肉的收缩力以及关节韧带的柔韧性；避免提重物；睡硬床垫及穿轻便的低跟鞋，便能得到不同程度的缓解。

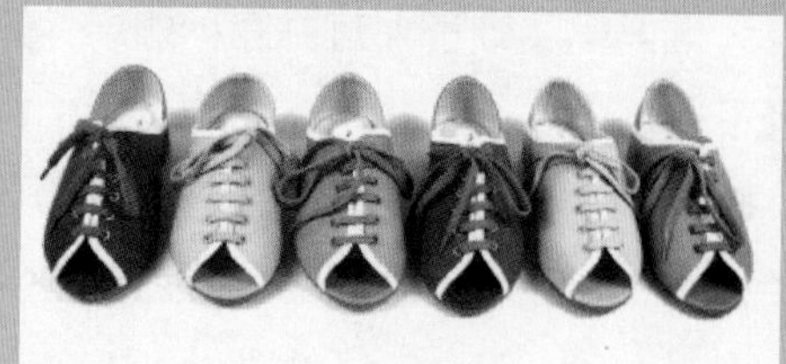

缓解准妈妈腰背痛的方法

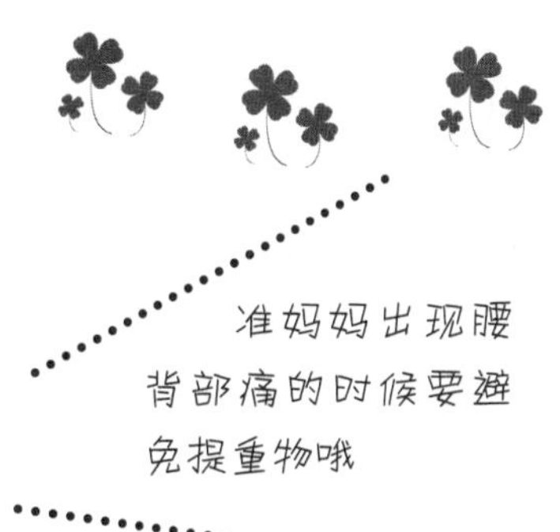

妊娠期间韧带变软并具有伸展性，为妊娠及分娩时的身体变化做准备。当弯腰时关节韧带被拉紧就能感觉到背痛。随着胎儿的长大，脊柱弯曲度增加，在弯腰时更容易出现腰背部痛。

通过以下方式可以避免或减轻腰背痛：

- 避免提重物。
- 当要从地上捡或提东西时，弯曲膝盖，并保持背部挺直。
- 当不得不拿较重物体时，提重物时尽量将物体靠近身体。
- 转身时不要只扭动腰部，而应该移动脚步。
- 穿平跟鞋，这样可以使身体的整个体重在足部均匀支撑。
- 不要采用弯腰的姿势工作。
- 拎东西时保持两只手的重量基本相同。
- 坐的时候背部要挺直并且有靠背。

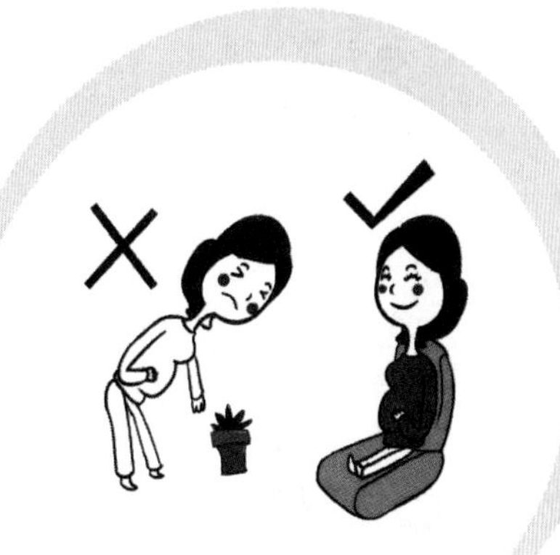

八、准妈妈为什么容易患坐骨神经痛?

怀孕后发生坐骨神经痛，绝大多数是因腰椎间盘突出引起的，这与怀孕期间特殊生理有明显关系。

一是准妈妈内分泌激素发生生理性变化，使关节、韧带松弛，为分娩做好准备，无形中使腰部的稳定性减弱。

二是胎儿在子宫内逐渐发育长大，使腰椎负担加重，并且这种负担持续存在，直到分娩。在此基础上，如果再有腰椎间的劳损和扭伤，就很可能发生腰椎间盘突出，从而压迫坐骨神经，引起水肿、充血，产生坐骨神经刺激征——坐骨神经痛。

对准妈妈的这种坐骨神经痛最好不要做X光检查，而用超声波检查代替。即使无法代替，也要安排在妊娠后期检查，此时胎儿发育接近成熟，不易引起不良反应。

准妈妈应首选硬板床休息和做牵引治疗。某些药物虽然效果好，但也不主张在这个时候使用。中期症状若严重者，可考虑终止妊娠。临产时则建议采用剖腹产的分娩方式，以免加重病情。

一般情况下，大部分准妈妈在分娩后，其坐骨神经痛能自愈，只有少数需要分娩后再手术。预防的关键在于孕期劳逸结合，避免做剧烈的体力活动，尤其是在临产前3个月。平时最好采用侧卧位睡觉，平卧时要在膝关节下面垫上枕头或软垫，此外不要穿高跟鞋。

原因

●到了孕晚期，胎儿的重量会给你的背部增加压力，并且挤压坐骨神经，从而在腰部以下到腿的位置产生强烈的刺痛。

●由于子宫压迫下腔静脉后，使得静脉回流不畅，水分不容易回流到心脏代谢出来，所以会引起下肢凹陷性的水肿，如背部、小腿部、足部等，这就容易压迫坐骨神经，导致疼痛症状的产生。

应对

准妈妈应避免劳累、穿平底鞋，注意休息。可以平躺，将脚架高，使得脚的位置和心脏的位置接近，使静脉回流增加更为舒畅。

如果很严重的话，就要到医院进行局部镇痛治疗。

准妈妈应避免劳累、穿平底鞋，注意休息

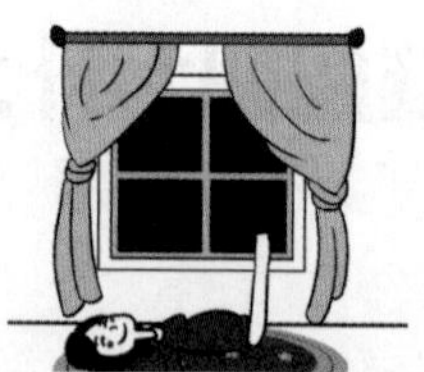

治疗

白天不要以同一种姿势站着或坐着超过半个小时。游泳可以帮助准妈妈减轻对坐骨神经的压力。

首先，调整睡觉的姿势能缓解坐骨神经痛；在睡觉时左侧卧，并在两腿膝盖间夹放一个枕头，以增加流向子宫的血液。

其次，准妈妈出现坐骨神经痛后要多注意休息，避免劳累；准妈妈应避免劳累、穿平底鞋，注意休息。可以平躺，将脚架高，使得脚的位置和心脏的位置接近，使静脉回流增加更为舒畅。

九、孕晚期准妈妈睡姿要求

最佳睡姿

到了孕晚期，肚子越来越大，许多孕妈都不能好好睡一觉。孕晚期睡姿非常重要，准妈妈们知道孕晚期的睡姿怎样才是最舒适的吗?

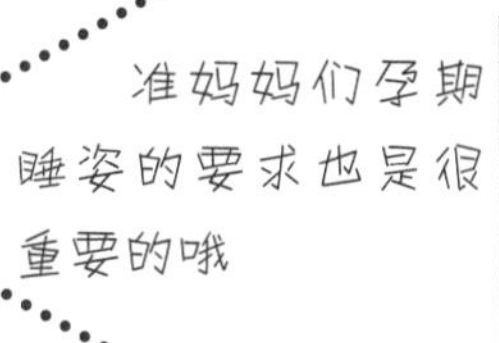

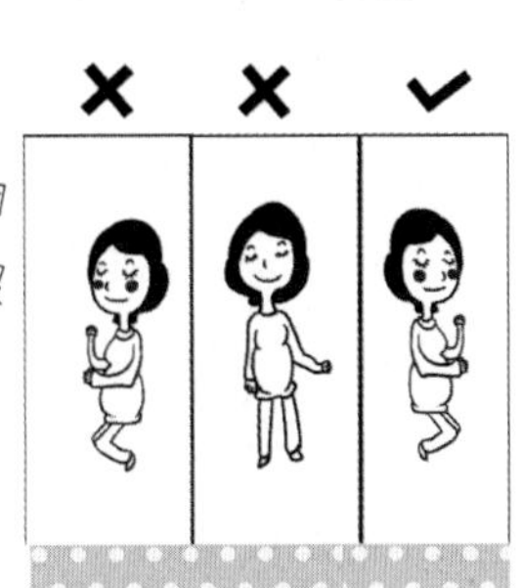

孕晚期最佳睡姿：左侧卧位

医学专家对准妈妈的睡姿进行了长期的临床研究和实践后证实：准妈妈在妊娠期，特别是妊娠晚期，采取左侧卧位是准妈妈的最佳睡眠姿势。

在孕晚期适宜采取左侧卧睡姿，此种睡姿可纠正增大子宫的右旋，能减轻子宫对腹主动脉和髂动脉的压迫，还能避免子宫对下腔的静脉的压迫，增加准妈妈的心血排出量，减少浮肿，改善子宫和胎盘的血液灌注量，有利于减少早产，避免子宫对肾脏的压迫，从而有利于胎儿的生长发育和优生。

孕晚期不宜采取仰卧睡姿

孕晚期不宜采取仰卧睡姿。因为仰卧睡时，膨大子宫压迫下腔静脉，影响血循环，使下肢和外阴发生水肿或静脉曲张。还使下肢回流到心脏的血液量减少，大脑缺血、缺氧。准妈妈会感觉头晕、心慌、恶心、憋气等症状，呈面色苍白、四肢无力、出冷汗等。如果出现上述症状，应马上采取左侧卧睡姿，血压可逐渐恢复正常，症状也随之消失。

孕晚期睡姿也不宜右侧卧

右侧卧位，会使子宫呈不同程度地向右侧旋转。这样，便会使维持子宫正常位置的韧带和系膜处于紧张状态。系膜中的血管受到牵拉，影响胎儿的血液供应，造成胎儿慢性缺氧，严重时，还会引起胎儿窒息、死亡。

右侧卧，会使子宫呈不同程度地向右侧旋转，影响胎儿供血供氧

孕晚期睡姿不对会导致流产？

胎盘早剥与准妈妈睡姿并无必然联系

胎盘早剥与准妈妈睡姿并无必然联系。引发胎盘早剥的主要原因是妊娠高血压、外伤、撞击等因素，还有一些目前医学无法解释的不明原因。而“仰卧位低血压综合征”是准妈妈接受麻醉时容易出现的情况。平时如果准妈妈仰卧感到低血压症状的不适（如心慌、头昏），自然就会调节睡姿。除非准妈妈处于特殊情况，如怀有双胎、巨大儿、羊水过多、本身有低血压等基础疾病，才可能因调节不及而致病。一般情况下，健康准妈妈偶尔的仰卧不会导致低血压综合征。

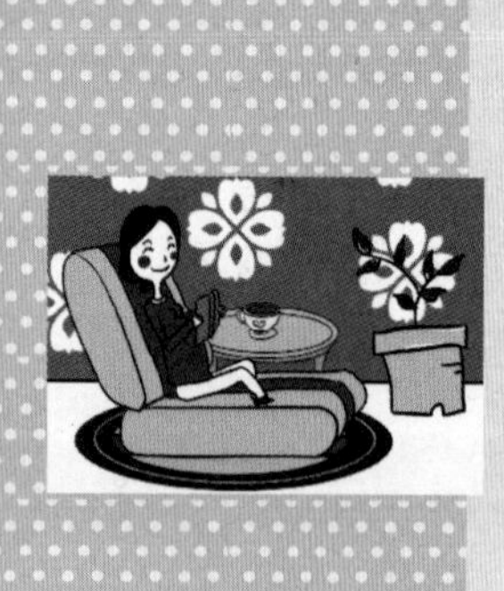

准妈妈采取左侧卧位睡姿

建议准妈妈采取左侧卧位睡眠，可减少子宫对身体的压迫和准妈妈泌尿系统感染的概率。但是，要求准妈妈整夜采取左侧位睡姿并不现实，准妈妈应以舒适为原则。孕晚期除避免长时间的仰卧外，左侧、右侧、半靠位均可。

其实，胎儿有自我保护能力，当准妈妈睡眠时的体位让宝宝感觉“不舒服”时，胎儿会发出“信号”让妈妈调节睡姿。

十、孕晚期肚子硬是怎么回事

肚子发硬的原因

到了孕晚期准妈妈会出现很多不适的怀孕症状，例如呼吸困难，行动不便，肚子硬等。

大多数健康的准妈妈感觉肚子发紧是非常正常的，这是子宫收缩引起的反应。肚子发紧时一般感觉不到痛，有时是轻微的像月经痛的感觉，每次都十分短暂，大约不到1分钟，经常在准妈妈劳累后频繁发生。

孕晚期肚子硬，科学的解释就是假宫缩，无痛宫缩，因为子宫到了孕晚期变得越来越敏感了，受到一些刺激就会引起宫缩，这类宫缩与动产前的宫缩不同，不会引起胎儿提早分娩，但是对于这些假性宫缩准妈妈也应该有所注意，当肚子发硬之后，应该立刻停下手中的工作休息一下，如果是在路上发生假性宫缩，就停下脚步，待缓解之后再继续前行。

孕晚期肚子发硬怎么办

对于孕晚期这种假性宫缩引起的肚子发硬，准妈妈应该如何处理呢?

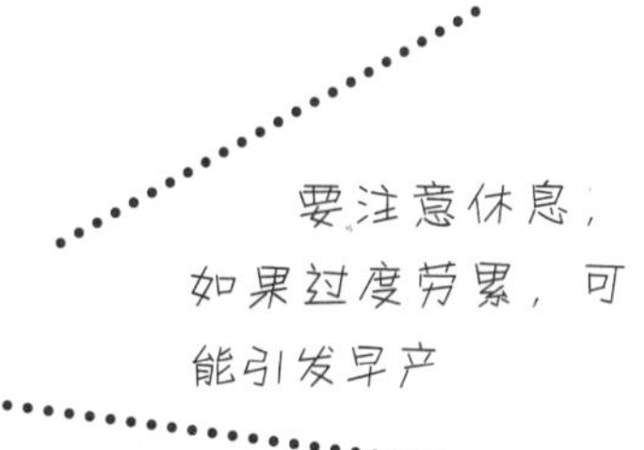

- 要注意休息，因为孕晚期肚子的增大对准妈妈已经是一种负担，如果过度劳累，极有可能引发早产。
- 千万不要刺激子宫，平时走路的时候一定要小心，不要让人或者物撞击到你的肚子。
- 如果孕晚期经常有肚子硬这种现象，可以做胎心监护观测是否存在不规则宫缩，如有不规则宫缩应予以适当的治疗。
- 如果孕晚期肚子硬还伴随着肚子痛、腰痛，那么就要立即去医院检查。
- 孕晚期肚子硬是大部分准妈妈都会遇到的情况，准妈妈们也无需过度的担心，要注意休息。

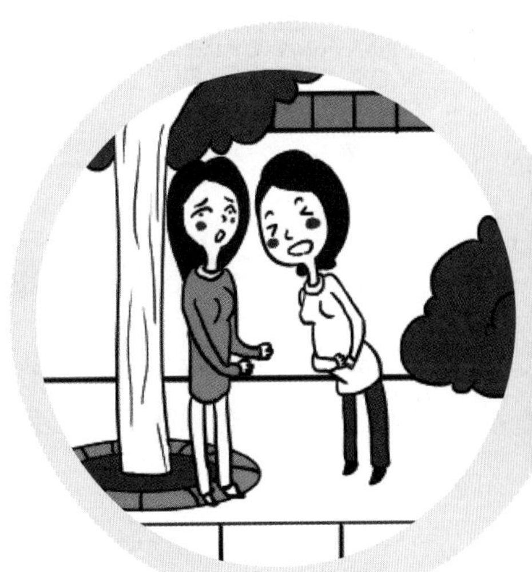

十一、如何分辨孕晚期是真宫缩还是假宫缩

孕晚期宫缩的症状

宫缩开始是不规则的，强度较弱，逐渐变得有规律，强度越来越强，持续时间延长，间隔时间缩短，如间隔时间2~3分钟，持续50~60秒。

宫缩的现象也会从一开始的阵痛到，逐步缩短，疼痛的间歇越来越短，如每4~5分钟疼痛1次，然后逐渐缩短到30秒疼痛。

孕晚期频繁假宫缩

假性宫缩其特点是出现的时间无规律，程度也时强时弱。实际上，如果准妈妈较长时间的用同一个姿势站或坐，会感到腹部一阵阵的变硬(即出现肚子紧的症状)，这就是“假性宫缩”。尤其在准妈妈感觉疲劳或兴奋时，更易出现这种现象，是临近分娩的征兆之一，但与真正的产前有规律的宫缩不同，所以也称之为“假宫缩”，它在产前2~3周内会时常出现。

那么究竟孕晚期假性宫缩频繁怎么办呢

假性宫缩频繁，准妈妈不要自行用药，而且服用药物一般也不能缓解，这时，准妈妈要注意休息，尤其不能刺激腹部。假如，宫缩伴有较强烈的腹痛，比如，痛到坐立不安、工作和生活受到影响，就需要去医院就诊。

如何分辨是真宫缩还是假宫缩?

●假宫缩的程度不会逐渐加强，频率也不会加快。真宫缩则会有规律，宫缩会越来越强，持续更久，次数更多。

●假宫缩一般发生在前面、腹部下方。真宫缩一般发生在腹部下方，还会扩散到背部下方。

●假宫缩从无痛到轻微的不舒服，与其说是痛，不如说是压力更准确。真宫缩是紧绷、拉扯的痛。

●如果是假宫缩，准妈妈洗个热水澡就可以缓解。真宫缩只能躺着换个姿势。

●假宫缩时子宫很硬像个球。真宫缩时会见红。

假性宫缩其特点是出现的时间无规律

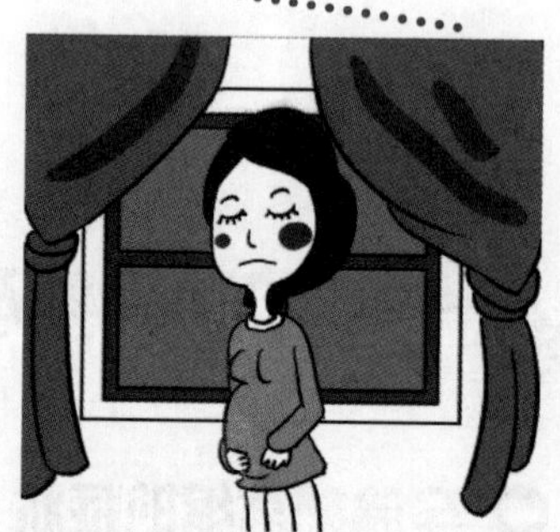

十二、孕晚期宫缩与胎动的区别

如何分辨是真宫缩还是假宫缩?

孕晚期宫缩和胎动在一定程度上会有相似感，所以也导致很多人误以为宫缩是胎动，直到宫缩强度变大时才会引起准妈妈的注意。那么孕晚期宫缩与胎动的区别是怎样的呢?

● 胎动的感觉。胎动是胎儿在子宫内羊水中运动对子宫壁的碰撞而使妈妈感受到的感觉，胎儿运动方式不同、运动强度不同，妈妈的感觉也不一样。实际上，胎儿在子宫内9周就有胎动了，但力量太小，直到怀孕16周~20周，才有足够的力度让妈妈感受到。

● 孕晚期宫缩与胎动的区别：胎动是间断的，感到胎动的部位与胎儿在子宫中运动的部位一致，而且经常变换。如果是整个子宫发硬，准妈妈感到发胀、下坠，甚至有时有尿意或便意，那就是子宫收缩了。

孕晚期不规则宫缩

孕晚期不规则宫缩是要临产了吗？一般说来，如果出现了孕晚期不规则宫缩，那么确实是快要生了。不过也不能光凭不规则宫缩来判断，还有配合其他的分娩征兆，如见红、破水等，来综合判断是否是要临产了。

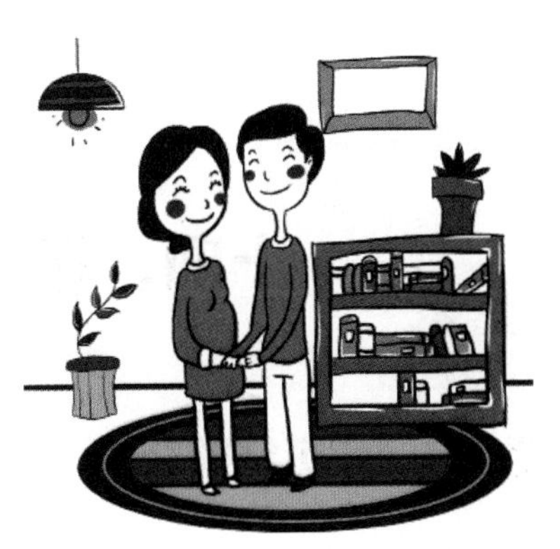

孕晚期不规则宫缩如果发硬伴有明显的腹痛，应去医院做次B超检查，注意胎儿发育和胎盘情况，而正常操作的检查，对胚胎和胎儿无明显不良影响。

十三、孕晚期胎动多少算正常

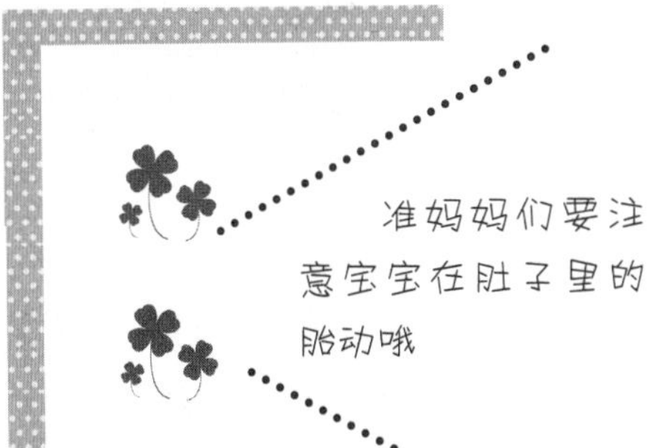

孕32周后，胎儿的胎动变得强而有力，并且有一定规律。医生会建议准妈妈通过数胎动了解胎儿在子宫内的情况。早晨、中午、晚上在左侧卧位的情况下，各测一小时胎动，然后把测得的3次胎动数相加，再乘以4，就是12小时的胎动数。

一般正常时每小时胎动在3次以上。12小时胎动在30次以上表明胎儿情况良好，少于20次意味着胎儿有宫内缺氧，10次以下说明胎儿有危险。准妈妈在自我监护时，如果一旦发现胎动次数低于正常，应立即到医院检查以明确原因，及时挽救胎儿。

孕晚期胎动减少正常吗？

其实，孕晚期胎儿入盆后胎动会减少，这是很正常的。因为胎儿慢慢长大，子宫内可以供他活动的空间会越来越少，因此他的胎动也就会减少一些。

不过，如果胎儿宫内缺氧也会引起胎动减少减弱，准妈妈们不可不注意。

孕晚期胎动频繁正常吗

在许多时候，孕晚期胎动频繁是正常的。因为胎动与胎儿的健康息息相关，准妈妈在观察胎动频率的时候要注意以下情况胎动会比较频繁：夜晚睡觉前、吃饭以后、洗澡的时候、对着肚子说话的时候、听音乐的时候。

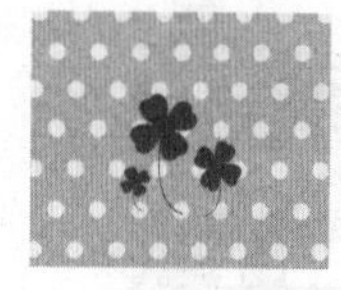

十四、孕晚期见红之后如何应对

孕晚期见红的特征

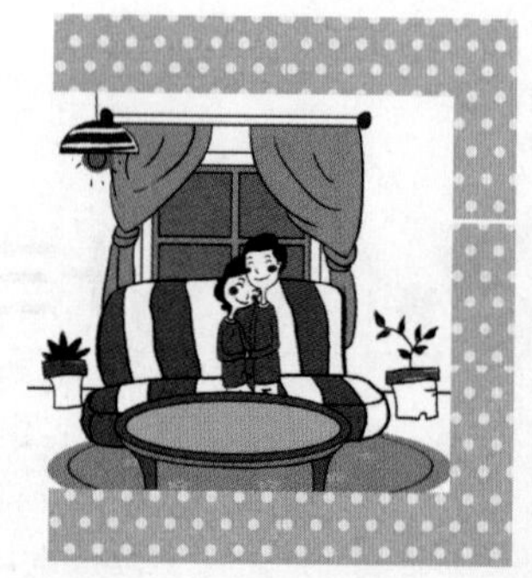

- 茶褐色、粉红色、红色都是可能出现的颜色。
- 出血量明显比生理期的出血量少。
- 一般在阵痛前24小时出现，但因人而异，也有在1周前就反复出现见红的情况。
- 混合黏液流出，质地黏稠。

孕晚期见红之后如何应对

一般见红在阵痛前的24小时出现，但也有在分娩几天前甚至1周前就反复出现见红。如果只是淡淡的血丝，量也不多，准妈妈可以留在家里观察，平时注意不要太过操劳，避免剧烈运动就可以了。如果流出鲜血，超过生理期的出血量，或者伴有腹痛的感觉，就要马上入院就诊。因为这可能是胎盘剥离引起的。

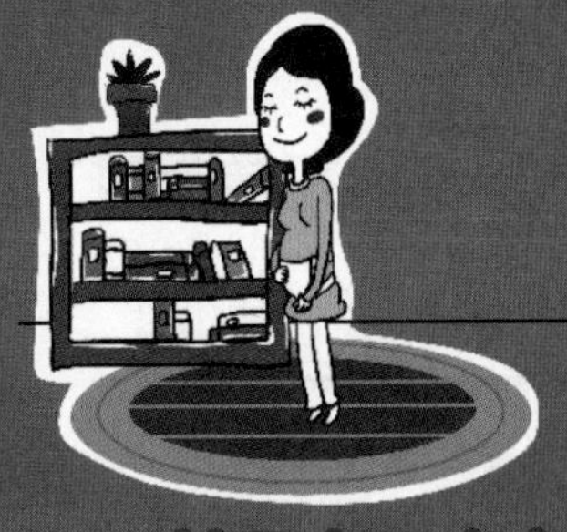

第4节 准妈妈的孕晚期保健

一、高龄准妈妈孕晚期适合的运动

到了孕晚期，准妈妈行动不方便了很多，运动量要减少了，做一些简单的家务或者散步运动比较适宜。一个人运动不免有些枯燥，不妨和其他准妈妈一起运动，或者拉上准爸爸也是不错的选择。

另外，近预产期的准妈妈，体重增加，身体负担很重，这时候运动一定要注意安全，本着对分娩有利的原则，千万不能过于疲劳。不要久站久坐或长时间走路。

因为年龄大，又身体不便，会使高龄准妈妈更为懒惰，所以要选择更为合适的运动。

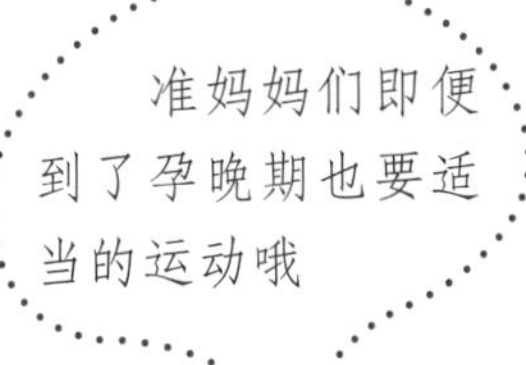

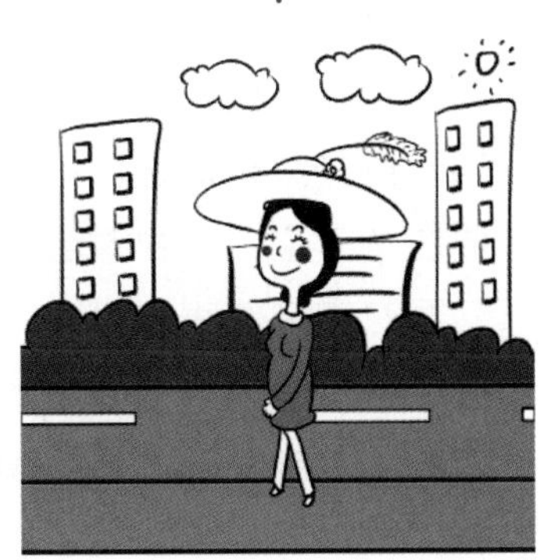

腹式呼吸练习

腹式呼吸应从卧位开始，分四步进行：第一步用口吸气，同时使腹部鼓起；第二步再用口呼气，同时收缩腹部；第三步用口呼吸熟练后：再用鼻吸气和呼气，使腹部鼓起和收缩；第四步在与呼吸节拍一致的音乐伴奏下做腹式呼吸练习。

益处：呼吸运动能够锻炼腹部肌肉，使腹内脏器得到充分运动，促进各脏器功能的协调，在音乐的陪伴下做这个运动，能够让心情放松。

骨盆扭转运动

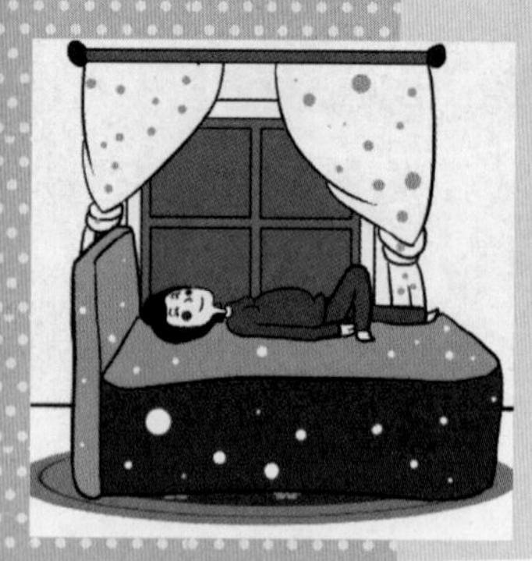

仰卧，左腿伸直，右腿向上屈膝，足后跟贴近臀部，然后，右膝缓缓倒向左腿，使腰扭转。接着，右膝再向外侧缓缓倒下，使右侧大腿贴近床面。如此左右交替练习，每晚临睡时各练习3~5分钟。

益处：这个运动可以加强骨盆关节，对于孕妈来说和腰部肌肉的柔软度。

练习盘腿坐

早晨起床和临睡时将盘腿坐在地板上，两手轻轻放两腿上，然后两手用力把膝盖向下推压，持续一呼一吸时间，即把手放开。如此一压一放，反复练习2~3分钟。

益处：此活动通过伸展肌肉，可达到松弛腰关节。

二、准妈妈孕晚期运动安全准则

怀孕晚期，也就是8~10个月，尤其是临近预产期的准妈妈，体重增加，身体负担很重，这时候运动一定要注意安全，既要对自己分娩有利，又要对宝宝健康有帮助，还不能过于疲劳，这时候也不要在闷热的天气里做运动，每次运动时间最好别超过15分钟。

这一时期的运动突出个“慢”字，以稍慢的散步为主，过快或时间过长都不好，在速度上，以3千米/小时为宜，时间上以准妈妈是否感觉疲劳为度。

在散步的同时，准妈妈还要加上静态的骨盆底肌肉和腹肌的锻炼，不光是为分娩做准备，还是让渐渐成形的宝宝发育更健全，更健康，增强他的活力。所以，这个时期在早上和傍晚，做一些慢动作的健身体操是很好的运动方法。比如简单的伸展运动；坐在垫子上屈伸双腿；平躺下来，轻轻扭动骨盆；身体仰卧，双膝弯曲，用手抱住小腿，身体向膝盖靠等简单动作。每次做操时间在5~10分钟就可以，动作要慢，不要勉强做动作。

这个时期千万不能过度疲劳，不要再做家务劳动，而像跳伞、高空弹跳、跳水、滑水更是绝对不能再做的。

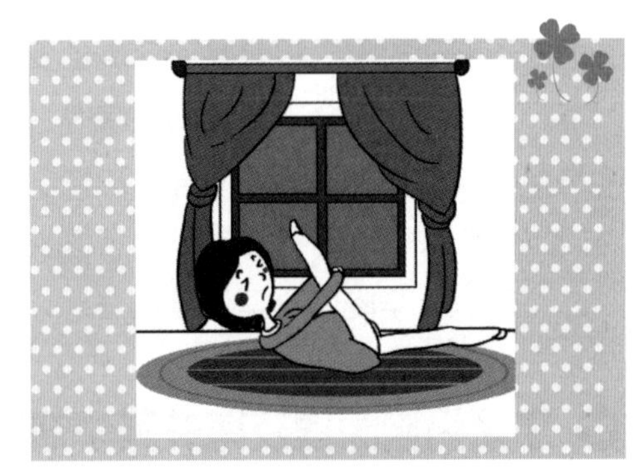

运动强度自我控制

准妈妈适当做运动是必要的，但在进行运动之前，你必须有几个重要的认知，那就是你的基本健康状况、对于所从事运动的专精程度、运动的种类、运动时的环境以及运动的时间长短等等都要加以考虑。

一般来说，在运动时，脉搏不要超过140次/分，体温不要超过38℃，时间以30~40分钟为宜。运动开始时要根据自己感觉的舒适程度及时调整，找到适合自己孕期一系列的运动组合。

如果在运动过程中出现头晕、气短；宫缩频率增加；某个部位疼痛；阴道突然有血丝或大量流血，要立即停止运动，向专家咨询情况是否正常，是否适合再继续做运动。

三、高龄准妈妈孕晚期应重视心理保健

进入孕晚期以后，高龄准妈妈子宫已经极度胀大，各器官、系统的负担也接近高峰，因而，准妈妈心理上的压力也是比较重的。

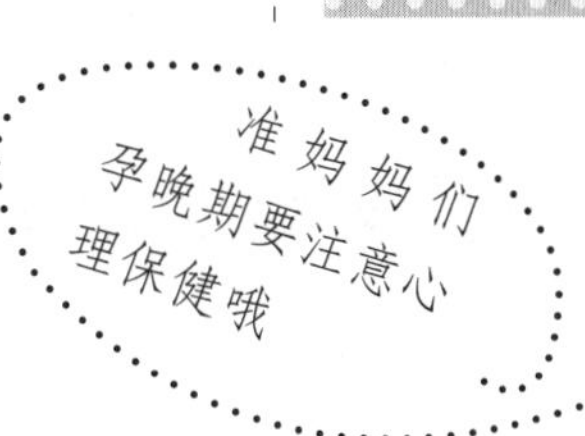

由于体型变化和运动不便，高龄准妈妈心理上产生了一些变化，有许多高龄准妈妈会产生一种兴奋与紧张的矛盾心理，从而导致情绪不稳定、精神压抑等心理问题，甚至会因心理作用而自感全身无力，即使一切情况正常，也不愿活动。

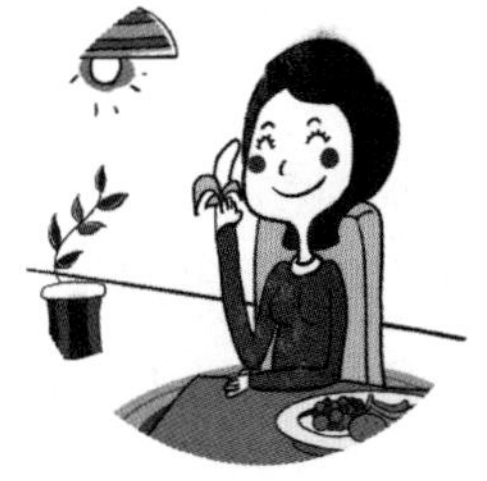

由于临近预产期，高龄准妈妈对分娩的恐惧、焦

虑或不安会加重，对分娩“谈虎色变”。有些高龄准妈妈对临产时如何应付，如有临产先兆后会不会来不及到医院等过于担心，因而稍有“风吹草动”就赶到医院，甚至在尚未临产，无任何异常的情况下，缠住产科医生要求提前住院。因为高龄准妈妈怀个孩子不容易，越是到了这种时候反而更加敏感。

所以，孕晚期心理保健应注意以下问题：

了解分娩原理及有关科学知识

克服分娩恐惧，最好的办法是让准妈妈自己了解分娩的全过程以及可能出现的情况，对准妈妈进行分娩前的有关训练，许多地方的医院或有关机构均举办了“准妈妈学校”，在怀孕的早、中、晚期对准妈妈及其丈夫进行教育，专门讲解有关的医学知识，以及准妈妈在分娩时的配合。这对有效地减轻心理压力，解除思想负担以及做好孕期保健，及时发现并诊治各类异常情况等均大有帮助。

作好分娩准备

分娩的准备包括孕晚期的健康检查、心理上的准备和物质上的准备。一切准备的目的都是希望母婴平安，所以，准备的过程也是对准妈妈的安慰。如果准妈妈了解到家人及医生为自己做了大量的工作，并且对意外情况也有所考虑，那么，她的心中就应该有底了。

孕晚期以后，特别是临近预产期时，准妈妈的丈夫应留在家中，使妻子心中有所依托。

身体没有意外情况时，不宜提早入院

毫无疑问，临产时身在医院，是最保险的办法。可是，提早入院等待时间太长也不一定就好。首先，医疗设置的配备是有限的，如果每个准妈妈都提前入院，医院不可能像家中那样舒适、安静和方便；其次，准妈妈入院后较长时间不临产，会有一种紧迫感，尤其看到后入院者已经分娩，对她也

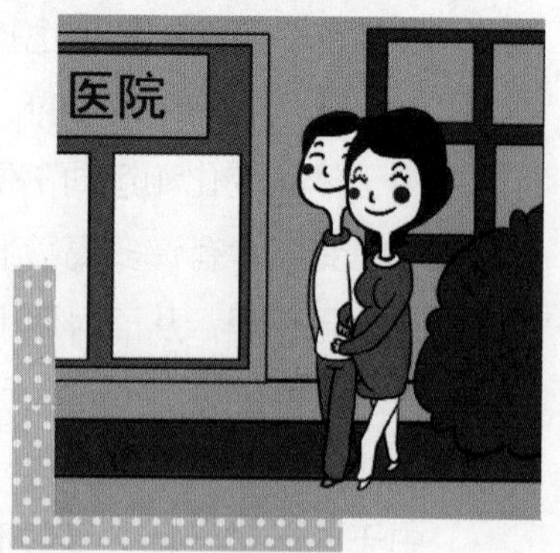

是一种刺激。另外，产科病房内的每一件事都可能影响住院者的情绪，这种影响有时候并不十分有利。

所以，准妈妈应稳定情绪，保持心绪的平和，安心等待分娩时刻的到来。不是医生建议提前住院的准妈妈，不要提前入院等待。

四、准妈妈日常需要注意的情况

在妊娠后期，最好不要骑车，以防羊水早破。

乘坐公交车是最经济而且安全的选择，但乘车时间应该避开上下班乘车高峰，以免因为空气质量差而加重恶心的感觉。公交车后部比前部颠簸得厉害，所以应该选择前面的座位。

自驾汽车时注意姿势。许多准妈妈自驾车时习惯前倾的姿势，容易使子宫受到压迫，产生腹部压力，特别是在怀孕初期和怀孕七八个月时，最容易导致流产或早产。另外，怀孕期间准妈妈的神经比平时更敏感，容易疲劳、困倦、情绪不稳定。而驾驶汽车如果精神过分地专注，疲劳感就会加强。怀孕期间若是短距离驾驶，不要采取前倾的姿势驾驶。如果路况不好，放弃长距离的驾驶比较安全。

高龄准妈妈必要的检查。除了常规检查做好分娩前的准备，更需要做盆骨测量、胎心监护、B超检查了解胎儿发育的各径线、胎盘成熟度、羊水量等，这些要作为选择分娩方式的重要参考。

高龄准妈妈要忌口。高龄准妈妈在怀孕期间比20多岁准妈妈容易发胖，体重过度增加，结果易患上糖尿病，而且腹中的宝宝长得太大会给分娩带来困难。这时你需要控制体重，一般妊娠40周的准妈妈体重增加不要超过12.5千克，其中胎儿占3～3.5千克。避免吃下列食物：任何甜味剂：包括白糖、糖浆、朱古力、可乐或人工添加甜味素的果汁饮料、罐头水果、人造奶油、冰淇淋、冰冻果汁露、含糖花生酱、沙拉酱。

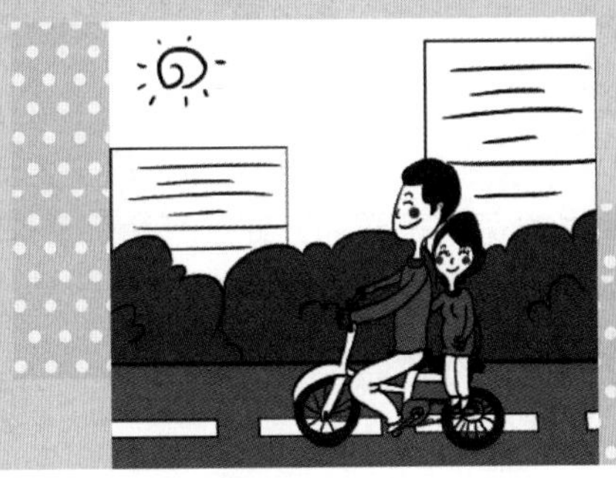

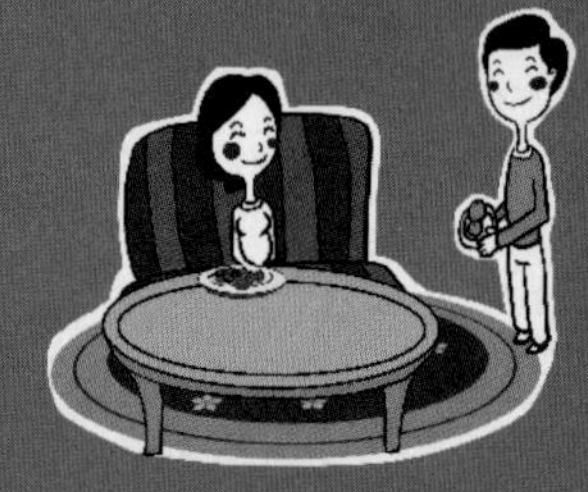

第5节　孕晚期的营养需求和食疗

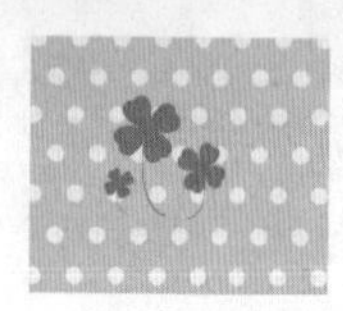

一、适宜孕晚期准妈妈的食品

选择孕晚期合适准妈妈的食品很重要

- 多吃含有丰富胶原蛋白的食品，如猪蹄等，有助于增加皮肤的弹性。
- 多吃鲫鱼、鲤鱼、萝卜和冬瓜等食物，有助于缓解水肿症状。
- 多吃核桃、芝麻和花生等含不饱和脂肪酸丰富的食物，以及鸡肉、鱼肉等易于消化吸收且含丰富蛋白质的食物。
- 多选用芹菜和莴苣等含有丰富的维生素和矿物质的食物。
- 经常吃一些富含碘的食物，如海带和鱿鱼等。

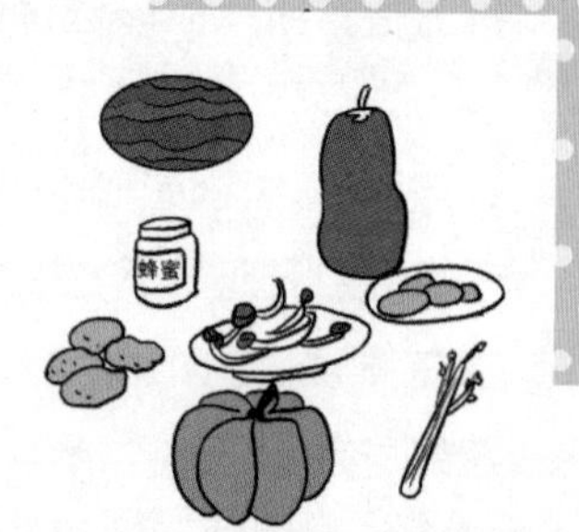

二、孕晚期准妈妈的饮食禁忌

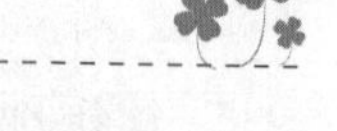

- 忌食苋菜等寒凉、对子宫有刺激作用的食物。
- 不能吃霉变的食物。
- 慎食大补食品。

准妈妈要注意饮食的禁忌哦

三、孕晚期的营养原则

孕晚期主要营养素储备

进入妊娠后期，除满足胎儿生长发育所需外，准妈妈和胎儿体内还要储存一些营养素，所以对营养素需求量增加。要增加每日进餐次数和进食量，使膳食中各种营养素和能量能满足准妈妈和胎儿需要。

首先，要多吃含矿物质丰富的食物，特别是含铁和钙丰富的食物。含铁丰富的食物有动物的肝脏、菠菜和蛋黄等。动物的肝脏中含有血红素、铁、叶酸和维生素等，是孕晚期补充铁的较好选择。妊娠晚期准妈妈对钙的需要量明显增加，因为胎儿牙齿、骨骼钙化需要大量的钙，准妈妈要多喝骨头汤、虾皮汤，多吃芝麻、海带、动物肝脏、蛋、海鱼、海米和虾仁。

其次，要增加蛋白质的摄入，以防止产后出血，增加泌乳量。

再次，要补充必需的脂肪酸和DHA。DHA是胎儿大脑、眼睛发育和维持正常功能所需的营养素，人体内不能合成，必须从食物中获得。鱼肉中DHA含量较高，准妈妈应多食用。

此外，应补充足量的维生素B。孕晚期准妈妈维生素B不足，会出现类似早孕反应的症状，甚至影响生产时准妈妈的子宫收缩，导致难产，因此准妈妈要多吃富含维生素B的粗粮。

另外，妊娠晚期除正餐外，要加吃零食和夜餐。

最后，要吃含有丰富维生素、无机盐和纤维素的食物。绿叶蔬菜如菠菜和白菜等;水果含有较多的维生素C和果胶。多吃蔬菜水果，有助于防治便秘。

主打营养素：维生素B_1（硫胺素）

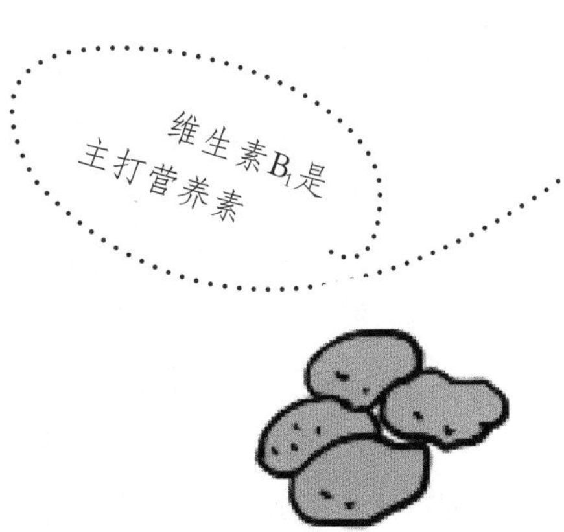

作用：避免产程延长，分娩困难

最后一个月里，必须补充各类维生素和足够的铁、钙、充足的水溶性维生素，尤其以硫胺素最为重要。如果硫胺素不足，易引起准妈妈呕吐、倦怠、体乏，还可影响分娩时子宫收缩，使产程延长，分娩困难。硫胺素在海鱼中的含量比较高。

四、孕晚期吃什么减少分娩痛苦

饮食要以量少、丰富、多样为主，一般采取少吃多餐的方式进餐，要适当控制进食的数量，特别是高蛋白、高脂肪食物，如果此时不加限制，会使胎儿生长过大，给分娩带来一定困难。

脂肪性食物里含胆固醇量较高，过多的胆固醇在血液里沉积，会使血液的黏稠度急剧升高，再加上妊娠毒素的作用，使血压也升高，饮食的调味宜清淡些，每天饮食中的盐量应控制在7克以下，不宜大量饮水。

准妈妈应选体积小、营养价值高的食物，如动物性食品，避免吃体积大、营养价值低的食物，如土豆、红薯，以减轻胃部的涨满感。特别应摄入足量的钙，准妈妈在吃含钙丰富食物的同时，应注意维生素的摄入。

准妈妈要摄取足够的优质蛋白质和必需脂肪酸，但尿蛋白高的准妈妈应限制蛋白质、水分和食盐的摄入，多吃植物性油。平常的饮食生活要节制食盐的摄取，热量高的食物、甜食、米、面包等主食不要吃太多，要多吃含有优质蛋白质的蛋、牛奶、肉类以及大豆制品等。

五、孕晚期食谱推荐

健康牛肉烩

原料：西兰花、黑木耳、瘦牛肉(牛里脊)、洋葱(少量)。

配料：山茶油(玉米油、葵花油、大豆油等均可)、干红葡萄酒、红糖、酱油、盐(最好是竹盐)、鸡精或蘑菇精。

做法：牛肉切小片用红酒、红糖、酱油、鸡精、少量盐和黑胡椒腌30分钟；用少量山茶油和洋葱炝锅(热锅凉油)，放入牛肉、西兰花；待牛肉变色，加入适量腌牛肉的调料，翻炒均匀即可出锅。提示：红酒腌牛肉不但可以去腥，还有助于消化，不必担心，(酒精会在炒制中完全挥发)；黑胡椒用量一定要少。

营养备注：主要洗涤肠胃，防治缺铁性贫血，补充维生素A和β-胡萝卜素。

第5章

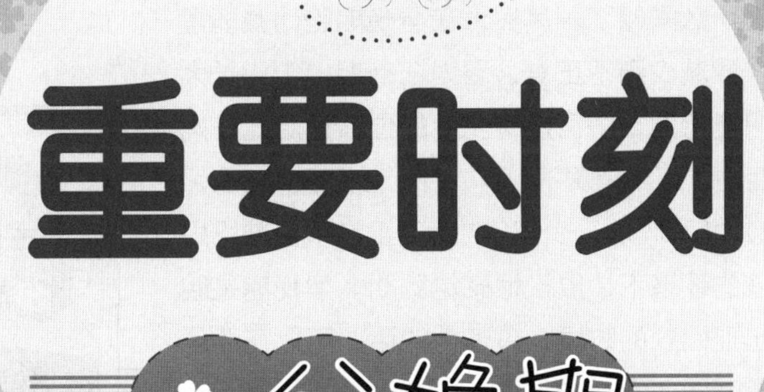

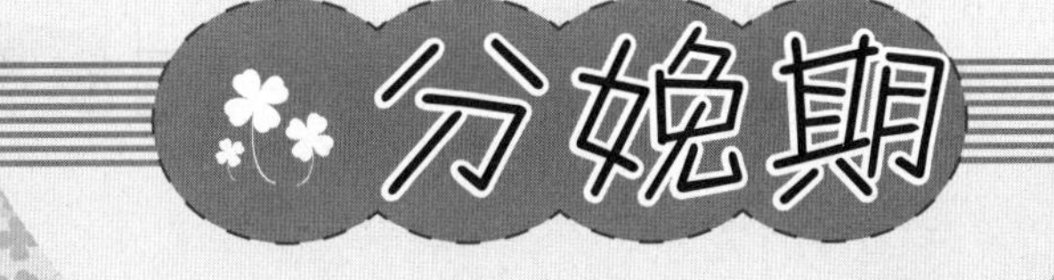

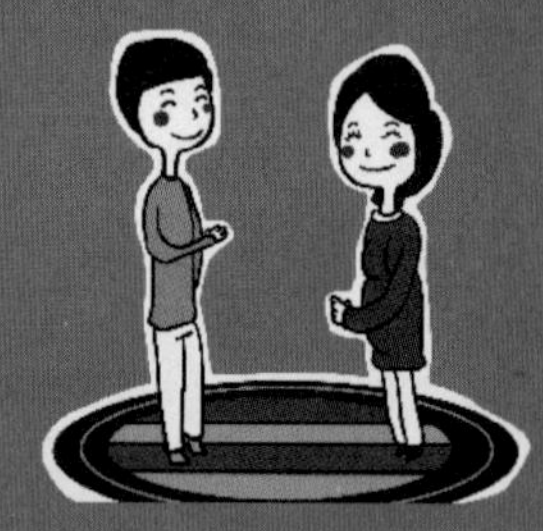

第1节 准妈妈预产期临近时

胎动

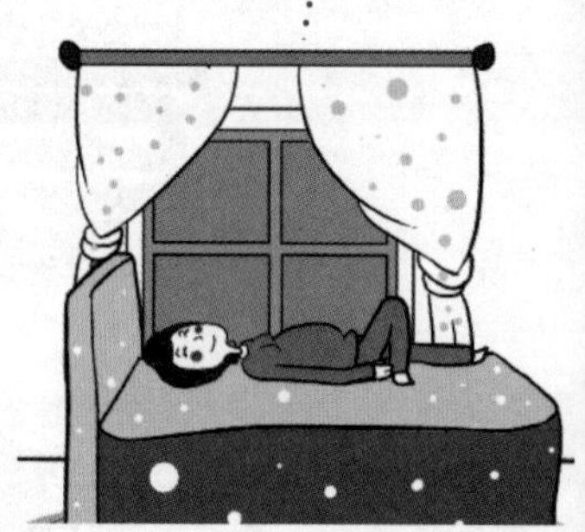

“啊，孩子踢了我一脚。”相信这是不少准妈妈幸福的疼痛感觉。进入孕晚期，胎动强度减弱，不少准妈妈发觉胎动没有那么厉害，又担心又害怕，生怕胎儿出现什么问题了。其实，在孕晚期胎动减弱是正常的，次数减少则不正常。因为在晚期，个头长大了，肢体只能弯曲，子宫没有多余的位置让胎儿在妈妈肚子里活动。正常情况下，早、午、晚的胎动3次，每次平均数为5~10次，少于5次就不正常了。准妈妈应该在安静的环境下，放松地感觉胎动。孕晚期是胎儿最容易出现问题的时候，有条件的话，可以在怀孕36周后1周1次定期做胎心监护。

见红

有一些准妈妈，发现自己的内裤有血迹，以为要生了，一家人立即赶到医院。其实，见红是分娩的先兆，一般12~48小时就应该临产，但如果流出来的血是鲜红的，流量超过月经量则属异常。即使见了红，无宫缩、无破水，不一定要急于到医院。

破水

阴道通常在怀孕晚期都会有一些分泌物，像会流出少量的水，内裤湿了巴掌大的一块，这种情况往往不是破水。真正的破水是像流水一样，活动之后的流量更多，这个时候就应该立即去医院。破水后，第一次生产的初产妇，无腹痛、无流血可以打的士到医院。而经产妇要尽量平躺着，抬高臀部，有必要最好叫救护车。

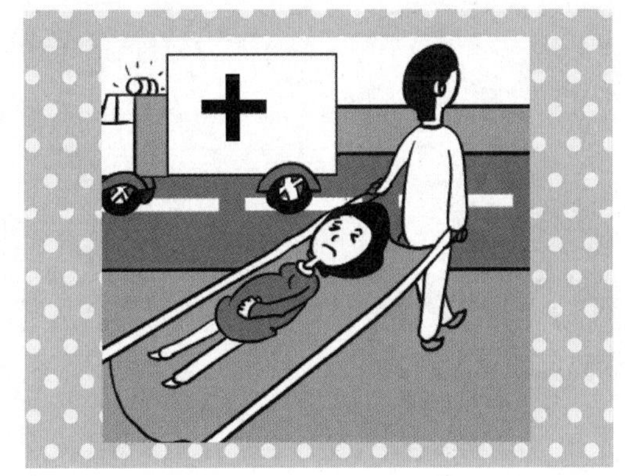

临产

准妈妈到了肚子痛的时候，就以为要临产了。一些准妈妈子宫收缩，肚子痛了10分钟，在床上休息后疼痛又缓解了，肚子也变软，这就不叫临产，叫假性临产。一般肚子发硬，子宫有规律地收缩，每10分钟1~2次，才叫临产。为什么不同的准妈妈会有不同的反应呢？有人38周临产，有人42周才临产，这与准妈妈自身分泌的催产素和敏感性有关，初产妇从临产到胎儿娩出，平均时间是10小时左右。

营养

一个妊娠周期按天算是280天，孕晚期就是怀孕的最后12周，也就是最后3个月。在这最后的3个月里，胎儿长得快，需要充足营养，所以此时准妈妈的饮食原则是：不要偏食、不要限制饮食；甜、酸、苦、辣、咸不要过分，少吃多餐，选择易消化的事物；多吃水果和蔬菜，鱼、肉、蛋不可少。广州的准妈妈喜欢喝汤，不过不要把营养的吸收完全寄托在两碗汤上。准妈妈的体重以一个星期内不超过1千克为宜。

有些准妈妈害怕自己吃得过多，胎儿太胖生不下来。其实孩子的大小与准妈妈的自身条件成正比，1.7米的准妈妈生7千克的孩子就是正常，而对于1.5米的准妈妈就困难。新生儿体重大于2.5千克小于4千克都是正常的范围。

注意事项

正因为分娩在即了，所以一定要准备好待产包，以便随时都可能要去医院；

待产包除了东西要准备充分，更加关键的是要让周围的家人或朋友放在哪里，以便当自己不是能够在场带走的情况下，如在外面散步或者其他突发情况，而无法自己回家取时，有人能够快速准确帮你拿到，及时送到医院。

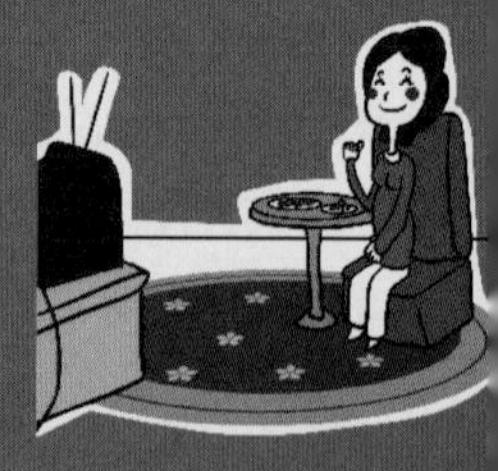

第2节 准妈妈分娩的心理特征

克服分娩恐惧

准妈妈应和准爸爸一起学习有关医学知识，了解分娩全过程以及可能出现的情况，了解分娩时怎样配合，进行分娩前有关训练。

这对减轻准妈妈的心理压力，解除心理负担大有帮助。

分娩——必须勇敢面对，小心对待

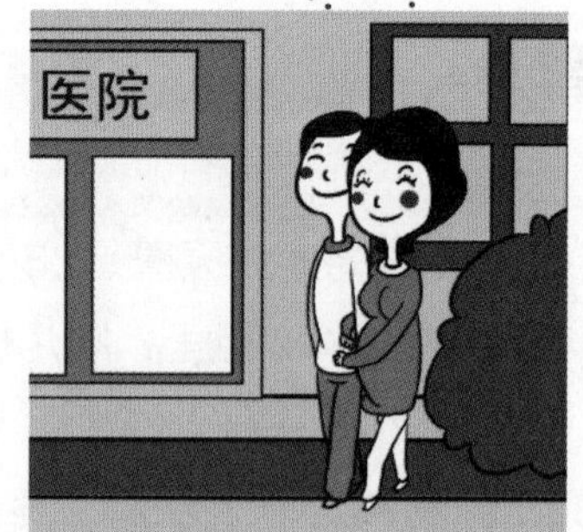

作好分娩准备

定期做孕晚期检查，特别是临近预产期时，丈夫应常陪伴左右，要让准妈妈感到家人及医生为自己做了大量的工作，使准妈妈感到有依靠。

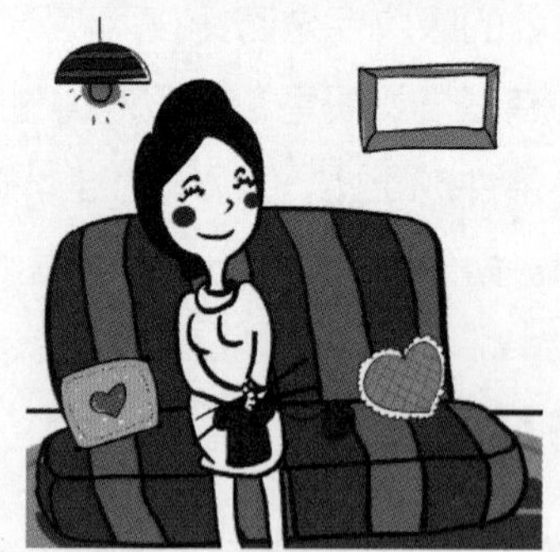

转移注意力

根据兴趣做一些转移注意力的事，如编织一件小毛衣，让丈夫帮助布置一个喜欢的居室，和丈夫一起听优美的轻音乐，或漫步于环境优美的大自然，看夺目的彩霞、如洗的晴空、郁郁葱葱的树木以及五彩缤纷的花朵。这些方法都可转移准妈妈的情绪，减轻产前忧虑和紧张。

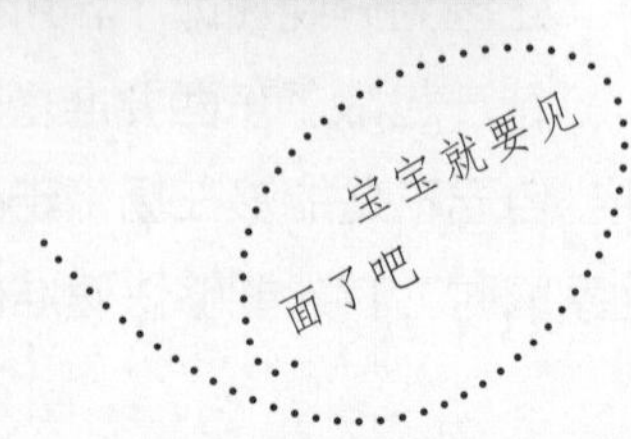

积极心理暗示

准妈妈可经常对自己进行积极心理暗示，在心里默念“我就要见到日思夜想的宝宝了，这是一件让人心旷神怡的事情”，“我的骨盆较宽，生宝宝没问题”，“我很健康，生宝宝时肯定有力”等。

安心等待分娩

如果准妈妈无意外，不宜提早入院。因为，入院后较长时间不临产，会使准妈妈心里产生紧迫感，尤其看到后来入院的产妇已经分娩，对她们的心理也是一种刺激。而且，入院后每件事都可能影响准妈妈的情绪。因此，在出现分娩征兆前，准妈妈应安心在家中待产，除非医生建议提前住院。

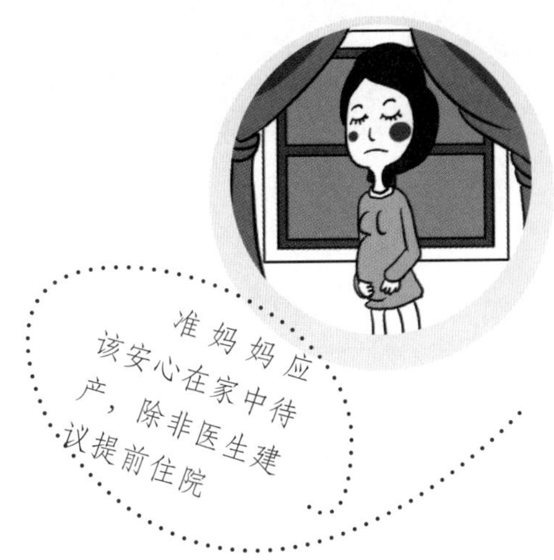

科普一下，拉梅分娩法

最早由俄罗斯医生发明，1951年由法国医生拉梅兹博士系统整理并介绍给大家，进而推广开来，因此被称为拉梅兹分娩法，它也被称作心理预防式的分娩准备法。

通过对神经肌肉控制、产前体操及呼吸技巧训练的学习，有效让产妇将注意力集中在呼吸控制上，从而转移疼痛，适度放松肌肉，能够充满信心在产痛和分娩过程中保持镇定，达到加快产程并让婴儿顺利出生的目的。

如果在分娩前用心练习此法，即做助产体操、身体放松和呼吸技巧等练习，那么当产痛来临时，你会减轻痛苦，有助于宝贝轻松顺利地出生。

精神放松练习

可以反复默念一个词，可以是宝宝的乳名，也可以是任何一个没有意义的口头禅。让自己的头脑中浮现愉快、平和、安宁的画面。不要出现任何需要思考的问题。

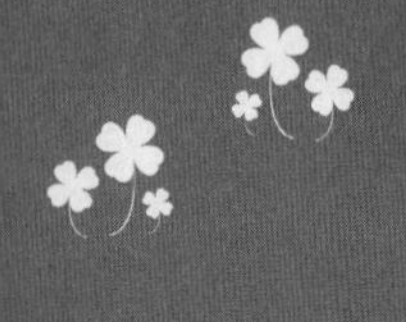

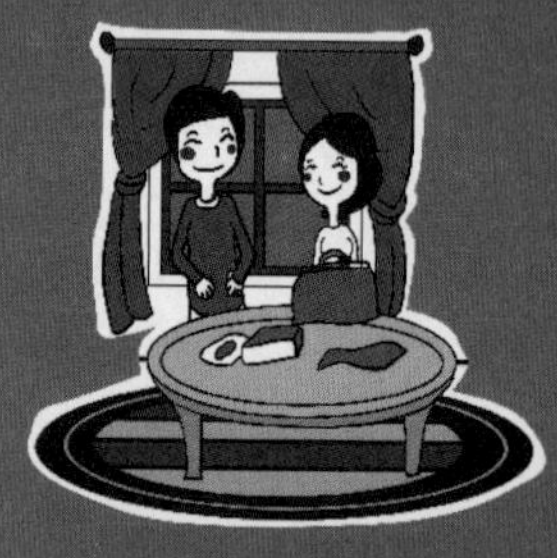

各种准备要充分，安全分娩排第一

第3节　准妈妈分娩前的准备

分娩前做好充分的精神和身体方面的准备是保证安全分娩的必要条件。

充分的多方面的准备是保证安全的必要条件

精神准备

产妇应该要有信心，在精神上和身体上做好准备，用愉快的心情来迎接宝宝的诞生，丈夫应该给准妈妈充分的关怀和爱护，周围的亲戚朋友及医务人员也会给产妇一定的支持和帮助。实践证明，思想准备越充分的产妇，难产的发生率就越低。

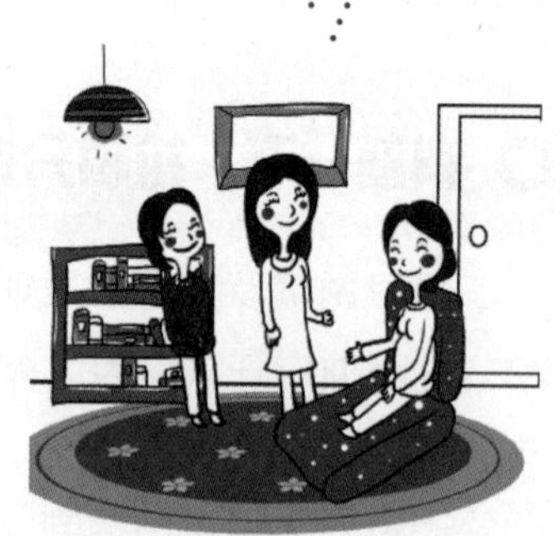

身体准备

睡眠休息

分娩时体力消耗较大，因此分娩前必须保持充足的睡眠时间，分娩前午睡对于分娩也有利。

生活安排

接近预产期的准妈妈应尽量不外出和旅行，但也不要整天卧床休息，轻微的、力所能及的运动还是有好处的。

性生活

临产前绝对禁忌性生活，以免引起胎膜早破和产时感染。

洗澡

准妈妈必须注意身体的清洁，由于产后不能马上洗澡，因此，住院之前应洗澡，以保持身体的清洁，如果是到浴室去洗澡则必须有人陪伴，以防止湿热的蒸汽引起准妈妈的昏厥。

物质准备

分娩时所需要的物品，怀孕期间都要陆续准备好，怀孕第10月时要把这些东西归纳在一起，放在家庭成员都知道的地方。

待产包清单

产妇的证件，身份证、准生证、就诊卡、产检卡、保健卡和手册、病历资料等。

入院押金。以防夜间入院，很多医院是需要收取现金的。

如果有公费医疗或生育保险的话，也带上相关的证明，还有献血证也是。

手机、纸巾、梳子、发圈、毛巾等常用必备小物。

几个卫生巾或护垫，以备破水或见红时使用。

能量饮料或点心。以便第一产程开始时，宫缩间隙用来补充能量。

一件方便穿脱的外套，以备夜间临产，待产时保暖之需。

闪光灯调整为关闭的相机一个，以在宝宝出生后的第一时间就能拍照留念。

一定要方便携带，内容少，用个日常的背包即可。

要记得带齐待产的东西哦

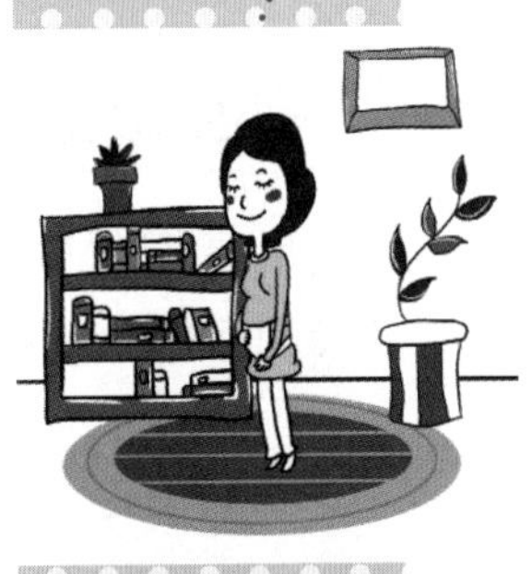

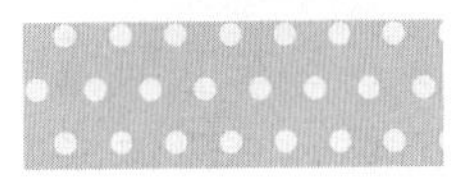

入院包清单

面盆、脚盆、大小毛巾、牙膏、牙刷（软毛牙刷或产妇专用纱布牙刷）；

夜用卫生巾，最好用产妇卫生巾或成人纸尿裤，卫生纸，换洗衣服，收腹带；

带吸管的杯子，方便侧头喝水；

袜子，有后跟的拖鞋，分娩后保暖；

开胸上衣与哺乳文胸，方便喂奶。

从待产到分娩后入院还有一段时间，可以拜托其他人帮你带到医院。

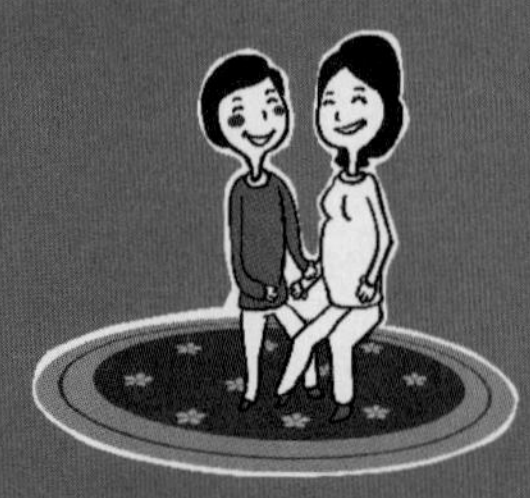

选择
医院很重要，多方
比对选择好

第4节 准妈妈分娩医院的选择

口碑如何

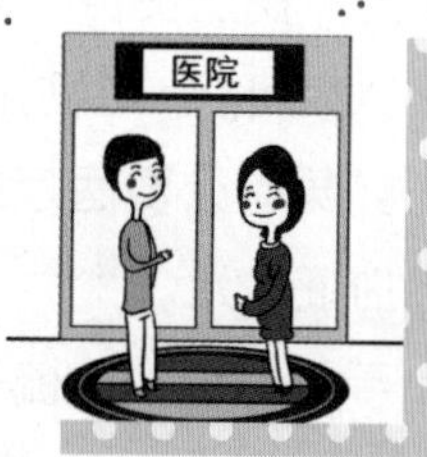

选择医院，理性对待，全面分析

医生的水平如何，这一点对于外行人来说是很难判断的。可以先多种渠道收集一下有关信息，再做选择。比如可以听听自己的同事和亲戚当中已经做了妈妈的人的介绍或者护士的介绍。高龄准妈妈要了解一下是否可以提前住院待产。

是否能自主选择分娩方法

正常的分娩方法中有不用任何药物的自然分娩和进行麻醉的无痛分娩。

一般来说，选择生产医院的时候，也会同时选择分娩方法。当准妈妈来到产科待产时，要进行一次综合检查，然后决定分娩方式。值得提醒的是，选择自然分娩的妈妈无法控制宝宝出生的时间，宝宝可能在夜间出生。而有的医院在夜间不提供麻醉服务，所以选择自然分娩的妈妈应该在分娩前仔细咨询清楚相关规定。还有医院是否提供助产分娩(由助产士一对一陪伴准妈妈)；是否可以由亲人陪伴分娩；自己是否介意外阴切开术等。

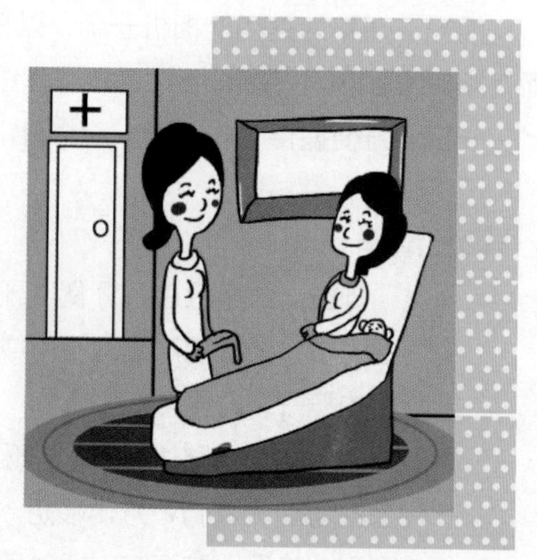

母子分室还是母子同室

母子分室，孩子会被放在卫生的新生儿室，妈妈产后能得到较好的休息。但妈妈无法及时得知孩子的状况以及带孩子的方法，就出院了。

如果是母子同室，虽然妈妈有时休息不好，但是妈妈可以和宝宝保持亲密接触，让自己的爱心陪伴着小宝宝。

是否倡导母乳喂养

在倡导母乳喂养的医院，护士和医生会极力鼓励新妈妈母乳喂养，并及时给予相关指导，教新妈妈哺乳的方法和乳房按摩法等。

是否有相关的新生儿服务

看分娩的全过程医院是否提供胎心监控；宝宝出生后，医院是否提供新生儿游泳和按摩、抚触等服务；针对新生儿的检查制度是否完善。

离家的远近

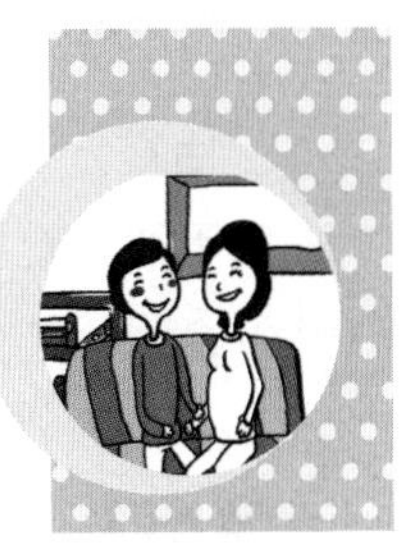

即使是口碑再好的医院，如果太远，也会给家人的照顾带来很大困难。分娩时，车子是否很方便地抵达医院，住院的有关事宜，也是要考虑的问题，所以最好能选附近的医院。

选择公立医院还是私立医院

不同的医院各有所长，要根据自己的情况慎重选择。

公立医院一般成立时间较长，医疗设施和人员比较充足，科室齐全，一旦有什么异常都能及时处理。但是每次检查都会换医生，诊疗的时间也有限制，人也比较多，等的时间长，不容易安定产妇情绪。相对而言，私立医院的服务更为贴心周到，但是应对突发不如公立医院，一般说来费用也相对昂贵些。

理性消费

准妈妈在考察了以上的各要素后，只要能确保自己得到良好的生育服务就没有必要追求天价的分娩消费，更不必互相攀比，要量力而行，理性消费。

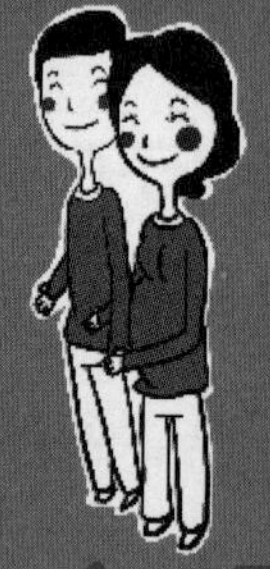

顺产剖腹水中产，总有一个适合的

第5节　准妈妈分娩方式与心理

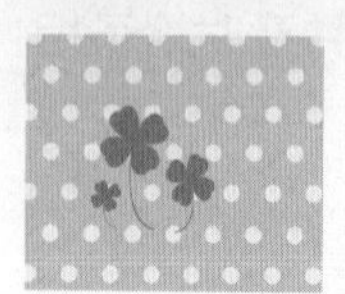

一、常见的分娩方式与高龄产妇的选择

分娩方式有自然分娩、剖腹分娩、无痛分娩、水中分娩。

自然分娩

自然分娩是指在有安全保障的前提下，通常不加以人工干预手段，让胎儿经阴道娩出的分娩方式。准妈妈在决定自然分娩时，应先了解何时预产及生产的全过程。

准妈妈应该在了解的前提下，在进行选择决定

适合人群

- 年龄介于24～28岁间
- 孕期合理营养，控制体重
- 多做运动
- 对自然分娩有信心
- 定时做产前检查

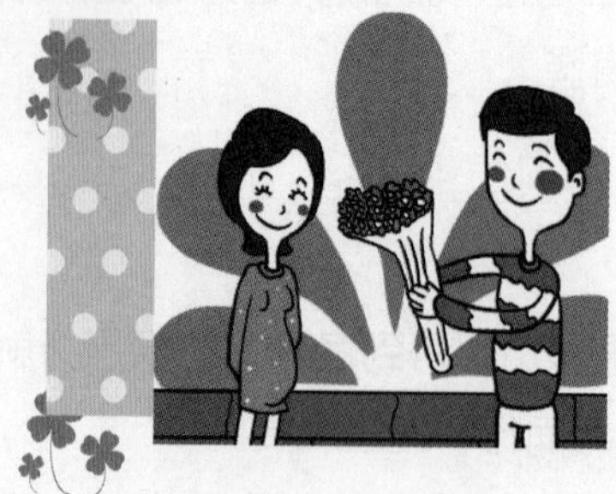

优点

- 产后恢复快。生产当天就可以下床走动。一般3~5天可以出院，花费较少。
- 产后可立即进食，可喂哺母乳。
- 仅有会阴部位伤口。
- 并发症少。
- 对婴儿来说，从产道出来肺功能得到锻炼，皮肤神经末梢经刺激得到按摩，其神经、感觉系统发育较好，整个身体功能的发展也较好。
- 腹部恢复快，可很快恢复原来的平坦。

缺点

- 产前阵痛。
- 阴道生产过程中突发状况。
- 阴道松弛。
- 骨盆腔子宫膀胱脱垂的后遗症。

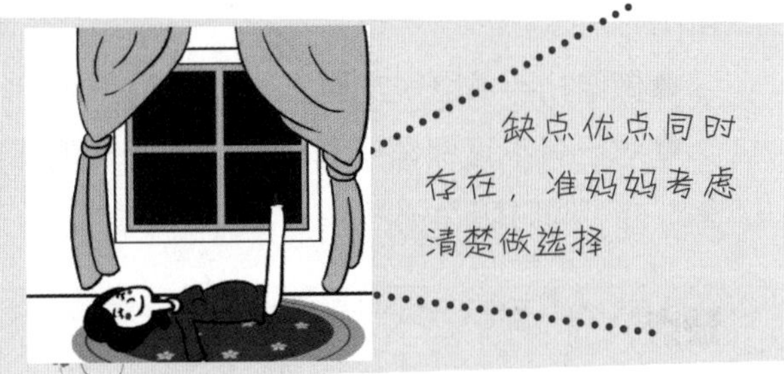

剖腹分娩

剖腹分娩就是剖开腹壁及子宫，取出胎儿。若病例选择得当，施术及时，不但可挽救母子生命，且能使女性保持正常的生产性能和继续繁殖后代的能力，否则不仅不能收到预期效果，且可造成远期的不良影响，故施术前必须慎重考虑。剖腹产是一个重要的手术助产方法。

适合人群

- 准妈妈的骨盆明显狭小或畸形。
- 阴道、软产道、盆腔、宫颈出现特殊病变或畸形。
- 胎位有异常，如横位、臀位。
- 产前出血。
- 子宫有瘢痕。
- 妊娠合并症或并发症病情严重。
- 先兆子宫破裂。
- 做过生殖器修补。
- 35岁以上的高龄初产妇，同时诊断出妊娠合并症者。
- 胎儿体重超过4千克，或出现宫内缺氧、脐带脱垂等。
- 前置胎盘。

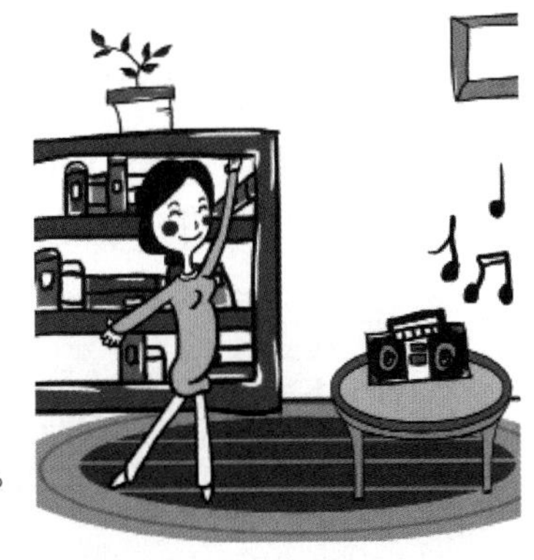

优点

- 由于阴道分娩无法达成，或经阴道分娩可能对产妇或胎儿有危险，施行剖腹产可以挽救母婴的生命。
- 剖腹产的手术指征明确，麻醉和手术一般都很顺利。
- 如果施行选择性剖腹产，于宫缩尚未开始就施行手术，可免去母亲遭受阵痛之苦。
- 腹腔内如有其他疾病时，也可一并处理，如合并卵巢肿瘤或浆膜下子宫肌瘤，均可同时切除。

●做结扎手术也很方便。

●对已有不宜保留子宫的情况，如严重感染，不全子宫破裂，多发性子宫肌瘤等，亦可同时切除子宫。

缺点

●出血量较多。

●并发症较多。

●产后恢复较慢。

●住院时间长。

●产后接着怀孕，易引起子宫破裂。

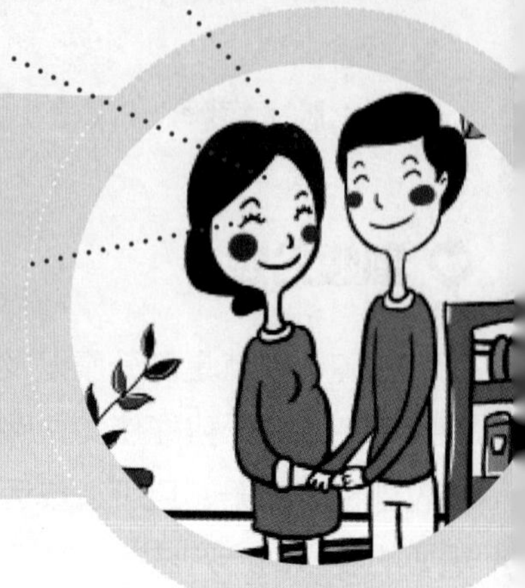

无痛分娩

无痛分娩，医学上被称为分娩镇痛，是用各种方法使分娩时的疼痛减轻甚至使之消失。

一种方法是药物性的，是应用麻醉药或镇痛药来达到镇痛效果，药物性分娩镇痛有很多种方法，有全身用药、局部麻醉和吸入麻醉等。

另一种方法是非药物性的，是通过产前训练、指导子宫收缩时的呼吸等来减轻疼痛；分娩时按摩疼痛部位或利用中医针灸等方法，也能在不同程度上缓解分娩时的疼痛，这也属于非药物性分娩镇痛。

适合人群

有阴道分娩禁忌症、麻醉禁忌症的准妈妈就不可以采用此方法。

如果是有凝血功能异常，那么就绝对不可以使用这种方法了。

有妊娠并发心脏病、药物过敏、腰部有外伤史的准妈妈则应向医生咨询，由医生来决定是否可以进行无痛分娩。

优点

●解除产妇对分娩疼痛的恐惧感；

●起效快，作用可靠；

●缓解疼痛带来的不良生理反应。

缺点

●技术含量高需专业麻醉医生操作；

●有技术风险；

●药物选择不当会产生不良影响。

水中分娩

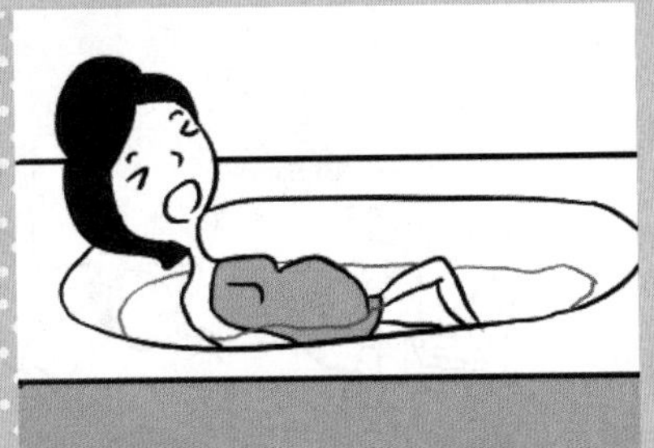

水中分娩，顾名思义，就是在水里生孩子。其定义是：新生儿娩出时完全浸没在水中。在此过程中新生儿的头部必须是完全浸没在水中直到身体全部在水下娩出，随后立即将新生儿抱出水面。

适合人群

水中分娩的人群最佳年龄在20~30岁，年龄太小心理准备不足，超过30岁可视为"高龄产妇"，由于生理原因，以做剖宫产为妥。

身患疾病或有流产史的产妇，以采取更稳妥的生产方式为好。因为疾病往往会引发综合征，造成不必要的损害。

胎儿巨大(超过7斤)的、早产、羊水破裂超过24小时者等准妈妈不宜水中分娩。

优点

- 最大程度的减少产妇待产的痛苦。
- 可以缩短分娩产程、降低产妇血压。
- 使紧张的产妇更容易放松情绪。
- 水中分娩可以减少剖腹产概率。
- 可以减少药物和其他介入治疗的使用。
- 减少外阴创伤和避免外阴切开手术。
- 给产妇一个积极的支持保护空间，节省产妇体力。
- 水体流动性使得产妇可以自主选择分娩最舒服的位置。

缺点

- 容易被感染。
- 费用昂贵。
- 很难监测胎儿的心跳情况。

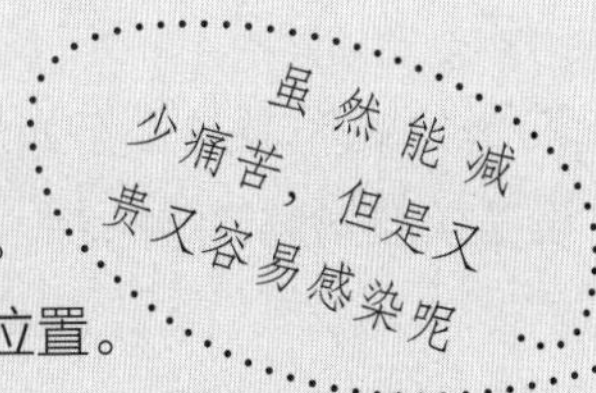

高龄准妈妈与剖宫产术

判断准妈妈是采取顺产还是需要剖宫产的三大标准为：产道是否正常，宫缩力量是否足够，胎儿大小是否正常。如果以上三点都没有问题，即使是高龄准妈妈，也完全可以自然分娩。

高龄准妈妈选择何种分娩方式，应根据准妈妈自身情况来定，如果准妈妈一切正常良好，最好还是以阴道助产分娩为主。如果准妈妈状况差，就应该选择好时机采用剖宫产术终止妊娠，以提高母体的生产安全性。

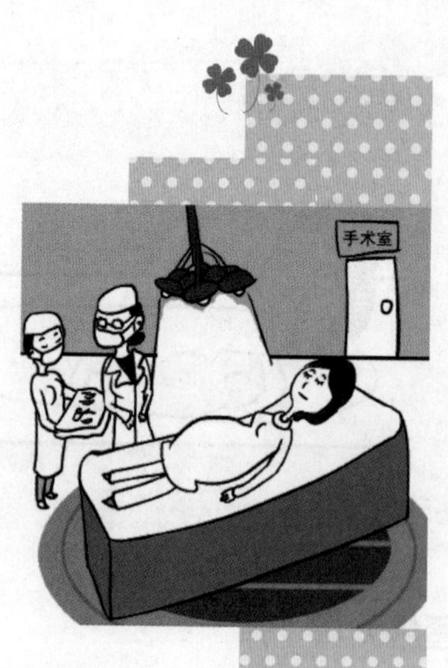

但是剖宫产也存在风险，突出的是剖宫产手术麻醉时可能导致准妈妈低血压而致胎儿缺氧；术中有造成胎儿损伤的危险性；由于缺少阴道挤压，胎儿气道内液体未被挤压排出，易致胎儿生后产生肺透明膜病等。

二、准妈妈的分娩心理保健

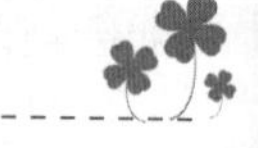

学习获取社会和家庭支持

社会和家庭的支持，是影响心理状态的主要因素。良好的社会支持可对应激状态下的准妈妈提供保护，有缓冲保护作用。产前要对家庭成员进行有关心理卫生宣教，处理好他们与准妈妈之间的关系。家人应多关心、鼓励准妈妈，并督促她们定期检查，强化客观支持对准妈妈的作用。对生男生女均持正确的态度，让准妈妈有一个充满温馨和谐的家庭环境，感到舒适安慰，心理负担减轻，全身心投入到分娩准备中去。

熟悉分娩环境及工作人员，可通过各种途径，如播放录像、参观、咨询和交流，设法使准妈妈熟悉医院、分娩环境和医护人员，减少入院分娩的紧张情绪。

准爸爸要在妻子分娩中积极发挥作用

在产程过程中，鼓励准爸爸积极参与，给予准妈妈心理及精神上的支持，是其他人不能取代的。这种做法在促进夫妻感情上也有一定的积极意义。

准爸爸陪伴准妈妈具有独特的作用。他们在分娩疼痛不安时给予爱抚、安慰及感情上的支持，准妈妈因此可以缓解紧张恐惧的心理，减少孤独感。而且，准爸爸可在医务人员的指导下帮助准妈妈抚摩、按摩、擦汗等，使准妈妈感受到亲情的温暖。

第6章

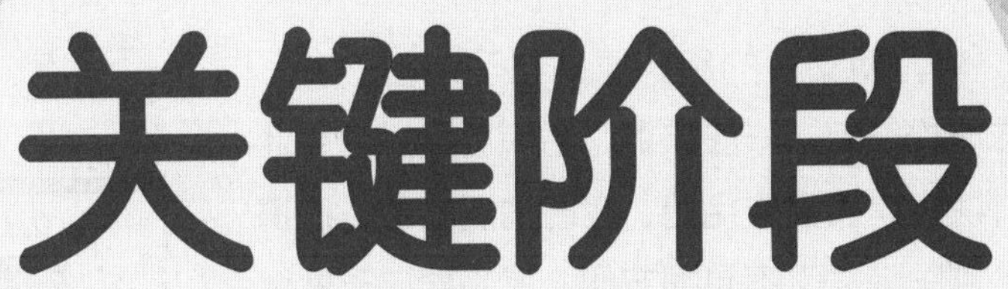

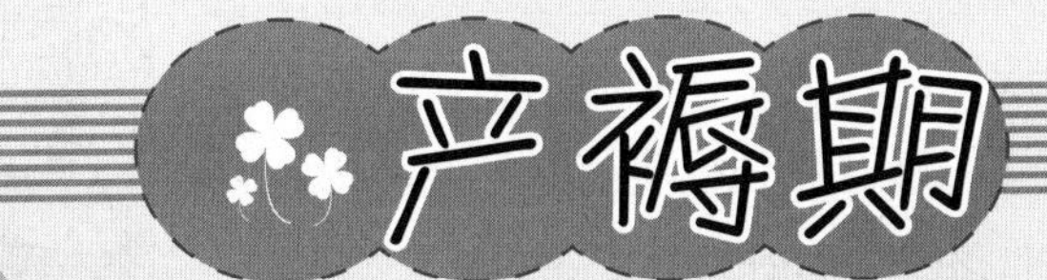

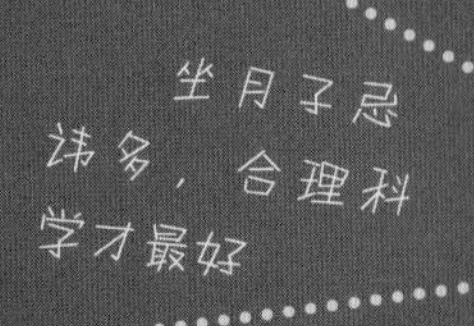

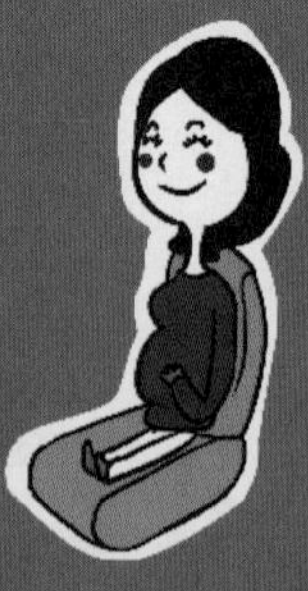

第1节 准妈妈产褥期疾病用药

俗话说是药三分毒。刚生下宝宝的新妈妈尤其需要注意。通常新妈妈比较操劳，难免会生病，如果吃药的话，药物可能通过乳汁进入宝宝体内，给宝宝的健康带来危害；但如果不吃，又对自己的身体不利。因此，权衡利弊、正确选择就很必要。

病情不重尽量不吃药

用药要安全，健康有保证

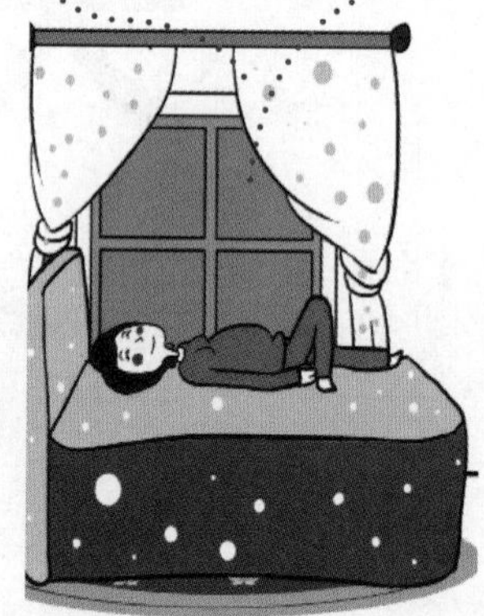

其实，哺乳期女性的用药原则与孕期差不多，只不过要求略松一点。一般来讲，生病后最好由专业医生诊断并决定是否需要用药。有时情况较急，病情又不太重，到医院去又不是很方便，就需要自己做出判断。此时切记：疾病不至于对健康造成较大危害，就尽量不用药；若疾病比较严重，则应给予必要的治疗，不能只强调药物的毒性而忽视疾病的危害。毕竟母亲的身体健康，对孩子也有好处。

常用药物可分三类

几乎所有给母亲的药都会有一部分从乳汁中排出。我们依此把药物分为三大类：第一类是从乳汁中排出的量可能对宝宝有害；第二类是从乳汁中排出的量虽多，但尚不知是否有害；还有一类就是目前已有较多研究，药物只有少量从乳汁中排泄，不足以造成伤害。因此在选用药物时，应尽量选用第三类药，慎

要清楚的认识药的成分，不要乱用药

用第二类药，少用或不用第一类药。

新妈妈们最常见的疾病有：感冒、发热、腹泻及咳嗽。通常感冒时多为上呼吸道感染，除注意休息及多喝水外，可以用一些药物减轻症状。其中比较安全的有布洛芬、萘普生、对乙酰氨基酚、甲芬那酸等。尽量少用阿司匹林、消炎痛类药物，前者可引起凝血障碍，后者可能引起新生儿惊厥。

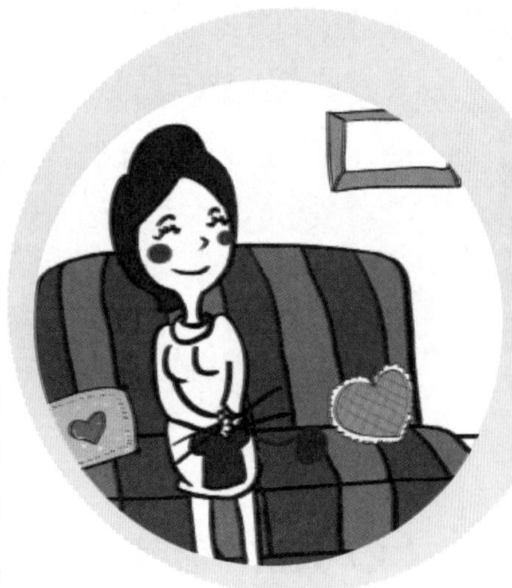

对于腹泻可以选用青霉素、头孢类抗菌素、红霉素等药。慎用氨基糖苷类药物(如庆大霉素、丁氨卡那霉素等)，禁用氯霉素、四环素及磺胺类药物，这些药可能会引起新生儿骨髓抑制、牙齿色素沉着以及新生儿黄疸等。

咳嗽时可能需用抗菌药物，若咳嗽症状严重，可用一些止咳化痰类药物，其中麻黄碱、碘化钾及茶碱最好不用，因为可引起新生儿易激动、新生儿甲状腺功能减退等。

妈妈吃药宝宝也是要受影响的

长期服药需慎重

尽管上述药物对新生儿有较大影响，但多数情况是用药时间长或量大才会引起危害。对于一些急性病，若是短期使用，一般不会对新生儿造成严重影响。若实在担心，可以在服药时暂停哺乳数天，等病情好转或治愈后再哺乳。对于慢性疾病需长期用药者，则应慎重选择安全的药物，而且应在医生的指导下用药。

注意事项

坐月子，医学上称产褥期。产妇能否康复如初，产褥期是很关键的阶段。尤其对于高龄产妇来说，身体的恢复自修能力比不上年轻产妇，所以这一段时间一定要好好重视，用6~8周的时间好好养护，来换得后半生的健康是非常值得的。

当然对于用药要谨慎，不能完全不用，有时候病毒比药对宝宝影响更大，当然也不能乱用，要谨遵医嘱，科学用药。

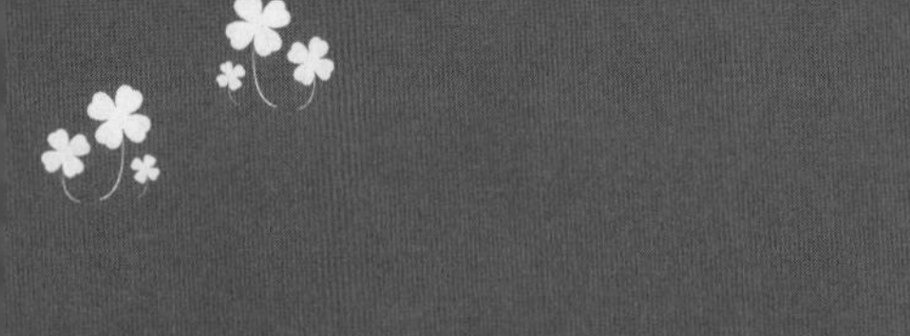

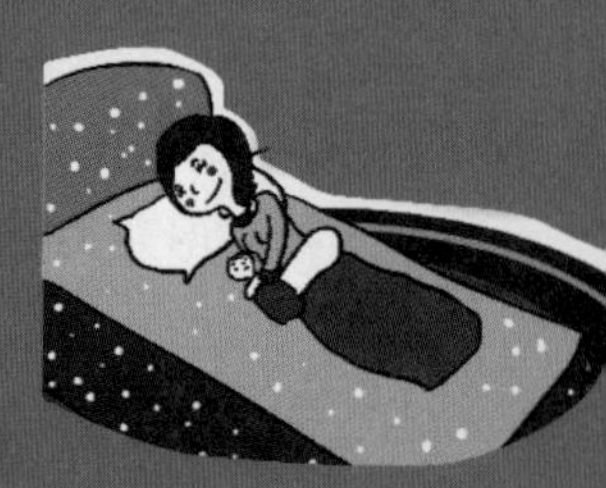

身体健康最重要，养好自己喂宝宝

第2节　准妈妈产褥期居家健康

观察产后出血量

产后出血是新妈妈第一天最需要注意的问题。目前，在我国导致新妈妈死亡的第一原因仍是产后出血，所以应引起高度重视。出血过多可导致休克、弥漫性血管内凝血，甚至死亡。

胎儿娩出后，在24小时内阴道出血量达到或超过500毫升，称为产后出血。比较常见的有几个原因：子宫收缩乏力，胎盘滞留或残留、产道损伤等有关。

一般来讲，胎盘应在分娩后30分钟娩出，由于人流次数过多、双胎等原因使得胎盘附着在子宫下段，也可导致胎盘滞留；凝血机制障碍，新妈妈合并有血液系统的疾病，无法止血。

新妈妈策略：新妈妈在分娩后两小时内最容易发生产后出血，所以分娩后仍需在产房内观察。经过产房观察两小时后，新妈妈回到病房，自己也要继续观察。一旦阴道有较多出血，应通知医生，查明原因，及时处理。

产后出血是导致新妈妈死亡的第一原因

尽快排气

剖宫产的新妈妈应尽快排气。手术容易使肠道受刺激而使得肠道功能受到抑制，肠蠕动减慢，肠腔内有积气，因此，术后会有涨腹感。

新妈妈策略：应尽早排气，剖宫产妈妈6小时后可以饮用一些排气类的汤，如萝卜汤等，以增强肠蠕动，促进排气，减少肚胀，同时也可以补充体内的水分。

剖宫产的新妈妈应尽快排气

良好的休养环境

注意卫生，室内温度适宜。从产房转至病房后，室内温度一般控制在18℃~20℃，空气新鲜，通风良好，但要注意避免直接吹风。在房间内不要吸烟。居室内要清洁舒适。亲友此时减少来探望。由于刚分娩后的新妈妈需要静养以恢复体力，尤其有慢性病或感冒的亲友更是最好不要来探视新妈妈及新生儿，以免引起交叉感染。

私密清洁

注意会阴部卫生。医院里的护士每天会定时用专用的清洗液护理会阴部，给会阴部消毒。

注意私密病症。产后会有护士来查看情况，并会按压新妈妈子宫底部，帮助促进宫内瘀血排除。新妈妈的下腹部会在随后的几天内感到不适。产后24小时内若感到会阴部，或肛门有下坠不适感、疼痛感，应请医生诊治，以防感染和血肿发生。

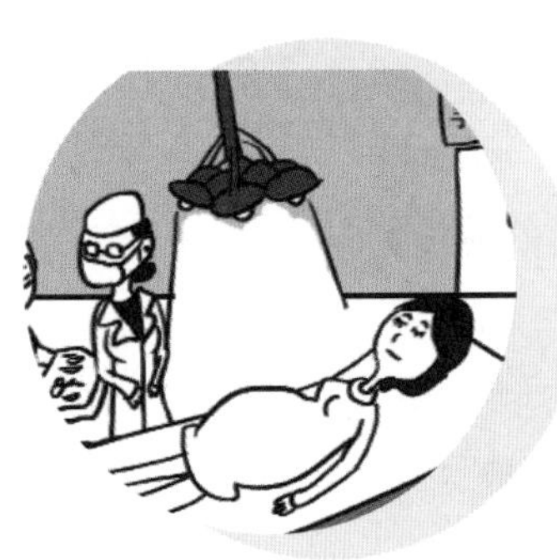

个人卫生

产后出汗量多，睡眠和初醒时更多，有时可浸湿内衣，常在数日内自行好转。产后医院会定时更换产妇的床单被罩及睡衣。居室要通风，让新鲜空气进入室内。

新妈妈产后衣着舒适，冷暖适宜，千万不要过分“捂”，使汗液不能蒸发，影响体内散热。尤其在炎热的夏天，容易造成产后中暑。注意个人卫生。应该像平时一样刷牙、洗脸、洗脚、梳头，饭前便后洗手，喂奶前洗手。

产后尽快排小便

自然分娩的产妇，在分娩后4小时即可排尿。少数产妇排尿困难，发生尿潴留，其原因可能与膀胱长期受压及会阴部疼痛反射有关，应鼓励产妇尽量起床解小便。可请医生针刺，或药物治疗，如仍不能排尿，应进行导尿。

因为在生产过程中，胎头下降会压迫膀胱、尿道，帮助膀胱功能的恢复，憋尿时间太长，膀胱过度充盈会影响子宫收缩，导致产后出血。

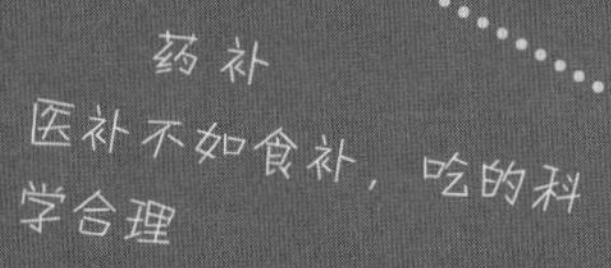

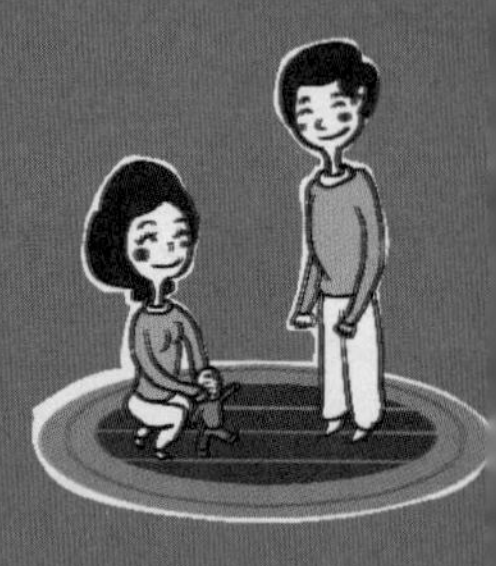

第3节　准妈妈产褥期健康饮食

第1周每日食谱（第1~7天）

产后第1周，米酒不能少

●猪肝：用姜、全米酒水、麻油炒成、每日300~500克。

●生化汤：以米酒浸泡后炖成，自然生产者使用7帖（天）、剖腹生产者使用14帖（天）。

●养肝汤：以全米酒水泡成，剖腹生产者每日280毫升。

● 甜糯米粥：以全米酒水煮成，每日2碗。

●红豆汤：以全米酒水煮成，每日2碗。

●黄鱼：以低温烘焙麻油、全米酒水、老姜煮成，每日1碗。

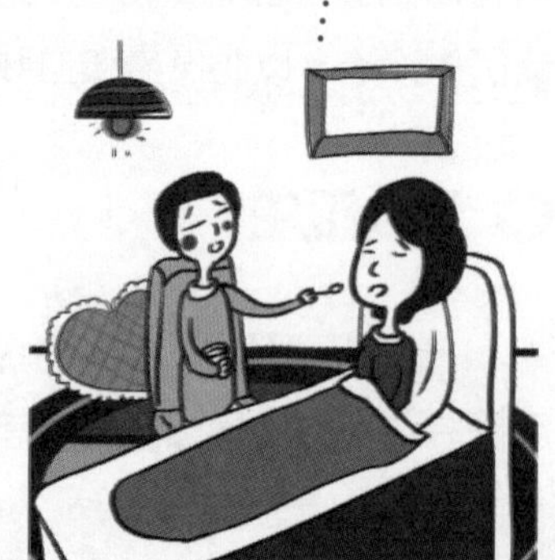

第2周每日食谱（第8~10天）

●猪腰：用姜、全米酒水、麻油炒成、每日使用1副（2颗）。

●生化汤：以全米酒水煮成，剖腹生产者须喝至第14天，自然生产者用7天即可。

●养肝汤：以全米酒水冲泡成，剖腹生产者使用，自然生产者用7天即可，每日280 毫升。

●油饭或者甜糯米粥：以全米酒水煮成，每日选择1样，油饭1碗或甜糯米粥1碗。

产后第2周，补血养气忙

●红豆汤：以全米酒水煮成，每日2碗。

●黄鱼：以低温烘焙麻油、全米酒水、老姜煮成，每日1碗。

●蔬菜：红萝卜、红苋菜或者红菜，选择1样，每日2碗。

●荔枝壳或山楂泡水：可止渴用，选择1样，每日1碗。

●白饭：用全米酒水煮熟，每日1碗，若吃不下可不吃。

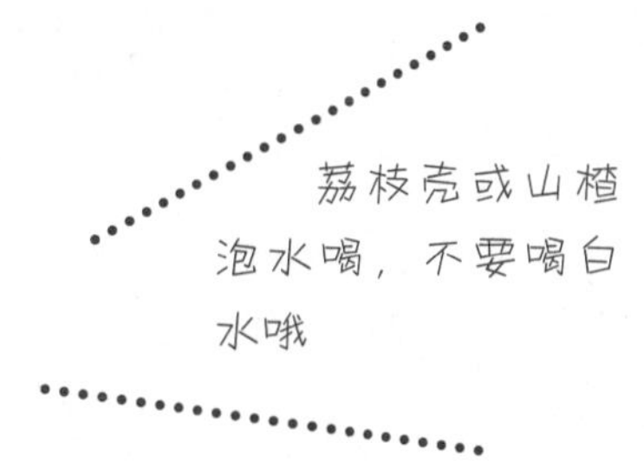

第3周以及第4周每日食谱（第15天~满月）

●麻油鸡：用全鸡煮成，每日食用半只3大碗，全鸡每次送1天份计3大碗。

●红豆汤：甜糯米粥或者油饭：以全米酒水煮成，任选1样，每日1份。

●鱼类：黑色、红色的鱼均可以全米酒水煮成，（剖腹者可吃鲈鱼），每日1大碗。

●蔬菜：莲花白+红萝卜或菠菜。以全米酒水煮成，每日1样2碗。

●山楂泡水：止渴用，选择1样，每日1碗。

●白饭：用全米酒水煮成，每日1碗。若吃不下可不吃。

●水果：哈密瓜、木瓜、无子葡萄、莲务、樱桃、水蜜桃、每日1样，2餐份。

●面条：每日1份，以全米酒水煮成。

●花生猪脚：产妇无奶水或奶水清淡者食用，以全米酒水煮成，计坐月子期间使用3大碗。

禁忌食物

生冷食物，白萝卜，咸菜，腌渍白菜，梅干，味增汤等。

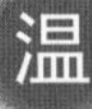

温馨小贴士

高龄准妈妈还继续需要补钙，产后补钙很是重要。

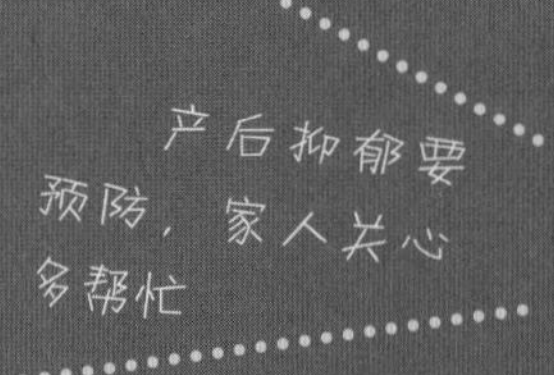

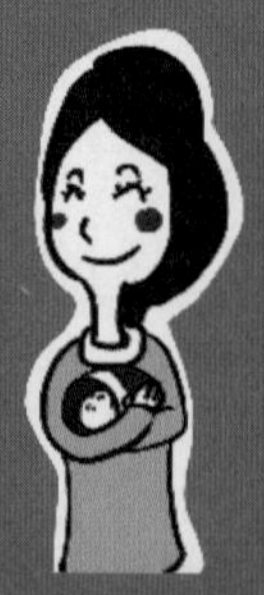

第4节 准妈妈产褥期心理健康

在产褥期内一些异常的情绪会影响产妇身体的恢复，如悲哀、忧愁、思虑、恼怒、恐惧过度等皆可引起身体机能的紊乱，导致各种疾病。

成为一个母亲后，妇女心理上的变化很大

养神的重要性

由于精神的好坏与身体健康密切相关，故产妇在“月子”里一定要注意养神。中医学认为，异常的精神变化，不但是精神病的直接发病原因，而且也往往是其他疾病的诱发原因。

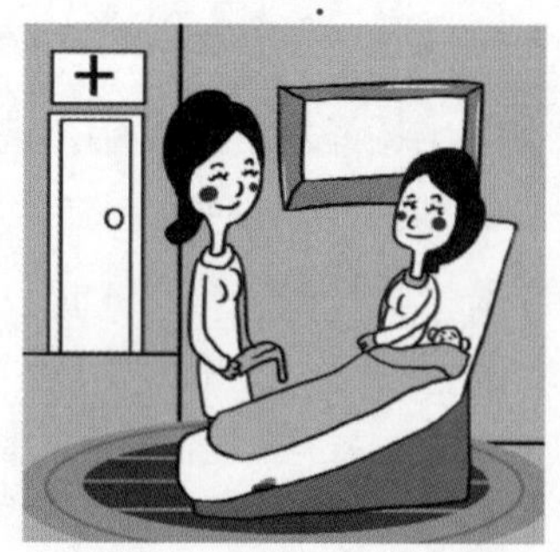

心理变化的病理生理基础

对疾病来讲，良好的精神状态有利于疾病的治疗与康复，恶劣的精神状态，常能促使疾病恶化，甚至是导致病人死亡的直接或间接因素。分娩可使准妈妈身体内分泌发生明显的变化，胎儿、胎盘排出后使妊娠期迅速增大的垂体迅速缩小，体内的肾上腺皮质激素及雌、孕激素急剧下降，并逐渐恢复到妊娠前状态；以垂体为中心的内分泌体系重新建立起来。在这种调节的过程中，一些机体不能适应其变化，容易发生生理上的平衡失调，成为生理障碍、心理变化的病理生理基础。

准妈妈们注意心理的健康很重要哦

角色转变的影响

在成为一个母亲以后，妇女心理上的变化很大。尤其是高龄产妇，家庭负担较重，工作压力大，容易产生抑郁症。随着精神紧张、身体疲劳、婴儿的抚养，还有对经济、健康、作息及家庭人员关系考虑的增多，一时间兼有做妻子、母亲、女儿和媳妇的多重角色及面对多种需要。妇女这种角色的改变就成为心理上的极大负担，对原本不起眼的因素，如周围人员的态度、举动言辞，特别是丈夫的态度，都显得十分敏感，由此带来的心理影响成为精神刺激的因素而构成精神创伤。

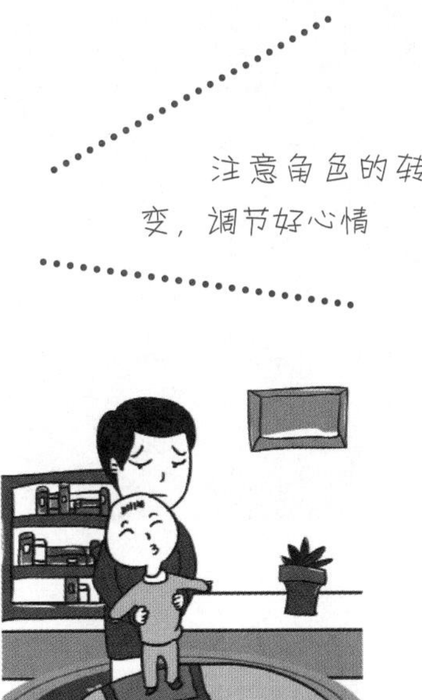

产后抑郁

鉴于心理、社会、内分泌变化和相互作用的原因，产后容易发生产后沮丧，产后抑郁，常常可见有精神不稳、哭泣、焦虑、烦躁、失眠等前驱症状。严重者可出现精神障碍，如抑郁、躁狂状态、错乱、谵妄状态、精神分裂症等状态。产后抑郁症发病率的逐渐上升已经受到了社会的关注。

相应调理

产后必须加强精神保健。产妇要善于通过调节自己的心理状态去适应外界的刺激，消除或减少不良情绪对心理和生理产生的影响。做到清心寡欲，恬淡静养。家人应该让产妇分娩后处在一个和谐、温暖的家庭环境中，保证其足够的营养和睡眠，对其分娩所承担的痛苦应给予必要的关怀和补偿。

遇到不顺心的事，进行换位思考，多一份谅解，少一点指责；积极提高个人素养，保持良好的心态；合理安排作息时间，保证足够的营养及睡眠。

与家属共同参加心理健康教育培训班，了解生育的科学知识，让家属也懂得关心和体贴产妇，以便顺利度过产褥期，让身体尽快恢复，一切回到往常。

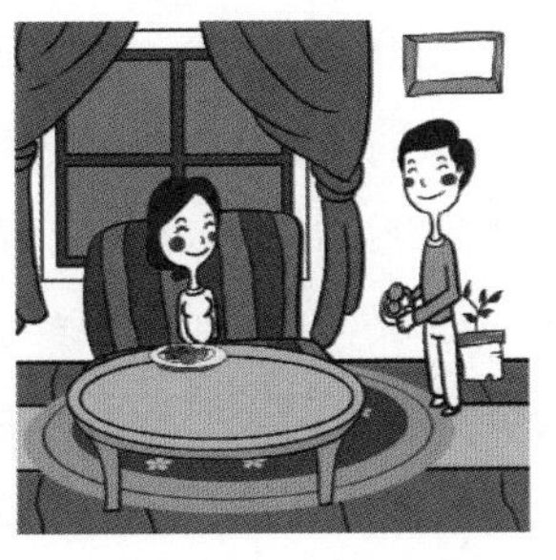

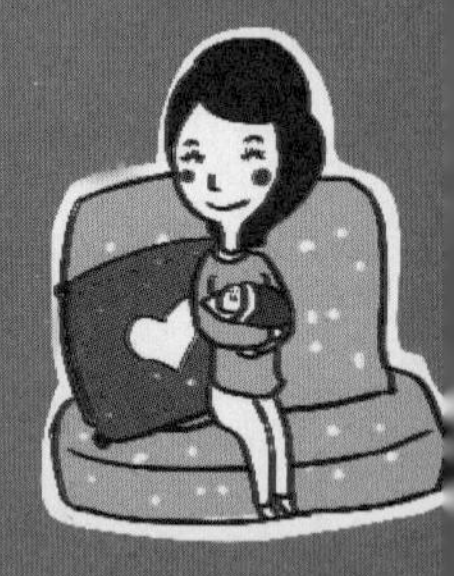

哺乳功课要做好，健康快长好宝宝

第5节 准妈妈产褥期哺乳指导

给宝宝喂奶

大脑发出信号增加乳汁的分泌，必须要尽早哺乳，形成神经反射，增加乳汁的分泌。尤其是妈妈在产后出现少量黏稠、略带黄色的乳汁，也称为初乳。初乳含有大量的抗体，从而保护宝宝免受细菌的侵害，所以应尽可能地给宝宝喂初乳，减少新生儿疾病的发生。这是所有奶粉无法替代的。这样做还有利于新妈妈自身的子宫收缩。

大脑发出信号增加乳汁分泌，必须要尽早哺乳

哺乳时间以5~10分钟为宜。哺乳的时间和频率与婴儿的需求以及妈妈感到奶胀的情况有关。刚分娩的妈妈身体虚弱、伤口疼痛，可选用侧卧位喂奶。每次哺乳后应将宝宝抱起轻拍几下，以防溢奶。

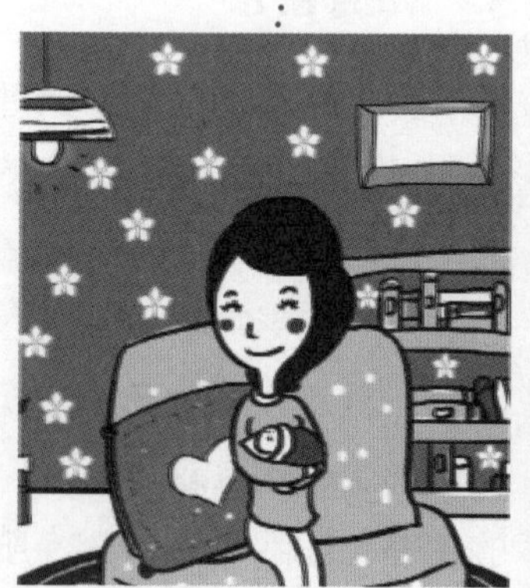

新妈妈策略：分娩后半小时就可以让宝宝吸吮乳头，这样可尽早建立催乳和排乳反射，积极促进乳汁分泌。

从中医角度来看，乳汁的分泌和气血有关。乳汁不足，原因两种，一是阻塞，二是本身乳汁不足。如果是阻塞的话，妈妈会觉得乳房很胀痛，但乳汁又出不来，建议可用鸡肉或猪肉加中药药材进行食疗，如果是乳汁分泌不足的话，则应该有子宫或是下腹坠感，此种情况也可以通过食疗来改善。

介绍几种食疗食谱

●黑芝麻粥：材料黑芝麻20克、大米适量。做法：将黑芝麻捣碎，大米洗净后，加适量水煮成粥。注意：每天2~3次，或当餐点食用。适合产后乳汁不足者。

●黄酒鲜虾汤：材料新鲜大虾100克、黄酒20克。做法：将大虾洗净去须，加入黄酒煮汤。注意：每天两次。适用于产后体虚、乳汁不足者。

●红糖豆腐：材料豆腐2~3小块、红糖30克。做法：豆腐切块水煮，加红糖。水开20分钟后即可食用。注意：每天一次，连服五天。具有滋阴、养血、增乳功效。

●鸡蛋芝麻末：材料鸡蛋（随个人消化能力而定）、芝麻粉。做法：鸡蛋煮熟后去壳，蘸芝麻粉即可食用。

●豌豆粥：材料豌豆50克、大米适量。做法：先煮大米，待水煮沸时加入豌豆，直到豌豆煮熟。注意：可空腹食用，每天两次。

●通草鲫鱼汤：材料通草3克、鲫鱼适量。做法：将通草、鲫鱼洗净，一同放入锅内煮熟。注意：不加油、盐，吃鱼喝汤。

●猪蹄香菇炖豆腐：材料豆腐5块、猪蹄1只、香菇25克、丝瓜100克、生姜丝少许。做法：猪蹄切块先煮，加入香菇、生姜丝、盐，之后再放入丝瓜和豆腐。注意：须在1~2天内吃完。

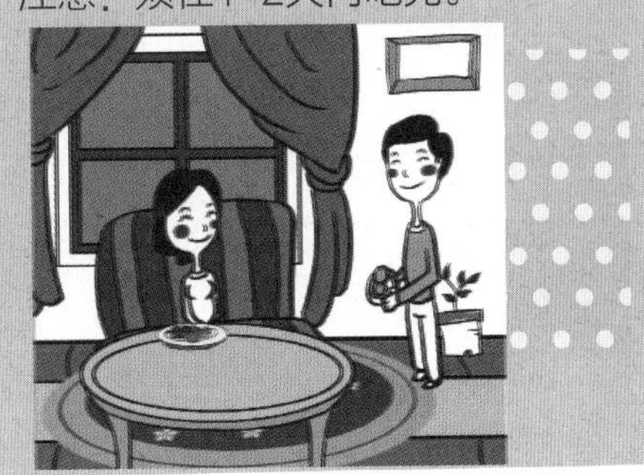

饮食禁忌

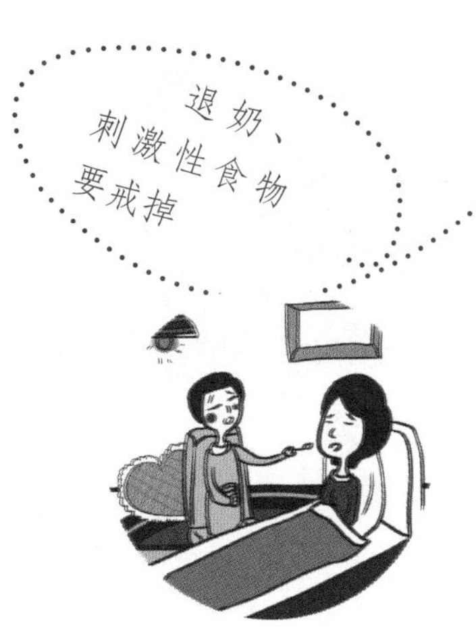

●韭菜，凉性食物，有退奶的作用。

●人参，产妇最好不要吃。它不仅有退奶的作用，还容易造成子宫收缩和出血。

●麦芽饮品，炒熟的麦芽有退奶的作用。

●酒精，适量饮用有助于乳汁分泌，但是过量就会降低排乳反射。

●牛奶，有过敏家族史者要避免。

●刺激性食物，咖啡、茶、巧克力、可乐等饮料，会间接刺激到宝宝，造成宝宝半夜哭闹。

运动健身不要忘，健康身体才最好

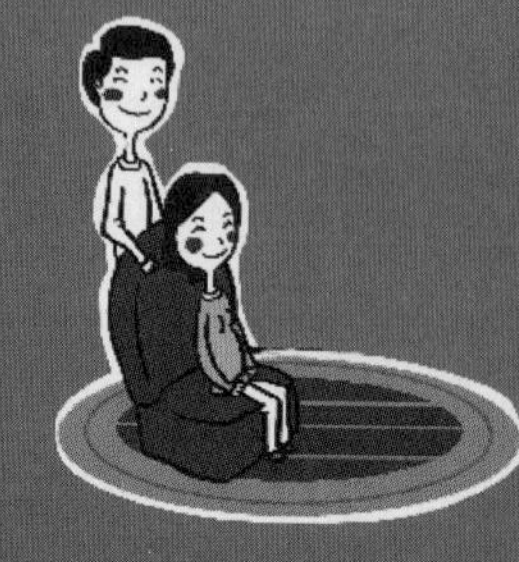

第6节 准妈妈产褥期运动健身

适当地活动身体

自然分娩的新妈妈6~12个小时就能试着慢慢下床走动。这样可以增强腹肌收缩，促进子宫复原、恶露排出、增进食欲，防止尿潴留和便秘发生。切记要做适度活动。剖宫产新妈妈在醒后也可以做些简单活动。

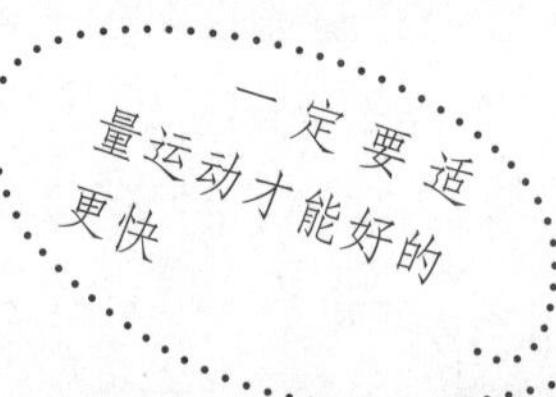

新妈妈策略：躺在病床也能活动的产后保健操。

●深呼吸用鼻子缓缓地深吸一口气，再从口慢慢地吐出来。

●颈部运动仰卧，两手放于脑后，肩着床，只是颈部向前弯曲。复原，颈部向右转(肩着床)，尤如向旁边看，然后向左转。

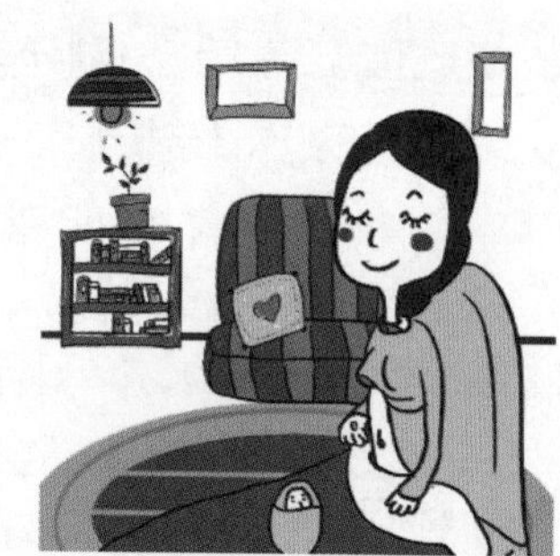

●转肩运动臂屈，手指触肩，肘部向外侧翻转。返回后，再向相反方向转动。

●手指屈伸运动从大拇指开始，依次握起，再从小拇指依次展开。两手展开、握起，反复进行。

●腕部运动两手在前相握，手掌相外，向前伸展，握掌。坚持5秒，放松。

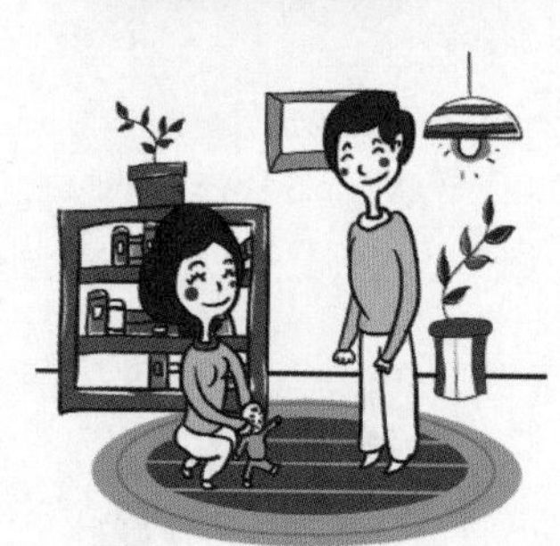

●脚部运动两脚并拢，脚尖前伸。紧绷大腿肌肉，向后弯脚踝。呼吸2次后，撤回用在脚上的力。随后将右脚尖前伸，左脚踝后弯，左右交替。

第7章

锦上添花

宝宝保健

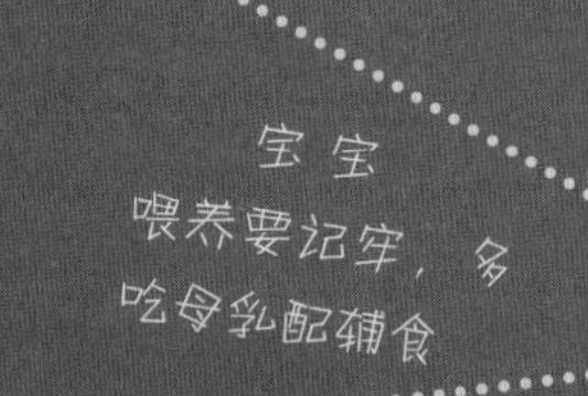

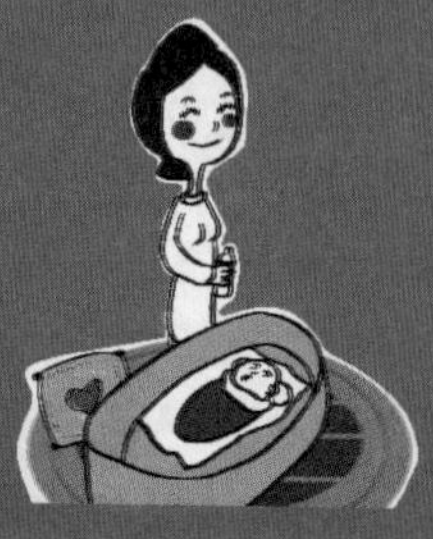

第1节 新生宝宝的喂养

一、什么是纯母乳喂养

所谓母乳素

所谓纯母乳喂养就是只吃母乳

纯母乳喂养，是指除给母乳外不给宝宝其他食品及饮料，包括水（除药物、维生素、矿物质滴剂外），只吃挤出的母乳。

有些准妈妈总是担心纯母乳不够营养，担心自己的宝宝比别人长的慢。但是，研究证明母乳喂养可以大大促进宝宝的生长发育。4~6个月的纯母乳喂养的宝宝体重、身长、头围、胸围显著优于非纯母乳喂养的宝宝。反而是非纯母乳喂养的宝宝患生长迟缓的危险性比纯母乳喂养的宝宝高2倍。

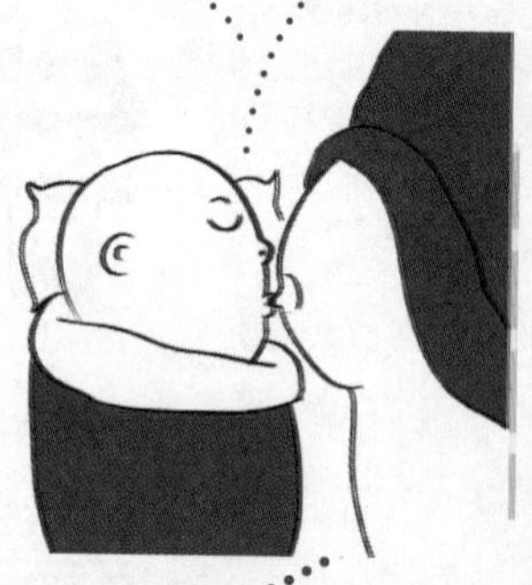

纯母乳喂养对婴儿的人格发展与亲子关系的培养更有优势

对于宝宝而言，纯母乳就已经满足了他平日的所以需求，只用纯母乳来进行喂养是没有问题的。准妈妈的担心是大可不必的。

母乳喂养6大误区

母乳是婴儿最安全、最理想的天然食品。“母乳最好”的观念已经深入人心，但是在母乳喂养的过程中，妈妈还要小心下面6个误区：

误区1：4个月之内的婴儿在吃母乳之外也要喝水

母乳的渗透力与血浆相似，对肾脏的渗透负荷很低，因此，即使在热带或沙漠中的母乳喂养也不需要喂水。有不少妈妈不知道母乳有这一特点，在母乳足够的情况下还给宝宝喝水，真是好心办错事。宝宝的胃容量有限，喝了水后便会影响吃奶，喝水不仅减少宝宝对母乳的需求，还容易腹胀。所以对于4个月之内的宝宝，只要吃母乳营养就足够了。

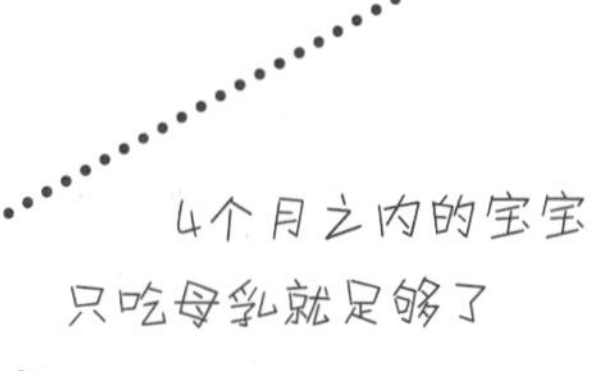

误区2：母乳喂养会使妈妈乳房下垂、身材走样

给宝宝喂奶不但不会使妈妈的乳房下垂，反而会由于喂奶的关系让乳房变大，如果能够配合适量的运动，乳房会比以前还漂亮。同时，由于亲自带宝宝，再加上乳汁的分泌，会大大增加体能的消耗，帮助妈妈尽快恢复体型。

母乳喂养不单对宝宝好，对妈妈也同样有益处。首先，通过宝宝的吸吮，使妈妈体内产生大量的催产素，增强子宫收缩，促进恶露的排出，有利于子宫的恢复。另外，母乳喂养还可以大大降低乳腺癌和卵巢癌的发病率。

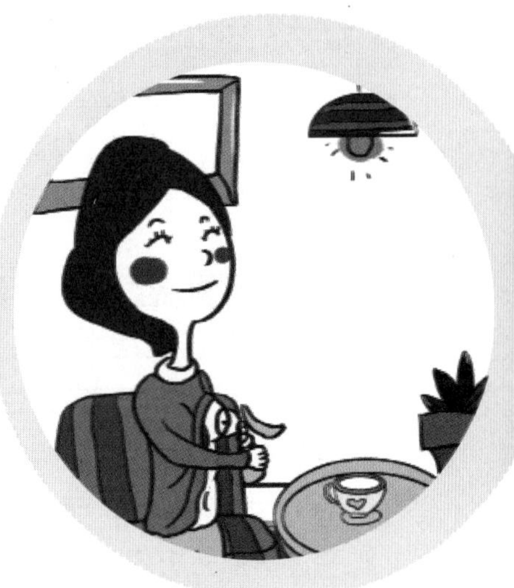

误区3：为了让宝宝睡得香，给宝宝在临睡时吃奶

给宝宝在临睡时吃奶，易造成乳牙龋齿。这是因为婴儿睡眠时唾液的分泌量对口腔清洗的功能减少，加上奶水长时间在口腔内发酵，会破坏乳齿的结构。其次，当宝宝意识不清时，容易发生吸呛，口咽肌肉的协助性不足，不能有效保护气管口，易使奶水渗入，造成吸呛的危险。

另外，还容易降低宝宝的食欲，因为肚子内的奶都是在昏昏沉沉的时候被灌进去的，宝宝清醒时就会没有饥饿的感觉，所以再看到食物就会降低欲望。

误区4：初乳没有营养，不喂给宝宝吃

初乳是妈妈产后一周内分泌的乳汁，颜色淡黄、黏稠，含有丰富的蛋白质，它是宝宝出生1周内最佳的天然营养品，初乳分泌量虽然少，但对正常婴儿来说是足够了。

初乳中所含的脂肪、碳水化合物、无机盐与微量元素等营养素最适合宝宝一周内的需要，不仅容易消化吸收，还不增加肾脏的负荷。初乳中还含有丰富的免疫球蛋白及其他免疫因子、抗感染物质，其中免疫球蛋白A比成熟乳高出8倍，并且在产后第一天内含量最高，活性最强，因此初乳可使宝宝出生后即获得口服免疫抗体及提高抗病能力，有利于宝宝的健康成长。

有些妈妈不知道初乳的好处，认为初乳量少，且颜色不好，就弃之不用，这是不正确的。因此，无论是母乳再少还是准备不喂奶的妈妈，也一定要把初乳喂给宝宝。

误区5：母乳喂养要定时定量

母乳喂养过程中不要严格地限制喂奶的间隔时间，尤其在宝宝出生后的头几周。新生宝宝每次吃到的奶量不相同，因此有时宝宝吃奶后1小时就饿了，而有时宝宝间隔3小时都似乎还不那么想吃。

这些情况都是属于正常的，而且每个宝宝都是独一无二的，食量也不尽相同，所以按所需哺乳为宜。只要宝宝想吃，就可以随时哺喂；如果妈妈涨奶了，而宝宝又肯吃，也可以喂，而不应拘泥于是否到了“预定的时间”。

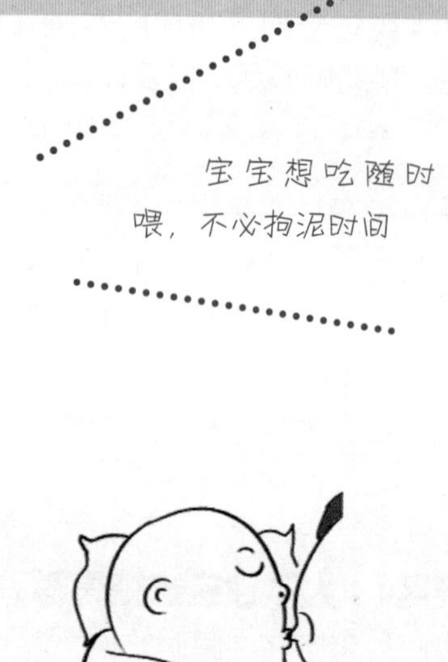

误区6：母乳6个月以后就没什么营养了，应该给孩子断奶

正常情况下，宝宝从出生到6个月，完全依靠母乳喂养，就能够得到成长所需的全部营养，不必添加任何辅助食品。6个月以后，婴儿成长所需的营养，单纯依靠母乳已经不够，所以需要添加辅食。

在增加辅食的情况下，也应尽量延长母乳喂养1~2月，并且6个月不是绝对的底线，有些早产儿或者过敏体质的婴儿，由于身体的原因，不能够喂辅食，完全依靠母乳喂养到8~9个月甚至更长，也一样营养俱全，健壮成长。迄今为止，没有任何科学依据证明母乳在哪一个阶段会失去营养价值。

母乳喂养有何优点

母乳喂养有利于婴儿健康成长，母乳中特别是初乳，含有婴儿所需要的丰富营养，是任何乳制品不可替代的优质乳，婴儿能吮吸到母乳，对婴儿的健康成长是十分有益的，可谓是百益无害。而且，母乳喂养也有利于增强婴儿抵抗力、免疫力。母乳中含有大量的婴儿需要的抗生素，能抗感染。抗病毒是其他任何乳制品、食物不可完全具备的，是母乳独有的。因此，婴儿吮吸了母乳，就增强了婴儿的抵抗力、免疫力，让婴儿少生病或不生病。

另外，母乳喂养也有利于婴儿消化和健康发育。由于母乳具有多方面的优点，且营养均衡、配比最佳，是其他食品不具有或不完全具有的优点。因此，采用母乳喂养法，它有利于婴儿的消化，有利于促进婴儿健康发育，健康成长。

最后，母乳喂养有利于增进母子情感。俗话说，母子连心。新妈妈们通过婴儿吮吸母亲乳头的刺激，能增进母亲对婴儿的抚爱、关爱、疼爱之情，婴儿通过吮吸母乳，与母亲有切肤之温暖，切肤之亲近，既感到安全，又感到高兴。因此，母子之间的情感就在这微妙之中不断沟通与递进，不断增进和升华。

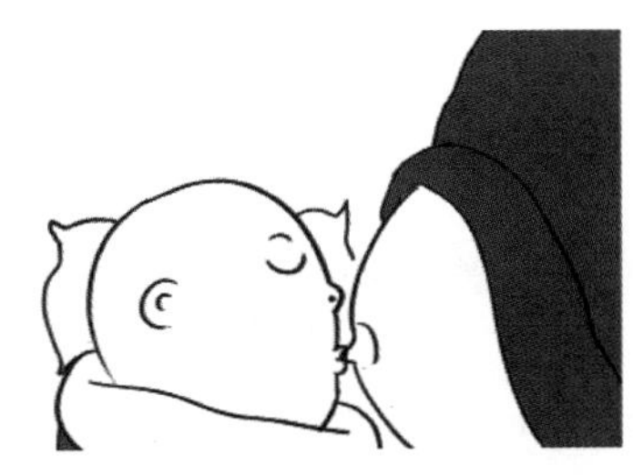

注意要点

在喂奶的过程中，妈妈要放松、舒适，宝宝要安静。妈妈坐在低凳上或床边上，如果位置较高可把一只脚放在一个脚踏上，或身体靠在椅子上，膝上放一个枕头抬高宝宝；把宝宝放在腿上，头枕着妈妈的胳膊，妈妈用手臂托着他的后背和小屁股，使小脸和小胸脯靠近妈妈，下颌紧贴着乳房；妈妈用手掌托起乳房，先用乳头刺激宝宝口周皮肤，待宝宝一张嘴，趁势把乳头和乳晕一起送入宝宝的嘴里。让宝宝充分含住乳头及乳晕的大部分，这一点非常关键，否则光靠叼住奶头吸吮是不可能得到乳汁的，而且宝宝为得到乳汁会拼命去吸吮乳头，妈妈会感到阵阵钻心的疼痛，乳头也容易被宝宝吮破，如果引起乳腺炎就会使母乳喂养难以顺利进行下去。需要注意的是妈妈一边喂一边用手指按压乳房，以便于宝宝吸吮，又不会使他的小鼻子被堵住。

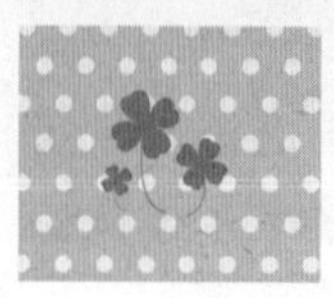

二、什么是人工喂养

妈妈因各种原因不能喂哺婴儿时，可选用牛乳、羊乳，或其他代乳品喂养婴儿，称为人工喂养。人工喂养需要适量而定，否则不利于婴儿发育。

人工喂养优点。一是：人工喂养宝宝的工作可以由别人来分担。母乳喂养只能是妈妈一个人来做，而人工喂养可以让爸爸、奶奶爷爷、外公外婆等都来参与，减轻妈妈的劳累，让宝宝和更多的家人亲密接触。二是：便于掌握喂奶的份量，采用人工喂养，每次宝宝吃了多少毫升的奶是显而易见的。

人工喂养缺点：最大的不利之处可能是由于消毒不严格而引起宝宝腹泻、胃部不适。其次需要购买器具以及奶粉，没有母乳喂养经济。另外还需要掌握一系列的调配制奶、消毒等技术，没有母乳喂养那么便利。并且带着婴儿外出时，需要携带喂奶用品，还要谨防配好的奶是否出现变质。

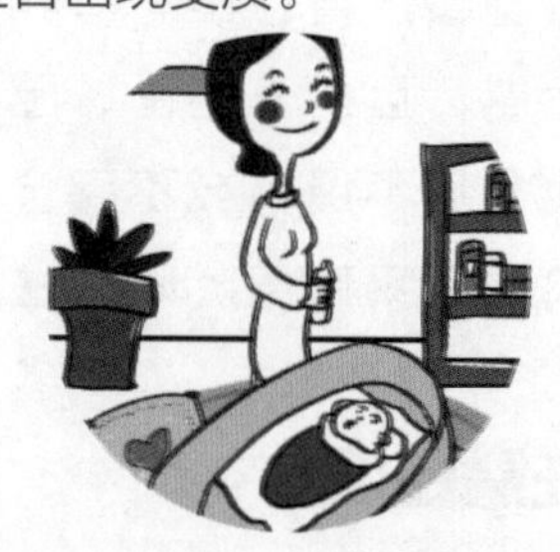

人工喂养的注意事项

●选择好的代乳食品。4个月以内的婴儿可选择含蛋白质较低的婴儿配方奶，6~8个月可选用蛋白质含量较高的配方奶。那些对乳类蛋白质过敏的患儿，可选用以大豆作为蛋白质的配方奶。而新鲜牛奶要经煮沸消毒、稀释及加糖调配后才可食用。

● 奶量按婴儿体重计算。每1千克体重每日需牛奶100毫升，如婴儿6千克重，每天就应吃牛奶600毫升，约3瓶奶，每3~4小时喂1次奶。

● 奶粉的浓度。需要注意的是奶粉的浓度不能过浓，也不能过稀。过浓会使宝宝消化不良，大便中会带有奶瓣；过稀则会使宝宝营养不良。

● 每次喂奶前试奶温。可将乳汁滴几滴于手背或手腕处，试试奶温，以不烫手为宜。

● 喂奶时，奶瓶斜度应使乳汁始终充满奶头，以免婴儿将空气吸入。哺乳后应将婴儿竖抱拍奶嗝，以便排除多余气体。

● 适量补充水分。母乳中水分充足，因此吃母乳的宝宝在6个月以前一般不必喂水，而人工喂养的宝宝则必须在两顿奶之间补充适量的水。

● 重视奶具消毒。宝宝用的奶瓶、奶嘴必须每天消毒，在清洗后，高温蒸煮10分钟左右即可。

● 4个月以内的婴儿不宜以米糊为主食，以免引起蛋白质和脂缺乏而导致营养不良。

● 应提早添加辅助食品，如婴儿米粉及麦粉，其营养均衡全面，蛋白质、脂肪含量较高，还含有多种蛋白物质及维生素，容易消化吸收，能满足婴儿生长发育需要。

代乳食品选择好，奶具消毒很重要

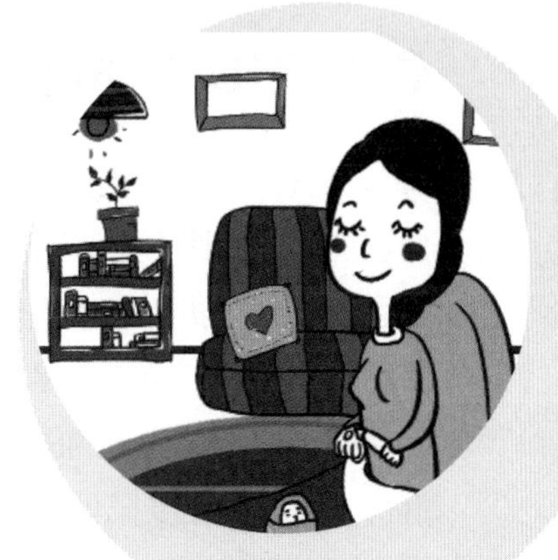

应提早添加辅助食品，满足婴儿生长需要

三、早产儿的母乳喂养

早产儿是指孕期不足37周的新生儿，由于早产儿的各种生理功能可能不健全，早产儿的喂养也有其特殊性。

早产儿可能会由于一些严重的疾病或由于体重过轻而住院治疗，宝宝住院与妈妈分离，影响了母乳喂养的正常进行。因为与妈妈分离，宝宝没有与妈妈进行很好的接触，没有婴儿的吸吮，母乳的分泌受到影响；还因为与宝宝分离，妈妈的情绪受到较大的影响，这些都将影响乳汁的分泌。

早产儿怎样才能坚持母乳喂养呢

首先，妈妈一定要有信心，相信自己的乳汁最适合喂养宝宝，要想办法让宝宝吃到母乳，或者想办法让宝宝出院后吃到母乳。第二，尽可能地与早产儿接触，如宝宝住院的医院有母婴同室病房，妈妈一定要陪伴宝宝住入母婴同室病房。第三，对不能吸吮或吸吮力弱的宝宝，妈妈要按时挤奶(至少每3小时挤1次)，然后将挤出来的奶喂给婴儿。

对于有吸吮能力的早产儿，可以直接、尽早地让宝宝吸吮母亲的乳头。喂奶时要注意正确的喂奶姿势，帮助宝宝含吸住乳头及乳晕的大部分，这样可有效地刺激泌乳反射，使宝宝能够较容易地吃到乳汁。

对于吸吮能力差的早产儿，应当把奶挤出来喂宝宝。可用滴管或小匙喂给宝宝。选用的滴管应到专门的医疗器械部门去购买；小匙应选用边缘钝的瓷匙或不锈钢匙为好。不管是选用滴管或瓷匙和不锈钢匙，都要将乳汁从早产儿的嘴边慢慢地喂入，切不可过于急躁而使乳汁吸入婴儿的气管中。

早产儿的吸吮力往往是不足的，每次的摄入量不会太多，所以要多给早产儿喂养，一天应给早产儿喂12次奶左右。

如果宝宝住院暂时不能吃到妈妈的乳汁，妈妈也要坚持挤奶，让宝宝出院后就能吃到母乳。这对早产儿来讲是十分重要的，因为早产儿的身体发育已经较足月的宝宝落后了，需要有一个奋起直追的过程，母乳喂养是这个过程的有力保证。只要坚持给出院后的早产儿喂母乳，母乳喂养也一定会成功。

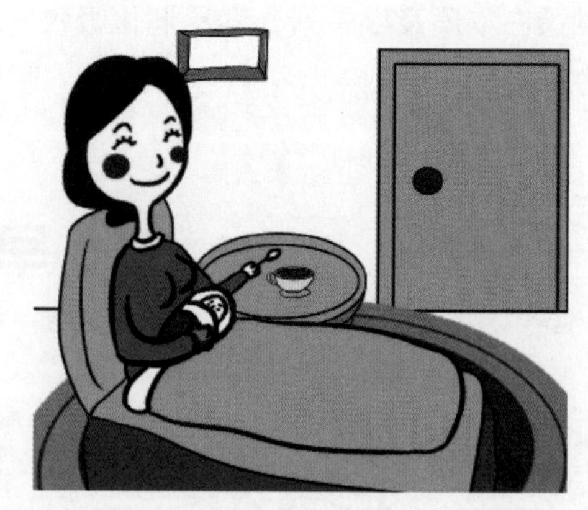

四、早产儿的人工喂养

早产儿的人工喂养方式有多种，一般要根据早产儿的出生体重及吸吮、吞咽能力来确定，合理选择喂养方式也是保证营养的重要环节。如吸吮、吞咽不协调的早产儿，过早选择经口喂养，容易引起呛咳、呕吐以及胃返流；如果有能力自己吃奶，而选择胃管喂养，可能会影响宝宝的吃奶的本能。所以喂养方法最好根据早产儿不断发育的胃肠道功能，来进行转变。那么，该如何喂养没有母乳的早产儿呢?

经口喂养

体重2000～2500克的早产儿，吸吮、吞咽不协调的宝宝，应尽量选择经口喂养，如用小勺、量杯、奶瓶或滴管进行喂养。暂时没有母乳，临时选择经口喂养，尽量不要用奶瓶喂奶，最好采用带有刻度的量杯或滴管进行喂养，因为奶瓶喂养，可以给宝宝造成乳头错觉，而小勺喂养又不容易准确计算奶量。

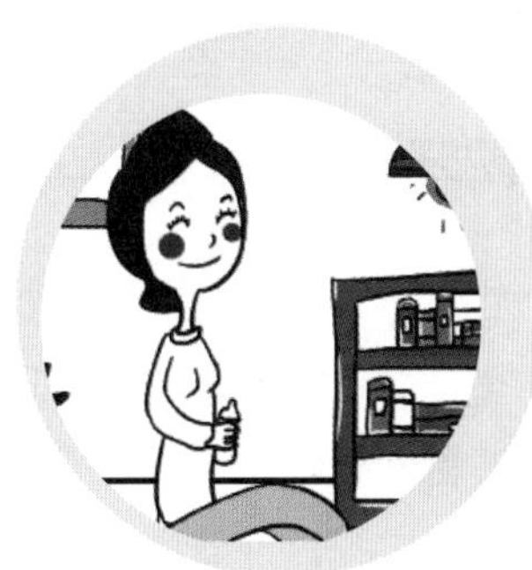

间歇胃管喂养

小于1500～2000克的早产儿，吸吮和吞咽功能尚不成熟，也不能协调工作。可以经口腔或鼻腔插入胃管。但经鼻喂养，常会影响宝宝通气，增加其气道阻力，易导致周期性呼吸和呼吸暂停的发生，因而常选择经口胃管喂养，可间隔1～2小时喂奶一次。喂奶的注射器要用高压灭菌消毒或一次性注射器，且每次更换，每次注射完奶，用0～5毫升温开水冲洗胃管，防止留于胃管的奶汁变质，引起肠内感染。当患儿吸吮和吞咽能力成熟后，应尽早改为经口喂养，拔管前可先经口试喂1～2次。

持续胃管喂养

这种喂养方式适用于1500克以下，反应能力较差，无吞咽、吸吮能力，胃中容易有奶残留的患儿，或间歇喂养易出现呼吸困难或有缺氧表现的早产儿。可用10毫升注射器按需要量取奶汁，放置输液泵上，通过连接导管接入胃管输奶，每小时为1～5毫升。每天的奶量要均匀滴入，每8小时换一次奶瓶，24小时更换1次输液器。当患儿反应能力及病情好转，无胃返流或潴留现象时，可改为间歇胃管。

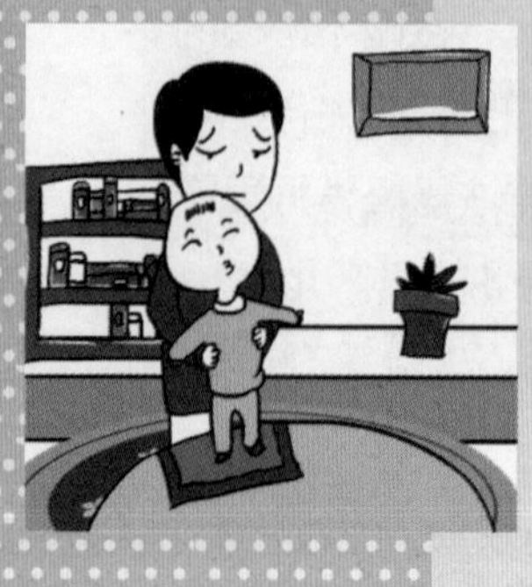

肠内微量喂养

这种喂养方法有助于促进早产儿肠动力成熟，并能改善对喂养的耐受，可以促进其胃肠动力的成熟。早产儿在生后24小时内可给予间断管饲喂养。奶量：体重小于1500克的，开始每次1毫升，每2小时1次，每次增加1～2毫升；体重大于1500克的，开始每次2毫升，每2小时1次，每次增加2～3毫升。对腹胀、呕吐、胃内残留超过上次奶量1/3者，要停喂1次。

胃肠道外营养

也称为静脉高营养，就是通过静脉将全部营养素供给宝宝，这种方法主要针对体重在1000克以下的极低体重儿，吮吸力差、吮吸与吞咽功能不协调、咽反射差，胃食管括约肌功能不全、肠道酶浓度低、肠蠕动弱、胃容量小等不能耐受胃肠喂养的早产儿。注意待胃肠道功能成熟后，要改为胃肠道喂养。

五、初乳有哪些成分及优点

什么是初乳

初乳，是婴儿来到人世间的第一口食物，也是妈妈给宝宝的最好、最珍贵的礼物。产后，妈妈的体内激素水平发生变化，乳房开始分泌乳汁。但泌乳有一个逐渐的质与量的变化，一般把生产后4~5天以内的乳汁称作初乳，生后6~10天的乳汁称作过渡乳，产后11天到9个月的乳汁称为成熟乳，10月以后的乳汁叫晚乳。

母乳的这种质与量的变化，正好

是适应了新生儿的消化吸收以及身体需要。初乳，除了含有由于吞噬作用所摄取的脂肪淋巴细胞外，还含有乳腺细胞核来自导管的细胞断片以及核等。因初乳中磷酸钙、氯化钙等盐类的含量较多，所以有轻泻作用，初乳比成熟乳的热量也高。母体在分娩后，当胎盘的卵泡激素作用消失时，催乳素的作用开始，于是开始分泌成乳。

初乳不可浪费。一般来说，当宝宝脐带处理好后，妈妈就可以尝试给孩子喂奶了。母亲第一天有少量黏稠、略带黄色的乳汁，这就是初乳。初乳含有大量的抗体，从而保护婴儿免受细菌的侵害，所以这个时候应尽可能地给婴儿喂初乳，减少新生儿疾病的发生。

有些人认为分娩后最初分泌的乳汁是“脏”的，或认为初乳没有营养价值，挤掉丢弃了，这很可惜。初乳不仅不脏，反而最富有营养物质。它们对新生儿机体免疫有增强作用，可预防新生儿感染。而后来的乳汁中各种细胞成分随着时间的延长而日趋下降。另外，初乳中含的脂肪量没有成熟乳高，这正好和刚出生的小儿胃肠道对脂肪的消化和吸收能力差相适应。初乳中锌的含量也很高，据测定分娩后12天内的初乳中含有大量锌，平均浓度为血清锌的4～7倍，此后人乳含锌量迅速下降。锌对促进小儿生长发育有好处。 初乳虽然量少、稀淡，但对新生儿是极重要的。初乳中抗体和白细胞等抗病物质含量特别高，这些抗病物质对新生儿的呼吸道和消化道能起到保护作用，使新生儿免遭感染。喂母乳的孩子在生后半年以内很少生病，就是接受了母乳中抗体的缘故，这其中也有初乳的功劳。为此，年轻的母亲们，千万别把你们那极宝贵的“黄色奶”给挤掉。同时，为孩子的健康着想，要尽量利用母乳哺喂宝宝。

初乳的成分

初乳干物质含量很高，含有丰富的球蛋白、清蛋白、酶、维生素、溶菌素等，但乳糖的量较少，酪蛋白的相对比例较少。其中蛋白质能直接被吸收，增强孩子的抗病能力。初乳中的维生素A和维生素C比常乳中高10倍，维生素D比常乳中高3倍。初乳中

含有较高的无机质，特别富含镁盐，能促进消化管蠕动，有利于消化活动。

初乳中的蛋白质含量远远高出常乳。特别乳清蛋白质含量高。初乳内含比正常奶汁多5倍的蛋白质，尤其是其中含有比常乳更丰富的免疫球蛋白、乳铁蛋白、生长因子、巨噬细胞、中性粒细胞和淋巴细胞。这些物质都有防止感染和增强免疫的功能。

初乳中的维生素含量也显著高于常乳。维生素B_2在初乳中有时较常乳中含量高出3～4倍，尼克酸在初乳中含量也比常乳高。

初乳中乳糖含量低，灰分高，特别是钠和氯含量高。微量元素铜、铁、锌等矿物质的含量显著高于常乳，口感微咸。初乳中含铁量约为常乳的3～5倍，铜含量为常乳的6倍。

另外，初乳中还含大量的生长因子，尤其是上皮生长因子，可以促进新生儿胃肠道上皮细胞生长，促进肝脏及其他组织的上皮细胞迅速发育，还参与调节胃液的酸碱度。

初乳较成熟乳中的蛋白质含量高而脂肪与乳糖较低，适合于新生儿消化特点。初乳除具有很高的营养价值外，还含有大量为婴儿迫切需要的各种活性成分，如含有大量的免疫球蛋白，尤其是分泌型IgA，具有防止消化道、呼吸道微生物感染的作用。母乳中乳糖成分有利于钙的吸收，乳铁蛋白含量虽然不高但其吸收率50%，故母乳喂养儿患贫血者少。总的来看，母乳中营养成分最适宜婴儿消化吸收并促进婴儿生长发育，母乳蛋白质易吸收，必需脂肪酸较多，乳中核苷酸对合成代谢与生长有利。母乳中脂肪酶有利于脂肪吸收，所含胆固醇可促进神经组织形成。

初乳优点

促进宝宝完美的一口

初乳中含有新生儿所需要的所有的营养成分，因此，即使新妈妈们因为种种原因无法喂养母乳，也要把这宝贵的初乳喂养给宝宝哦。初乳不仅量少，而且只在分娩后的几天内有。因此，可以说是母体专为新生宝宝准备的绝无仅有的特别营养食物。

促进宝宝生长的第一份营养

宝宝在妈妈腹中时是通过脐带吸收营养成分的，出生后也迫切需要补充营养。此时，初乳对于宝宝来说特别重要。这是因为初乳中含有帮助宝宝生长发育的所有的营养成分。其中的TFG－β不仅可以让软、硬骨组织持续形成、促进细胞增殖，还能有效预防皮肤过敏；IGF是初乳中含有的脑细胞成分，可以促进新生儿大脑发育，促进细胞成长和分化。EFG则是表皮细胞的生长因子，可以促进皮肤表皮细胞再生，治愈伤口。

初乳对于宝宝来说，特别重要

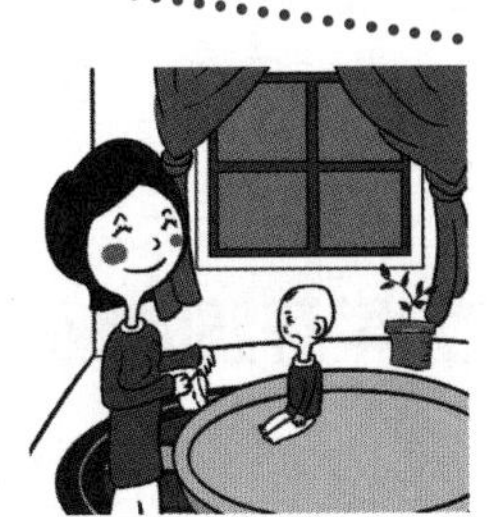

让母乳喂养成为现实

小儿科医生建议在分娩30分钟内就让宝宝吮吸母乳。因为刚出生的宝宝吮吸能力最强，如果在此时及时让宝宝吸奶，不仅可以让宝宝吃到含有多种营养成分的初乳，还可以使母乳喂养变得容易实现。除此之外，妈妈的乳腺也会得到刺激，将会更好地制造奶水。

提高宝宝的免疫力

初乳中含有能增进免疫力、促进细胞分裂等多种营养成分，最重要的是含有人体不可缺少的免疫球蛋白。占据初乳免疫成分80%的免疫球蛋白，是对抗各种病原性细菌和病毒的自然抗体。由于新生儿的免疫系统还不成熟（新生儿的免疫力系统在出生5个月之后开始形成），自身免疫能力低下，所以，最初只能靠初乳来获得免疫功能。

初乳中的免疫球蛋白是宝宝免疫防护的支持

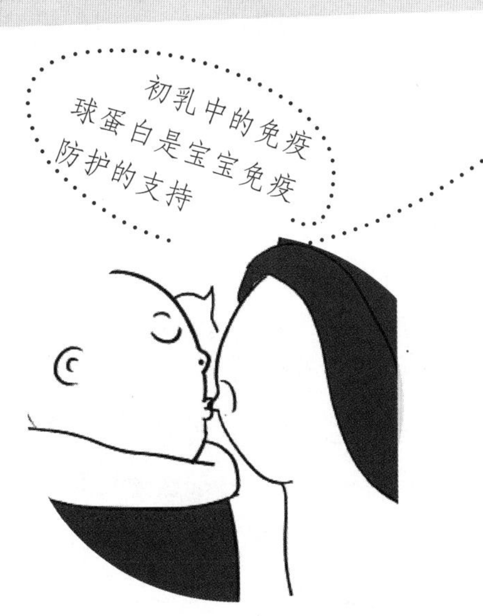

预防黄疸

新生儿的黄疸症状是由血液中的胆红素增加而产生的疾病，它会使婴儿的皮肤呈黄色或橙色。宝宝在妈妈腹中时，由母体帮助代谢胆红素，但新生儿的自身代谢功能却不足。初乳中含有有效成分。因此，通过喂养初乳就可以有效预防黄疸症状。

六、什么是开奶

通过按摩、饮食、药膳等方法使之通畅的过程叫做开奶。简而言之，“开奶”，就是新生儿降临人间以后开始的第1次喂奶。

早开奶的原因

医生会在妈妈产后半小时到1小时就让其给宝宝喂奶，最晚一般也不要超过6小时，这样对刺激乳房尽早分泌乳汁、加速子宫收缩的复原、帮助宝宝尽快排出胎便、避免出现新生儿黄疸等，都是非常有好处的。同时，哺乳的行为可刺激大脑，大脑发出信号增加乳汁的分泌，所以必须要尽早哺乳，形成神经反射，增加乳汁的分泌。

“开奶”早些好还是晚些好，近年来有不同的看法，以往人们为了让妈妈和婴儿能得到充分的休息，主张“开奶”晚些好，一般要产后24~48小时才给宝宝喂奶；对早产儿甚至更晚一些。但近年来，国外一些学者和我国产科和儿科学者都认为，早开奶对妈妈和婴儿都有好处。如果生产后不及早喂奶，妈妈的垂体得不到刺激，泌乳素就不分泌，时间长了，即使婴儿再吮乳头，垂体也就没反应了，或者奶量很少。有些妈妈很想给宝宝喂奶，但就是因为开奶太晚，以致回了奶，想喂也喂不成了，这是很可惜的。此外，吮吸乳头也可以使子宫收缩，减少产妈妈后出血，促进子宫恢复，可以防止或减少新生儿生理性体重下降，还可以促进母子感情。

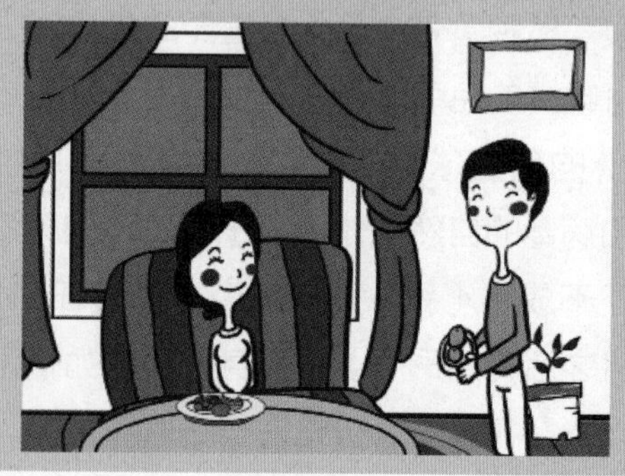

开奶的方法

注意“食”效

新手妈妈应当保持每日喝牛奶的良好习惯，多吃新鲜蔬菜水果。总之吃得好不是所谓的大补，传统的猪蹄、鸡汤、鲫鱼汤中的高脂肪不仅会堵塞乳腺管，不利于母乳分泌，还会让妈妈发胖。所以主要是吃得对，既能让自己奶量充足、又能修复元气且营养均衡不发胖，这才是新手妈妈希望达到的“食”效。

两边的乳房都要喂

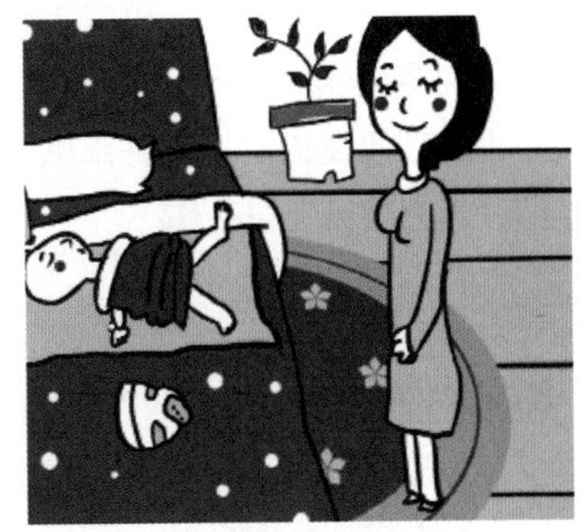

妈妈如果每一次只喂一边乳房，那么没有使用的乳房受的刺激减少，自然泌乳也少。两边的乳房都要让宝宝吮吸到。有些宝宝食量比较小，吃一只乳房的奶就够了，这时不妨先用吸奶器把前部分比较稀薄的奶水吸掉，让宝宝吃到比较浓稠、更富营养的奶水。

多多吮吸

妈妈的奶水越少，越要增加宝宝吮吸的次数；由于宝宝吮吸的力量较大，正好可借助宝宝的嘴巴来按摩乳晕。喂得越多，奶水分泌得就越多。

吸空乳房

妈妈要多与宝宝进行肌肤接触，宝宝对乳头的吸吮是母乳分泌的最佳刺激。每次哺乳后要让宝宝充分吸空乳房，这有利于乳汁的再产生。

补充水分

哺乳妈妈常会在喂奶时感到口渴，这是正常的现象。妈妈在喂奶时要注意补充水分，或是多喝豆浆、杏仁粉茶(此方为国际母乳会推荐)、果汁、原味蔬菜汤等。适度补充水分即可，这样乳汁的供给才会既充足又富营养。

充分休息

妈妈夜里因为要起身喂奶好几次，晚上睡不好觉。睡眠不足会使奶水量减少。所以哺乳妈妈要注意抓紧时间休息，白天可以让爸爸或者家人帮忙照看一下宝宝，自己抓紧时间睡个午觉。还要学会如何在晚间喂奶的同时不影响自己的睡眠。

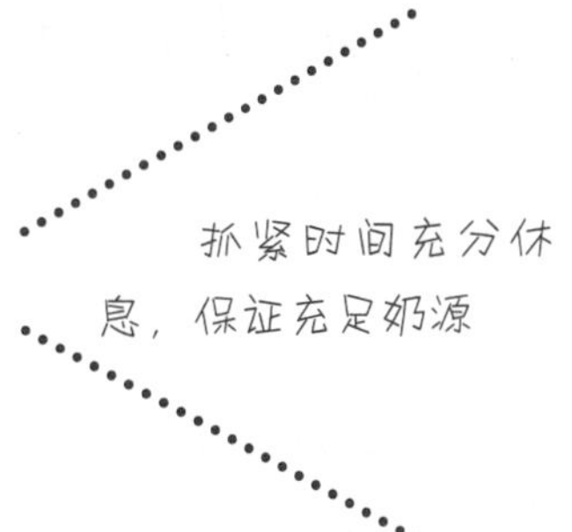

避免乳头受伤

如果妈妈的乳头受伤、破皮、皲裂或流血并导致发炎，就会影响乳汁分泌。为避免乳头受伤，建议妈妈们采用正确的喂奶姿势，控制好单侧的吮吸时间，否则容易反复受伤。

保持好心情

母乳是否充足与妈妈的心理因素及情绪情感关系极为密切。所以，妈妈在任何情况下都要不急不躁，以平和、愉快的心态面对生活中的一切。

按摩刺激

按摩乳房能刺激乳房分泌乳汁，妈妈用干净的毛巾蘸些温开水，由乳头中心往乳晕方向成环形擦拭，两侧轮流热敷，每侧各15分钟，同时还可配合下列按摩方式：环形按摩双手置于乳房的上、下方，以环形方向按摩整个乳房；螺旋按摩一手托住乳房，另一手食指和中指以螺旋形向乳头方向按摩；指压式按摩双手张开置于乳房两侧，由乳房向乳头挤压。

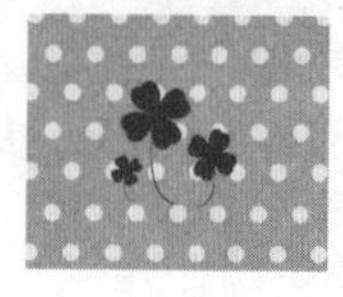

七、开奶前让宝宝吃什么

宝宝嗷嗷待哺，可妈妈却还没有奶，怎么办？这时千万别急着让他用奶瓶吃配方奶。因为吸奶瓶比吸妈妈的乳房要省力多了，聪明的宝宝一旦吃奶瓶上了瘾，造成乳头混淆，很可能会拒绝吮吸妈妈的乳房。为此，妈妈未开奶前，可以把冲泡好的奶粉或糖开水用小勺子给宝宝喂食，或者是调剂一下同产房里其他妈妈的奶水，让宝宝吃点“百家奶”，过渡一下。

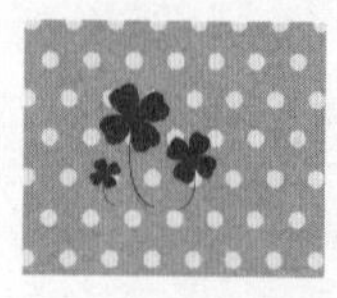

八、催奶与下奶有何区别

催奶，就是当母乳达不到小儿需求时，通过专业人士科学的手法按摩，刺激母乳量的分泌。按摩催奶的原理是理气活血，舒筋通络。多采用点、按、揉、拿等

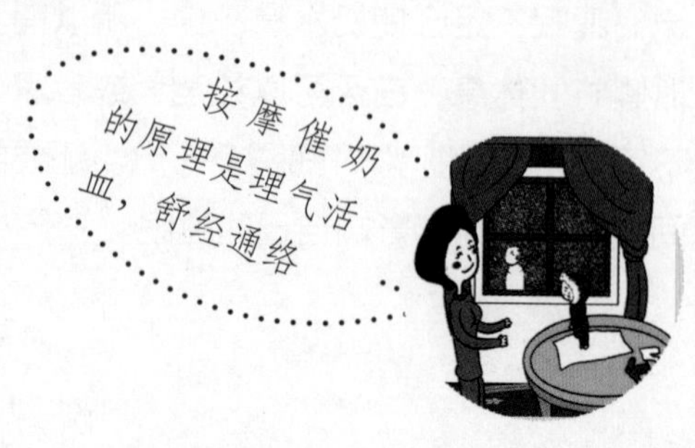

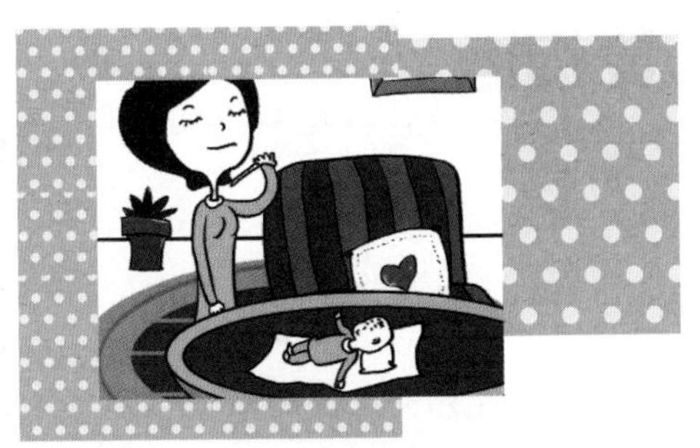

基本手法，但在实际应用时，需多种手法相互配合。按摩催奶治疗，可促进局部毛细血管扩张，增加血管通透性，加快血流速度，改善局部的血液循环，有利于乳汁的分泌和排出。同时，通过按摩而疏肝健脾，活血化瘀，安神补气，通经行气以调节人体脏腑功能，达到促进组织器官新陈代谢，促进乳汁分泌的目的，以满足婴儿的需求。另外常用的催奶方式是食用可促进奶汁分泌的食物。

下奶，即妈妈产出婴儿后乳汁分泌的过程称为下奶，也有称因奶水不足而采用物理按摩、补充营养、药物治疗等方法促使乳汁分泌为下奶。因习俗不同，地区不同，叫法也有差异，但下奶与产奶、乳汁分泌、催奶等为同义词。

九、宝宝为何总吃吃停停

宝宝每次吃母乳时间一般是10～15分钟，两侧乳房交替喂养。宝宝吃奶时间长达1个小时，孩子会很疲劳的，所以就会吃吃停停。你感觉孩子好像很累的样子。实际上孩子确实很累，为什么会这样呢？可能有以下几个原因：

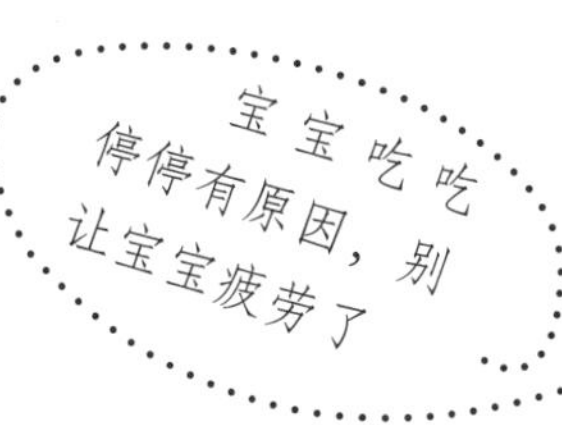

● 孩子可能吃奶的姿势不正确，或者周围的环境杂乱，使得孩子不能很好地吃奶。只要纠正抱奶姿势，改善环境，孩子吃奶就好了。

● 可能是你分泌的乳量不足，造成孩子吃不饱。但是这样的孩子体重增长不理想，大便少或出现饥饿性绿便，2～3天大便1次，大便不干。同时可能睡眠也不踏实。

● 口腔或鼻腔有问题导致孩子吃奶困难，但是这样的孩子吃奶时会哭闹。对照一下，你的孩子属于哪种情况。

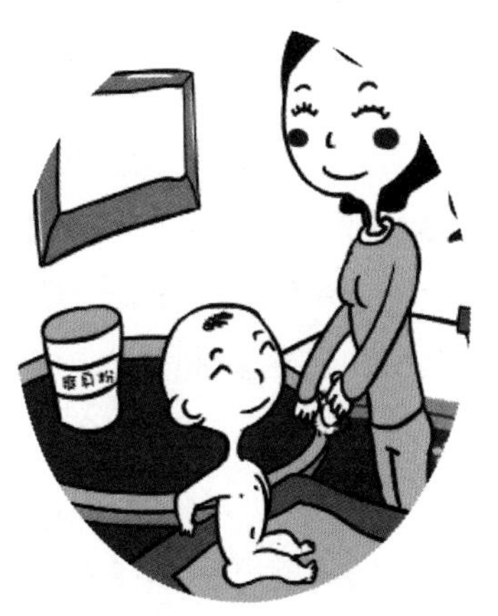

十、宝宝为何爱边吃边睡

可能是在宝宝吃奶的时候，室内温度比较高或者宝宝包裹的比较紧，处于一种要睡觉的状态，所以吃吃就睡着了。另外，可能宝宝的吸吮力比较弱，吃一会儿就比较累了，这样也可能吃吃就睡着了。

宝宝吃奶以一次吃饱为好，断断续续的吃是不太合适的。

所以调整的方法是：宝宝吃奶的时候不要穿的过多，胳膊、腿都能自由活动。即使室内比较冷，包被子也不要包的太紧，让宝宝的胳膊腿能自由的活动。

另外，在宝宝吃奶的时候可以用手摸摸宝宝的脚丫、摸摸宝宝的小手，给宝宝一个轻柔的外界刺激，这样宝宝就不会处于一种容易睡着的情况，就可以保证一次把奶吃完。当然，这种刺激量注意不要过大、过强。过大、过强的话有时会起到干扰宝宝吃奶的反作用。用这种方法，一段时间后，宝宝吃奶的状态就会逐渐好起来。

十一、宝宝吐奶和溢奶的区别

吐奶与溢奶

吐奶和溢奶是两种常见现象，对宝宝的发育有一定的影响。吐奶一般是因为新生儿胃幽门狭窄，同时胃与食管结合部比较松弛，当胃强烈蠕动时，胃中的奶从食道返流，由口中吐出，形成吐奶。吐奶时，奶水强有力地从嘴巴吐出，甚至呈喷射状。溢奶是由于食管末端的括约肌发育不够完善，致使胃和食管之间不完全闭合，因而进入胃里的奶水再次返流到食管，从嘴边溢出。新生儿处于发育时期，对营养的需求很大，因此做好预防工作，为宝宝的发育提供充足的营养是是妈妈必须做的工作。

吐奶和溢奶是两种常见现象，对孩子的发育有一定的影响

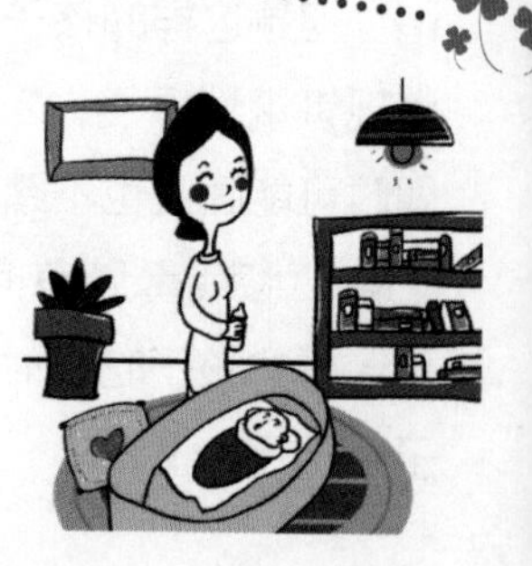

吐奶量较多，多发生在喂奶后。宝宝的吐奶前会出现伸脖子或者张口等痛苦难受的表情。溢奶量少，一般发生在宝宝吃完奶时，随意的涌出一两口奶。

吐奶在新生儿是正常现象，大多数宝宝在出生后头几个月基本上每天都要吐几次奶。

宝宝吐奶如何护理

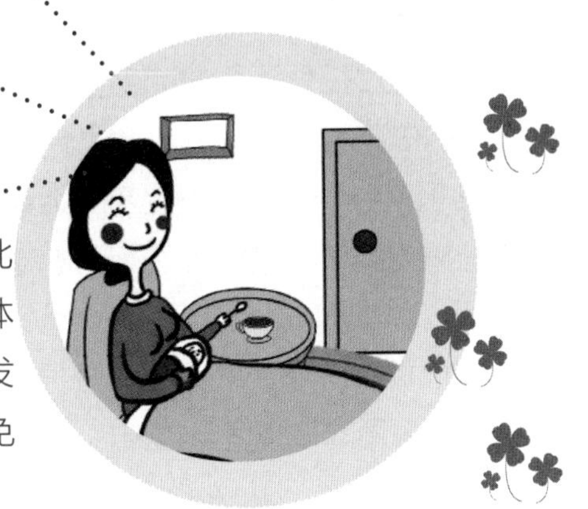

上身保持抬高的姿势

一旦呕吐物进入气管会导致窒息。因此在让孩子躺下时，最好将浴巾垫在孩子身体下面并要保持上身抬高。如果孩子躺着时发生吐奶，我们可以把孩子脸侧向一边，以免吐出物因重力回流而向后流入咽喉及气管，用手帕、毛巾卷在手指上伸入口腔内甚至咽喉处，将吐出的奶水食物大致快速的清理出来，以保持呼吸道顺畅，免得阻碍呼吸。此时，清除口腔要比鼻腔重要！所以身边平常都随身带着小毛巾、小手帕，以备不时之需。鼻孔可用小棉花棒来清理。

吐奶后，要多注意观察孩子的状况

如果发现宝宝憋气，脸色大变，表示异物可能已进入气管，马上使其俯卧在大人膝上或硬板床上，用力拍打背部四五次，使其咳出，再把孩子竖着抱起来。吐奶后，宝宝的脸色可能会不好，但只要稍后能恢复过来就没有问题。另外，根据情况可以适当地给宝宝补充些水分。

补充水分要在呕吐后30分钟进行

宝宝吐奶后，如果马上给宝宝补充水分，可能会再次引起呕吐。因此，最好在吐后30分钟左右用勺先一点点地试着给孩子喂些温白开水。

吐奶后，每次喂奶数量要减少到平时的一半

在宝宝精神恢复过来，又想吃奶的时候，我们可以再给宝宝喂些奶。但每次喂奶量要减少到平时的一半左右，不过喂奶次数可以增加。在宝宝持续呕吐期间，我们只能给宝宝喂奶，而不能喂其他食物，包括辅食。

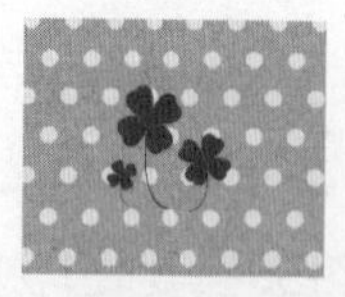

十二、宝宝每次吃奶多长时间为宜

宝宝吸妈妈的一侧乳房需要10分钟，20分钟就可完成整个吃奶过程。一侧乳房在最初的2分钟内吸奶量最多，两侧乳房在最初的4分钟内可吸到总奶量的80% ~90%。

在剩下的16分钟内，宝宝吃奶量很少，主要是通过吮吸动作与妈妈交流。这种动作非常重要，不仅加强了母婴感情的交流，而且能够促进催乳素的释放，保证妈妈在下一次哺乳时乳汁充足。

因此，每次哺乳时间以20分钟为宜，吮吸能力强的宝宝哺乳时间小于20分钟；而吮吸能力弱的，则适当延长。

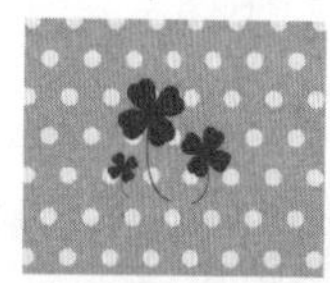

十三、宝宝打嗝怎么办

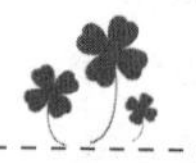

宝宝打嗝原因

宝宝打嗝不是病，因为新生儿或宝宝的膈肌发育不成熟，所以当膈肌或相邻的肌肉受到刺激，脊髓的打嗝中枢就会受到影响，造成宝宝打嗝，其实宝宝打嗝一点也不痛苦，一会儿就会自行缓解。造成宝宝打嗝有以下几种原因：

● 进食不当造成消化不良。

● 吃得过急或过缓。

● 进食过凉。由于你的宝宝吃奶时间长，所以就可能因为吸吮而吞进很多的冷空气，刺激膈肌造成宝宝打嗝。

处理办法

如果吃的配方奶过凉，可以给孩子喝点热水或将奶瓶隔热水温一下。

如果是吃得过急或过缓，那么应该纠正这个习惯。

如果宝宝打嗝有些酸臭气，可能孩子有消化不良，给予孩子一些助消化的药物。

吃母乳的孩子可能大便次数多，呈黄色软便，这是因为母乳里的营养成分容易消化的缘故。

十四、宝宝呛奶怎么办

呛奶危害

新生儿、婴幼儿神经系统发育不完善，易造成会厌失灵，而呛奶就是其主要表现。呛奶窒息的婴儿可出现颜面青紫、全身抽动、呼吸不规则，吐出奶液或泡沫、鲜血、黑水等。婴儿的大脑细胞对氧气十分敏感，如抢救不及时极易造成婴儿猝死。

宝宝吐奶时，由于会厌活塞盖运动失灵，没有把气管口盖严，奶汁误入了气管，叫做“呛奶”，宝宝不能把呛入呼吸道的奶咯出，这便导致气道机械性阻塞而发生严重呼吸困难缺氧，即称为“呛奶窒息”。

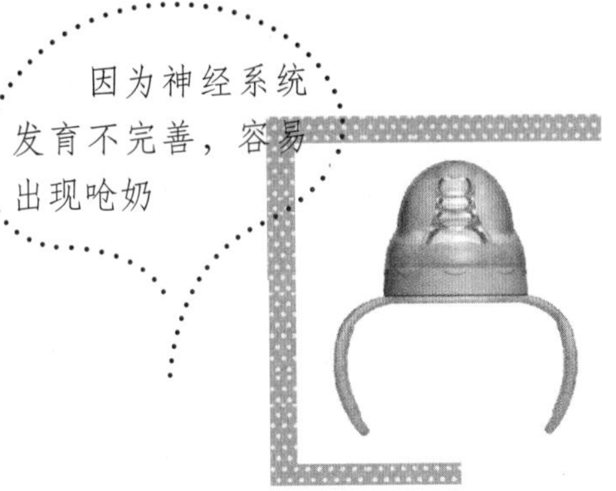

方法

喂奶时机适当：不在宝宝哭泣或欢笑时喂奶；不要等宝宝已经很饿了才喂，宝宝吃得太急容易呛奶；宝宝吃饱了不可勉强再喂，强迫喂奶容易发生意外。

姿势体位正确：母乳喂养宝宝应斜躺在妈妈怀里(上半身成30~45度)，不要躺在床上喂奶。人工喂养宝宝吃奶时更不能平躺，应取斜坡位，奶瓶底高于奶嘴，防止吸入空气。

控制速度：妈妈泌乳过快奶水量多时，用手指轻压乳晕，减缓奶水的流出。人工喂乳的奶嘴孔不可太大，倒过来时奶水应成滴而不是成线流出。

注意观察：妈妈的乳房不可堵住宝宝鼻孔，一定要边喂奶边观察宝宝脸色表情，若宝宝的嘴角溢出奶水或口鼻周围变色发青，应立即停止喂奶。对发生过呛咳婴儿、早产儿，更应严密观察，或请医生指导喂哺。

排出胃内气体：喂完奶后，将宝宝直立抱在肩头，轻拍宝宝的背部帮助其排出胃内气体，最好听到打嗝，再放婴儿在床上。床头宜高15度，右侧卧30分钟，再平卧，不可让宝宝趴着睡，避免宝宝猝死。

注意呛奶，快窒息了，该如何急救？

因为严重窒息，完全不能呼吸，婴儿几乎没有入院急救的机会，家长只能争分夺秒立即抢救。

体位引流如果宝宝饱腹呕吐发生窒息，应将宝宝平躺，脸侧向一边或侧卧，以免吐奶流入咽喉及气管；如果宝宝吃奶之初咽奶过急发生呛奶窒息(胃内空虚)，应将其俯卧在抢救者腿上，上身前倾45°~60°，利于气管内的奶倒空引流出来。

清除口咽异物如果妈妈有自动吸乳器，立即开动，只用其软管，插入宝宝口腔咽部，将溢出的奶汁、呕吐物吸出；没有抽吸装置，妈妈可用手指缠纱布伸入宝宝口腔，直至咽部，将溢出的奶汁吸除，避免宝宝吸气时再次将吐出的奶汁吸入气管。

刺激哭叫咳嗽用力拍打宝宝背部或揪掐刺激脚底板，让其感到疼痛而哭叫或咳嗽，有利于将气管内奶咳出，缓解呼吸。

辅助呼气重点是呼气，带有喷射力量。方法是抢救者用双手拢在宝宝上腹部，冲击性向上挤压，使其腹压增高，借助膈肌抬高和胸廓缩小的冲击力，使气道呛奶部分喷出；待手放松时，患儿可回吸部分氧气，反复进行使窒息缓解。

在上述家庭抢救的同时，拨打120呼救，或准备急送医院抢救。

十五、如何判断母乳是否充足

从生殖生理的角度来看，母乳喂养是天然合理的，是自然够吃的。但是，由于现在的母亲都是新手妈妈，她们看多了配方奶的宣传，会莫名其妙地感到母乳喂养不像配方奶那样眼看着半瓶奶吃进去了让人踏实，所以，总感觉宝宝哭是没吃饱。

母乳充足的判断

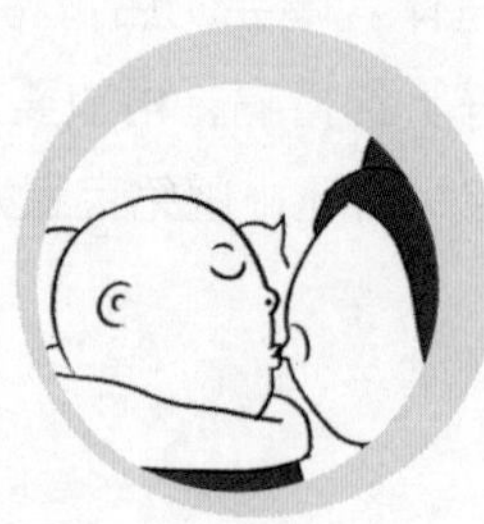

- 喂奶时伴随着宝宝的吸吮动作，可以听见婴儿“咕噜咕噜”的吞咽声。
- 哺乳前母亲感觉到乳房胀满，哺乳时有下

乳感，哺乳后乳房变柔软。

● 两次哺乳之间，宝宝感到很满足，表情快乐，眼睛很亮，反应灵敏。入睡时安静、踏实。

● 宝宝每天更换尿布6次以上，大便每天2~4次，呈金黄色糊状。

● 宝宝体重平均每周增加150克左右， 满月时可增加600克以上。

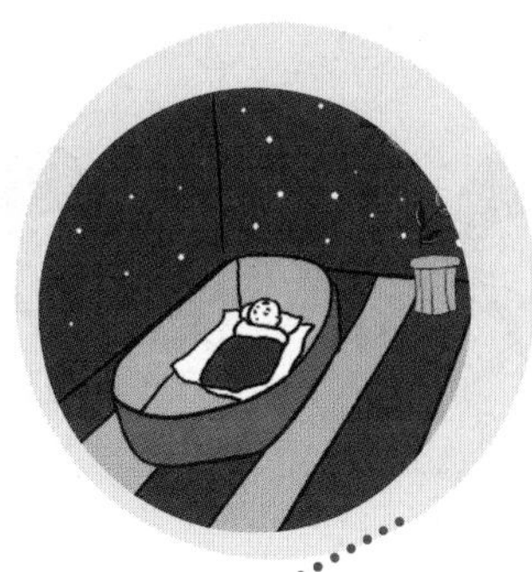

纯母乳喂养不断受到干扰，但是还是希望母亲不动摇

母乳不足的判断

● 喂奶时宝宝用力吸吮，却听不到吞咽声，吃奶时间长，并且不好好吸吮乳头， 常常会突然放开乳头大哭不止。

● 母亲常感觉不到乳房胀满，也很少见乳汁如泉涌般往外喷。

● 哺乳后，宝宝仍然左右转头找奶吃，或者仍哭闹，而不是开心地笑，入睡不踏实，不一会儿又出现觅食反应。

● 宝宝大小便次数减少，量少。

● 宝宝体重增长缓慢或停滞。

● 母乳不够吃，不能单纯地看做母乳分泌不足，应积极找出其他原因，以便针对问题及时加以解决，而不要轻易气馁，放弃母乳喂养。随着配方奶业的高速发展，宣传鼓动，以及种种社会因素、人文文化等因素的影响，纯母乳喂养率不断受到干扰，希望母亲不要动摇，坚持母乳喂养。

十六、4种正确的哺乳姿势和交替哺乳姿势全解

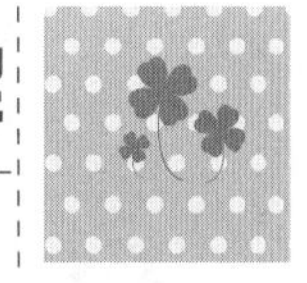

喂奶姿势是使整个喂奶过程愉快并且达到双方满意的关键。它不仅能保证您和您的宝宝都感觉舒适，帮您避免出现乳头疼痛的现象，而且还能使乳汁顺利流出，让宝宝的吸吮更加有效。所以您要尽可能多地花一些时间来做好这件事，让宝宝能在正确的姿势下吃到您的乳汁。

一直等到宝宝把嘴张到一定程度时，您再把宝宝的嘴凑到自己的乳头上。通常情况下，要把宝宝朝自己的乳房方面移，而不要自己的乳房挪向宝宝。

摇篮抱法

①摇篮抱法 ②交叉抱法
③足球抱法 ④侧卧抱法

① ② ③ ④

用您手臂的肘关节内侧支撑住宝宝的头，使他的腹部紧贴住您的身体，用另一只手支撑着您的乳房。因为乳房露出的部分很少，将它托出来哺乳的效果会更好。

优点

通常最简便易学的姿势；

多数父母最常用的姿势。

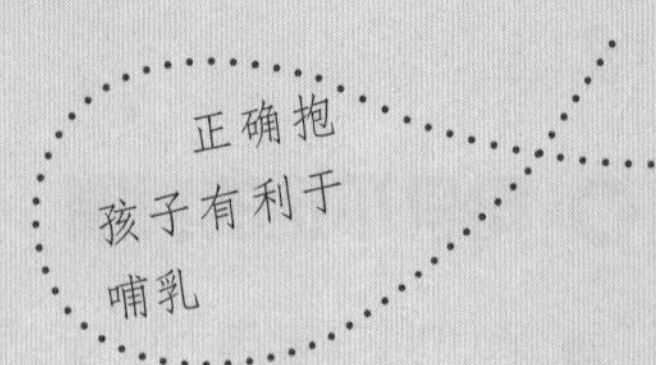

交叉摇篮抱法

动作分解

和使用摇篮支撑法的位置一样，但这一次用对侧的手臂，这样就可以用手来支撑宝宝头部，用前臂支撑身体。这样您可以更多的控制宝宝头部的方向。

优点

使用手支撑颈背部，较使用前臂会对宝宝头部形成更好的控制；

当用来为早产儿或叼牢乳头有困难的宝宝哺乳时尤其有效。

足球抱法

让宝宝在您身体一侧，用前臂支撑他的背，让颈和头枕在您的手上。如果您刚刚从剖宫产手术中恢复，那么这样是一个很合适的姿势，因为这样对伤口的压力很小。

优点

易于观察宝宝是否已叼牢乳头形成有效的哺乳；

对于接受剖宫产的母亲而言会比较舒适，因为远离切口抱持宝宝；

乳房较大的母亲会比较舒适，因为宝宝的胸部可协助支持乳房的重量；

当乳房胀满时，以该姿势有利于调整乳房的形状。

侧卧抱法

您可以在床上侧卧，让宝宝的脸朝向您，将宝宝的头枕在臂弯上，使他的嘴和您的乳头保持水平。用枕头支撑住后背。如果是在剖宫产术后，这也是一个很好的姿势。

优点

哺乳中便于休息

会阴切开或撕裂疼痛或痔疮疼痛的妇女采用此姿势最舒适。

交替哺乳姿势全解

前面已经提到过，哺乳最好左右交替进行，先吃完一个乳房，再进行另一个乳房的哺乳。这样既有利于宝宝吃饱，也利于妈妈的乳房平衡。但是如果宝宝已经吃饱，那么可以考虑用合适的容器先行贮存一下。

促使寻乳反射

让宝宝舒服地躺在手臂上、抚摸他的脸颊，让他面转向你，准备吃奶。

提供乳头

用一只空闲的手托起乳房，将乳头凑近宝宝的嘴边。如果他没有自动张开嘴，可用乳头刺激他的嘴唇和脸颊，直至他张嘴。

检查他完全含住

成功地哺乳应使宝宝的嘴完全盖住乳晕，以形成一个严密的封口。你会感到他的舌头将乳头压向上腭。在宝宝吮吸时，观察他颌骨的动作。

建立视线的接触

哺乳是一种放松的和值得做的体验；在哺乳时应注视着宝宝与他交谈，对他微笑。可任他在乳房上玩，这样可使宝宝形成进食时的愉快感和感受到你皮肤的气息。

抽出乳房

一旦感到乳房被排空，可用小手指滑进宝宝的嘴边以打断他的吮吸。不要在宝宝松开你的乳头前强行抽出乳头，这样会弄痛自己。

给予另一边乳房

在将宝宝从一边乳房转移到另一边乳房之前，可视需要轻轻拍打他的背部。将宝宝舒适地兜在另一只手中。 给他另一边乳房吮吸。

十七、夜间如何进行哺乳

夜晚乳母的哺喂姿势一般是侧身对着稍侧身的宝宝，母亲的手臂可以搂着宝宝，但这样做会较累，手臂易酸麻，所以也可只是侧身，手臂不搂宝宝进行哺喂。或者可以让宝宝仰躺着，母亲用一侧手臂支撑自己俯在宝宝上部哺喂，但这样的姿势同样较累，而且如果母亲不是很清醒时千万不要进行，以免在似睡非睡间压着宝宝，甚至导致宝宝窒息。

新生儿还没有形成一定的生活规律，在夜间还需要母亲喂奶，这样会影响父母的正常休息。夜晚是睡觉的时间，母亲在半梦半醒之间给宝宝喂奶很容易发生意外，所以作为母亲要注意以下几点：

不要让孩子含着奶头睡觉

有些妈妈为了避免孩子哭闹影响自己的休息，就让孩子叼着奶头睡觉，或者一听见孩子哭就立即把奶头塞到孩子的嘴里，这样就会影响孩子的睡眠，也不能让孩子养成良好的吃奶习惯，而且还有可能在母亲睡熟后，乳房压住孩子的鼻孔，造成窒息死亡。也容易使宝宝养成过分依恋母亲乳头的娇惯心理。另外，产后育儿，乳母自己身体会极度疲劳，加上晚上要不时醒来料理宝宝而导致睡眠严重不足，很容易在迷迷糊糊中哺喂宝宝，所以要小心以防出现意外。

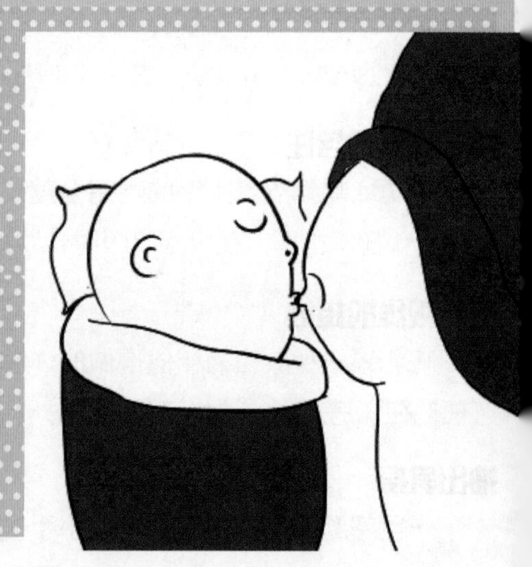

保持坐姿喂奶

为了培养宝宝良好的吃奶习惯，避免发生意外，在夜间给宝宝喂奶时，也应像白天那样坐起来抱着孩子喂奶。

延长喂奶间隔时间

如果宝宝在夜间熟睡不醒，就要尽量少地惊动他，把喂奶的间隔时间延长一下。一般说来，新生儿期的宝宝，一夜喂两次奶就可以了。

十八、如何在公共场合哺乳

刚出生的宝宝可不会去挑时间、地点，只要他饿了，他就会撕心裂肺的哭起来，无论你用尽办法去哄他也没有用，他就只想要喝奶，给他奶喝他就不哭了。宝宝的哭声是妈妈的致命武器，为了宝宝开心，在公共场合哺乳是妈妈无可避免的一件事情。

目前国内的公共场所尚没有专门的喂奶室，所以碰到了宝宝需要喝奶。在场合有一定选择的时候，有些妈妈会找一个人少的地方去哺乳；有些场合没有得选择，比如在汽车上面，在火车上面，或者是在人多人挤的的公共场合，妈妈们也只能当众哺乳了。

母乳喂养是一件非常神圣的事情，每一个人小时候都是喝着妈妈的奶长大的。当众母乳喂养却会给妈妈以及周围的人带来尴尬。对于妈妈来说，一方面要照顾宝宝的需要，另一方面需要承受别人不理解的议论。对于在旁边的男人来讲，看到妈妈哺乳也是非常的不适应。那么这个问题要如何解决呢？

首先，减少出门的次数。因为宝宝喝奶没有办法挑选时间的，所以一出门肯定就会碰上当众哺乳的问题。有的人或者会先冲好奶粉，然后再出门，这个方法确实有用，但是专家认为6个月内的宝宝最好是纯母乳喂养，而且一旦给宝宝用惯了奶嘴，他就不喜欢喝母乳了。

其次，可以带上毛巾出门，在宝宝需要喂奶时，用毛巾遮盖住乳房。这样

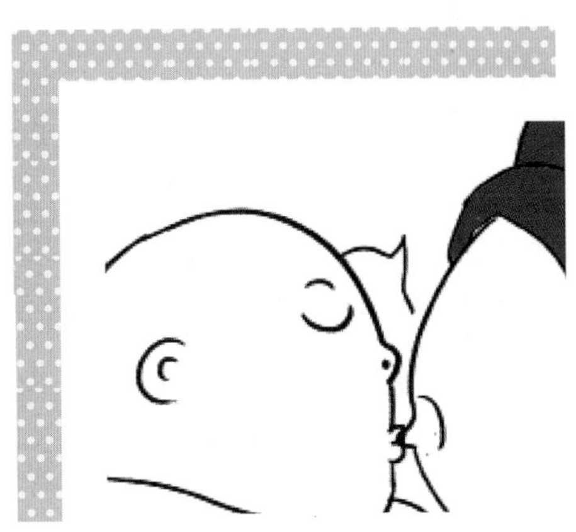

不会引起不必要的麻烦，有时公共哺乳会有不良青年盯着看，用毛巾盖住就没有这个麻烦了，还可以让其他的男士不那么尴尬。

公共哺乳是妈妈们都需要面对的问题，所以需要提前练习与预防，在没有出去之前，可以在镜子前面练习哺乳，这样就能知道在当众哺乳时会不会走光。这样当众哺乳起来，也就可以安心一点。当然你也可以提前先在家人或者朋友的面前先练习哺乳，这样需要面对人群时就不会不安心了。

十九、患乙肝的新妈妈给宝宝喂奶会传染吗

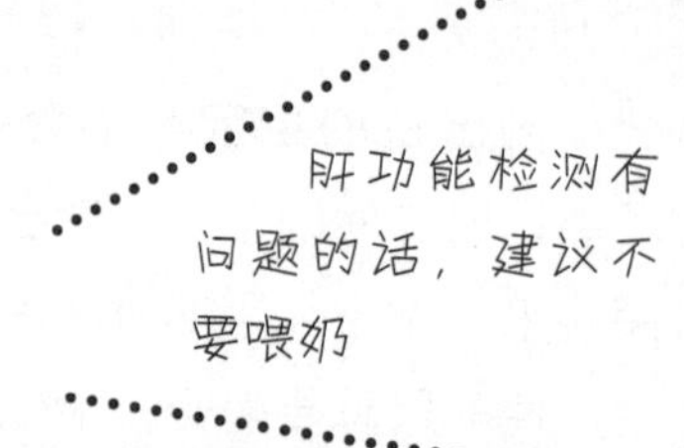

如果您是位乙肝大三阳患者，且乙肝病毒DNA含量高，肝功能检测有问题的话，建议不要喂奶。同时，也要给孩子做好防护，避免孩子感染。一般来说，携带乙肝病毒的准妈妈给宝宝喂奶不会传染病毒。因为，携带乙肝病毒的育龄女性在分娩后，新生儿会在呱呱坠地的最短时间内接受乙肝疫苗和乙肝免疫球蛋白注射。这些疫苗和免疫药物会很快对孩子形成保护。而且研究也发现，即使是乙肝病毒携带者，只要乙肝病毒DNA检测为阴性、肝功能正常，就说明体内病毒没有复制。而此时检测乳液查乙肝病原体，又未发现其中含有乙肝病毒，符合上述条件的新妈妈就可以放心地给宝宝哺乳。

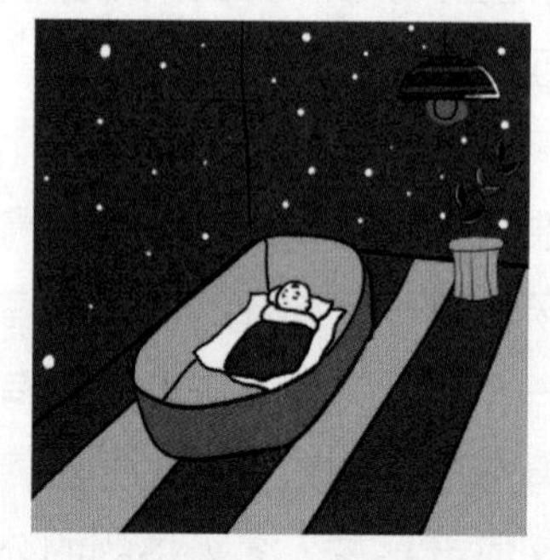

如果新妈妈出现乳头破裂或新生儿口腔有破损，就不能喂养宝宝了。另外，如果携带乙肝病毒的新妈妈还是担心自己的病毒会侵害孩子的话，也可以采取把自己的乳汁吸到奶瓶，用奶瓶喂养的方式喂奶。此外，乙肝病毒携带者还应注意个人卫生，喂奶前清洁乳头，不要口对口地喂食，饭前便后要洗手。

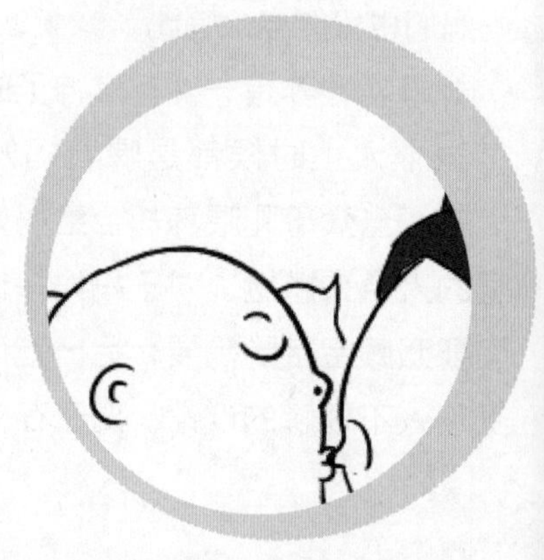

健康育儿TIPS

初乳可以检测到乙肝病毒标志物，而间隔一段时间后，乙肝病毒标志物检出率下降或出现阴性，有人认为只要病毒指标转阴就可以哺乳，这种做法需警惕。

不能因为一次检查发现乳汁有问题就放弃母乳喂养，也不能因为一次检查乳汁没有问题就放心地母乳喂养。正确做法是隔数天之后再次复查，如果多次检查都是阴性，方可进行母乳喂养。

如果妈妈的血清或乳汁中只要HBV-DNA阳性，又没有经过系统、有效的治疗，应彻底放弃母乳喂养。

喂哺之前清洗双手。如果宝宝的口腔有溃疡、破溃等，请暂停哺乳，因为乳汁会通过伤口进入血液而感染。

二十、挤奶的信号有哪些

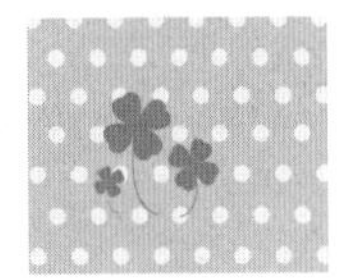

挤奶信号

当新妈妈乳房太胀影响宝宝含接时，可以先挤出一些奶，使乳晕变软，便于宝宝正确的衔接到乳晕上。

当新妈妈乳头疼痛时而暂时不能喂奶时，需要将奶水挤出来，这样既可以缓解疼痛又不会断了宝宝的口粮。

宝宝刚出生不久，吮吸力不是太强，如果妈妈的乳头凹陷，就需要挤奶喂宝宝，以便于乳汁的分泌。

当宝宝体重过轻、早产儿，或吮吸力下降时，应挤奶喂养宝宝。

新生儿由于食量比较小，而妈妈的乳汁又很多，这时就需要将吃不完的奶水挤出来，以便正常分泌。

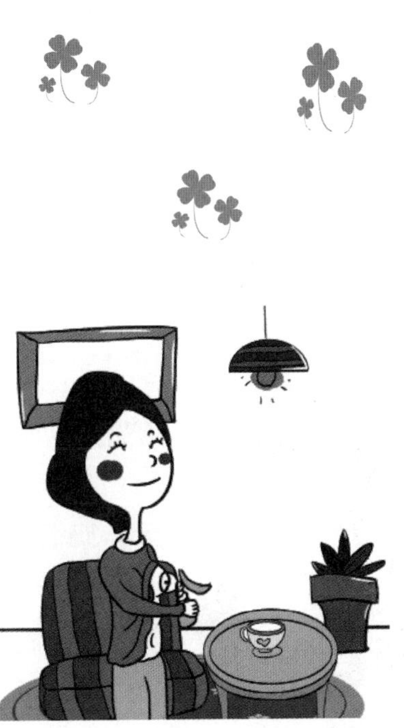

挤奶的方式

手工挤奶法

洗干净手，大拇指放在乳晕上侧，另外四只手指呈“C”状托住乳房。

轻轻地往胸腔侧按压，然后用拇指和食指挤压乳房（手指不能在皮肤上滑动），放松—挤压—放松，形成一个稳定的节奏。

把挤出的乳汁盛载消过毒的碗里。注意一下姿势，可以坐在桌前或靠着工作台，这样就不会因为碗的位置太低而弯腰了。

当你开始有规律地挤奶后，可以选择一个手动的或电动的吸奶器。

用吸奶器挤奶法

市场上有各种各样的吸奶器可供选择，从手动到电动的直至电子的都有，非常方便。吸奶器的吸力应该是间断性的，这样才不会伤到乳房，使用的时候应该注意使乳头正好位于吸管中心，以免伤到乳头。电动吸奶器的操作比较简单，新妈妈只要按照说明书上的步骤来严格操作就可以了。

无论选择哪一种方式，在挤奶前都要洗净自己的手和指甲，并用柔软洁净的棉布热敷乳房，这样不仅可以刺激乳汁的分泌，而且也卫生。

挤奶前的按摩

在使用吸奶器挤奶前，先行乳房按摩是有助于挤奶的，按摩时以小圆圈旋转从乳房之外围向乳头方向按摩，然后以拇指及食指轻轻地揉乳头。

在使用吸奶器之前，先进行乳房按摩是有助于挤奶的

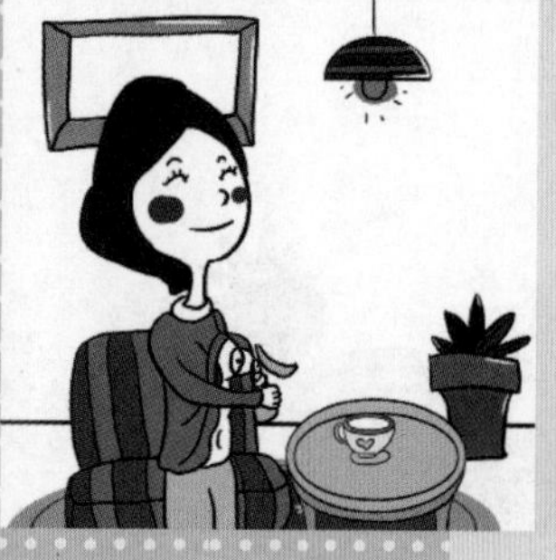

热瓶挤奶法

对于一些乳房肿胀疼痛严重的妈妈来讲，由于乳头绷紧，用手挤奶很困难，就可用热瓶挤奶。

取一个容量为1升的大口瓶，用开水将瓶装满，数分钟后再倒掉开水。然后，用毛巾包住拿起的瓶子，将瓶口在冷水中冷却一下。将瓶口套在乳头上，不要漏气。瓶内逐渐形成负压，乳头

被吸进瓶内，慢慢地将奶吸进瓶中。待乳汁停止流出轻轻压迫瓶子周围的皮肤，瓶子就可取下了。这个方法的原理与中医拔罐比较相像，但目前此方法使用得较少。

乳汁如何保存

母乳储藏方法

母乳之珍贵无可取代，当妈妈们跟孩子分开时，如何适当地储存奶水供给婴儿食用？家人与保姆又该怎样处理您预先储备的母乳呢？

- 3~5天内要食用的母乳可冰在冷藏室。
- 储存下来的母乳要用干净的容器。如消毒过的塑胶筒、奶瓶、塑胶奶袋。
- 储存母乳时，每次都得另用一个容器。
- 给装母乳的容器留点空隙。不要装得太满或把盖子盖得很紧。
- 成小份(60毫升至120毫升)存放，这样方便于家人或保姆根据婴儿的食量喂食且不浪费，并且在每一小份母乳上贴上标签并记上日期。

母乳保存细节操作

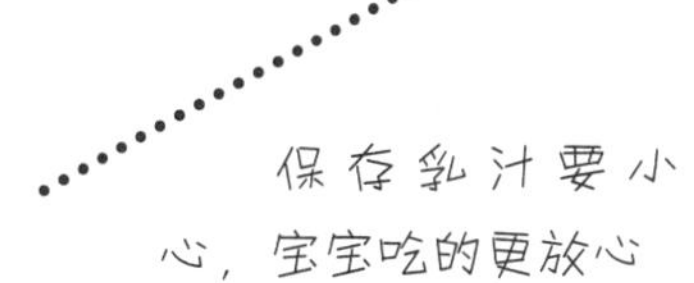

- 先将宝宝一次喝奶所需的量装入集乳袋内，放凉后置于冰箱保存。
- 密封后应写上日期及容量。
- 装了母乳的容器应避免放在冰箱门上，以免冰箱门温度不稳定，乳汁容易变质。
- 可将母乳袋用保鲜膜包好，放在独立的保鲜盒或密封袋内，再放入冷冻柜，可避免受到其他食物影响，破坏乳汁的新鲜度。
- 食用前先冷藏解冻（冷藏时应放在冰箱内层），或直接放在室温下解冻。
- 解冻后应轻轻摇晃，让乳汁及脂肪混合均匀。
- 直接以袋子隔温水加热，或将解冻的母乳倒

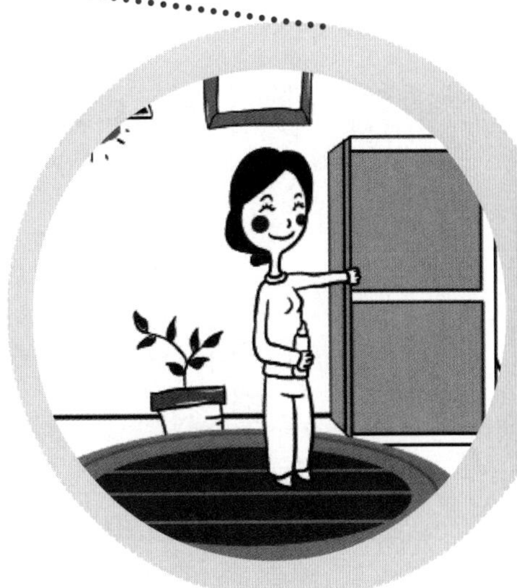

入奶瓶隔水加热回温。

- 不可用微波炉或煮沸法来加热母乳，以免破坏乳汁的营养成分。
- 解冻后的母乳勿再次冷冻，应在1天内食用完，以免乳汁变质。
- 集乳瓶使用后应清洁消毒，以免奶垢残留滋生细菌。

母乳储存的注意事

●母亲在挤奶前必须洗手；

●乳汁可以在冰箱中冷藏储存或者冷冻储存。请将吸出的乳汁放在奶瓶中密封盖好，或者放在母乳存储杯中并盖好；

●如果乳汁吸出后是要喂给宝宝吃的，那么必须使用消毒过的吸奶器吸奶；

●乳汁吸出后必须马上冷藏；

●乳汁在冰箱中最多只能冷藏储存48小时（不要放置在冰箱门上），冷冻储存3个月；

●不要在冷冻保存的乳汁中加入新鲜乳汁。

●不要将解冻后的母乳再次冷冻；

●如果你白天要往在冰箱中冷藏保存的乳汁中添加新吸出的乳汁，那么必须使用消毒过的容器，而且最早吸出的乳汁的保存时间不能超过48小时；

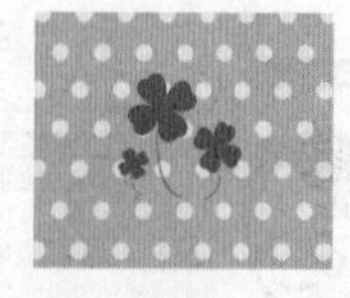

二十一、如何判断宝宝是否吃饱

仅从宝宝吃奶时间的长短来判断宝宝是否吃饱是不正确的。因为有的宝宝在吸空乳汁后还会继续吮吸10分钟或更长时间，还有的宝宝只是喜欢吮吸着玩。仅从宝宝的啼哭也无法准确地判断他是否饥饿，因为宝宝也常会因其他的原因而啼哭。

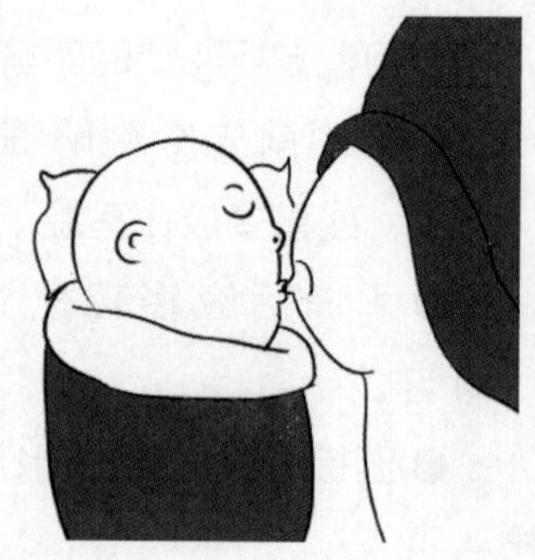

奶粉喂养的宝宝

如果是吃奶粉很易判断，主要看宝宝一次吃多少。一般小于1个月的宝宝60～90毫升/次，大于1个月则90～150毫升/次。有的宝宝胃口很大，吃了还要再吃，最好每次准备的奶量都超过宝宝实际要吃的量，一方面可判断宝宝吃了多少，另一方面又可满足宝宝食欲。对于0～3个月的宝宝，每日总的奶量最好不要超过1200毫升，每次最多210毫升，否则易造成肥胖。

母乳喂养的宝宝

母乳喂养就比较难估计，主要从以下判断。

乳房的自我感觉

妈妈在哺乳前，乳房有饱胀感，表面静脉显露，用手按时，乳汁很容易挤出。哺乳后，妈妈会感觉到乳房松软，轻微下垂。

哺乳后，妈妈会感觉乳房松软，轻微下垂

宝宝的满足感

宝宝吃饱后会有一种满足感，一般能够安静入睡2～4小时。如果宝宝哭闹不安，或没睡到1～2小时就醒来，(大小便除外)常表示没有吃饱，应适当增加奶量。如喂饱后他对你笑，或者不哭了，或睡着了，说明宝宝吃饱了

吃奶的声音

宝宝平均每吃2~3次奶，妈妈就可以听到宝宝咕噜的吞咽声音。这时候的吸吮是慢而有力的，有时候奶水会从宝宝口角溢出，这种状态4~5分钟，宝宝就已经吃的大半饱了，随后，吸吮力慢慢变小，再过上5~6分钟，宝宝会含着奶头入睡，这说明宝宝已经吃饱了。如果宝宝吃了超过30分钟还含着乳头吸吮不放松，这就告诉妈妈自己还没有吃饱。

宝宝吃饱后，一般能够安静入睡2～3小时，有的醒了以后还能玩一小会儿。如果宝宝哭闹不安，或睡一会就醒，就表示没有吃饱，妈妈就要想办法增加奶量。

大小便次数

宝宝的大小便次数和性状可反应宝宝的饥饱情况。母乳喂养的宝宝，大便呈金黄色，奶粉喂养的宝宝，大便呈淡黄色，比较干燥。一般来讲，只吃母乳的宝宝每天小便6次以上，就说明吃饱了。不过如果妈妈们给宝宝喂了水或饮料，小便6次以上这个方法就不适宜了。如果宝宝的大便呈绿色，粪质少，并含有大量黏液，说明宝宝没有吃饱。

体重增长

体重是衡量饮食是否充足的可靠依据。体重增减是最有效的指标。足月新生儿头1个月增加720～750克，第2个月增加600克。一般6个月以内的宝宝，平均每月增加体重600克左右，就表示吃饱了。如果宝宝体重增加较多，说明奶水充足；如果体重每月增长少于500克，表示奶量不够，宝宝没有吃饱。

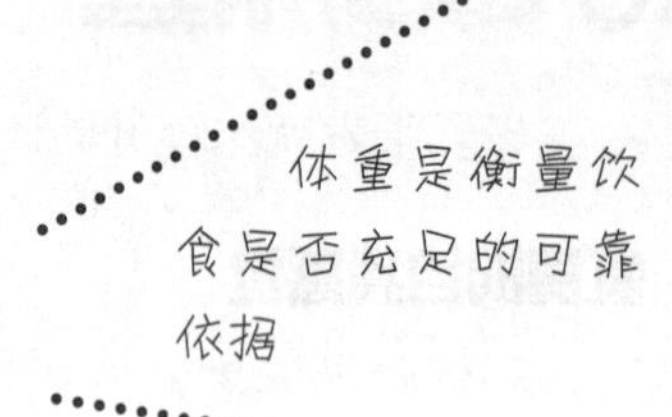

如果宝宝没有吃够奶，宝宝的体重在出生后的5天里会减少10%或更多。要知道新生宝宝的体重一下减少5%～9%是正常的。但从第5天开始，宝宝的体重至少应该每天增长约28克。

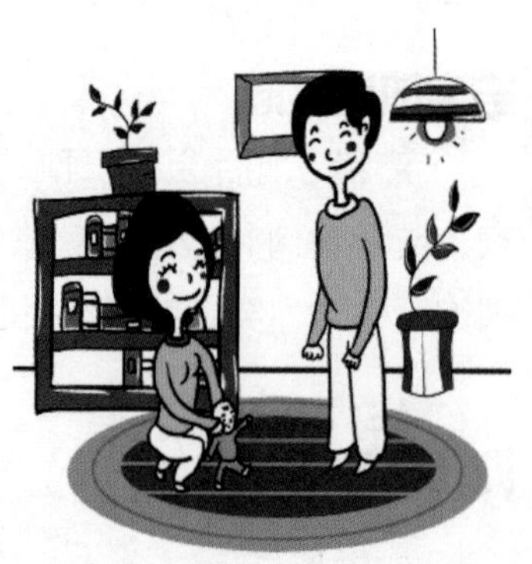

另一种方法是在喂奶前后给宝宝各称一次体重，其差额便是每次的喂奶量。出生3个月时每次喂奶量为100～150克，6个月时为150～200克，达到这个数量表示宝宝吃饱了。

温馨小贴士

母乳一次奶量够的情况下，一次喂15~30分钟，每2~3个小时喂1次，喂奶期间最好不让宝宝含着奶头睡觉，先让宝宝吃饱！宝宝吃完母乳还哭闹，不要接着喂奶粉，先抱起宝宝，轻拍后背，听到嗝的声音后，放下，如果还是哭闹，再喂食奶粉！

二十二、乳房太硬，宝宝不适应怎么办

开始哺乳的第4天左右，母亲乳房分泌的不再是以前的初乳，而是大量乳汁，乳房也明显地变硬了，而且觉得不舒服，这是乳汁满盈之故。宝宝这时会觉得乳房太硬，难以适应，甚至吸吮不住乳头，这是因为乳头扁平，不突出。

为帮助宝宝尽快适应新情况，吃上奶，同时也可以帮助母亲消除肿胀感，减轻不适，方法有以下3点：

● 宝宝吃奶之前，先用一块温毛巾敷乳房几分钟，使乳房变软；或者站着淋浴，用温水淋乳房。

● 用手轻轻按摩乳房，试着压出一些乳汁，以减轻肿胀，并帮助你的宝宝把乳头放人口中，过一会宝宝就会吮奶了。

● 当你把宝宝放到乳房前面时，你可将乳房轻轻往上推，这样能使乳头突出，宝宝就可以把乳晕含在嘴里吸吮，很快就可缓解乳房的肿胀，吸到乳汁，同时，也可以消除母亲的不适。

二十三、哪些宝宝不宜吃母乳

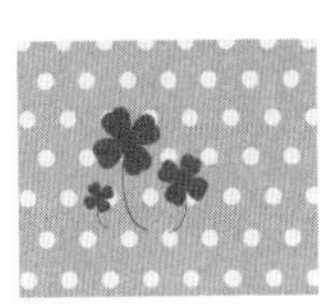

对宝宝来说，母乳无疑是最好的不可替代的营养品，但是，你可知道有些宝宝是不能用母乳喂养的吗？

苯丙酮尿症

患此病的宝宝，由于其体内缺少苯丙氨酸羟化酶，不能使苯丙氨酸转化为酪氨酸，而造成苯丙氨酸在体内的堆积，严重的可干扰脑组织代谢，造成功能障碍，以致这类患儿生后常表现为智能障碍，毛发和皮肤色素的减退，临床出现头发发黄，尿及汗液有霉臭或鼠

体内缺少苯丙酸羟化酶，不能转化造成堆积

尿味。因此一旦确定诊断，患儿就应避免苯丙氨酸饮食的摄入，虽然母乳中苯丙氨酸的含量较牛奶明显为低，但这些宝宝还是最好不吃母乳或仅吃少量母乳为宜，平时应摄入不含苯丙氨酸的特制奶粉或低苯丙氨酸的水解蛋白质，再辅以奶糕及米粉、蔬菜等，并应经常检测宝宝血中苯丙氨酸的浓度。

枫糖尿症

这种病是氨基酸代谢异常的疾病，如果全部用母乳或动物乳汁喂养宝宝，宝宝也会出现智力的障碍。预防智力障碍的方法就是调整饮食中的氨基酸含量，减少母乳喂养，给予治疗食品，患这种病的宝宝，小便中有很特殊的气味，还会出现喂养困难、反应差等表现。

半乳糖血症

半乳糖血症是一种先天性酶缺乏而引起的代谢性疾病，由于缺乏酶，人乳中的乳糖不能很好地代谢，临床常表现为宝宝吃了母乳或牛乳后出现腹泻，由于长期腹泻不仅直接影响到宝宝的生长发育，而且可造成免疫力的低下引发反复感染。此外，乳糖代谢不完全的产物是一些有毒的物质，这些物质聚集在体内，就会影响神经中枢的发育，造成宝宝智力低下、白内障等。所以对新生儿宝宝喂奶时出现拒乳、严重呕吐、肝脏肿大等表现时应当及时请儿科医生诊治。孩子有白内障时，要高度怀疑本病。一旦怀疑是半乳糖血症，就要停止喂奶类食品，改用大豆制品喂养宝宝。

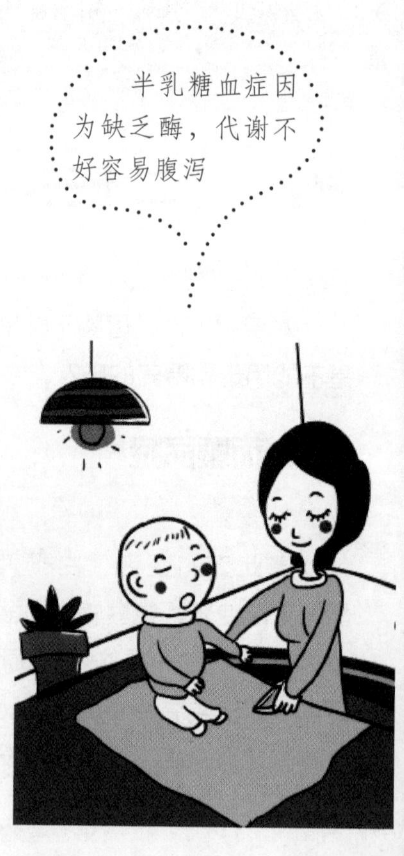

对于这部分患特殊疾病的宝宝也应暂停母乳或其他奶制品的喂养而代之以不含乳糖的配方奶粉或大豆配方奶。当然，不宜母乳喂养的宝宝在临床只是极个别的现象，对于绝大部分正常的宝宝来说，还是应该提倡母乳喂养为主。

二十三、人工喂养的宝宝对奶粉过敏怎么办

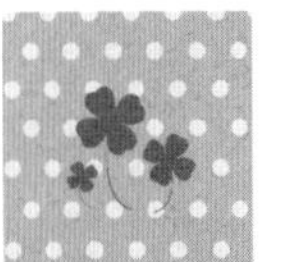

有些人工喂养的宝宝会因牛奶过敏而出现皮肤湿疹，这是确实的。具体的症状是皮肤出现红色小充血疹点，有些较重的可以连成一片，甚至变成带水泡的疱疹，而且很痒，宝宝会因此不舒服而表现哭闹、烦躁、睡眠不安、食欲下降。有时由牛奶过敏引起的皮疹往往还会与宝宝的消化功能有关，消化状况好时，症状会轻些，消化状况不好时症状会加重。

宝宝得皮疹或过敏的原因有好几种，与牛奶有关的过敏如何鉴别呢?一般如果停喂几次牛奶皮疹就能明显好转，便可以判断过敏是因牛奶而引起的。如果牛奶过敏症状较严重，父母要考虑暂停给宝宝哺喂牛奶，适当改变一下宝宝每日的主食，如换用另一种品牌的配方奶粉，或改为哺喂奶糊、鸡蛋羹加米粥等。现在有些地方可以买到低敏奶，也可以喂着试试。

宝宝之所以会牛奶过敏，往往与他自身的过敏体质有关，有些可能与家族遗传特点有关。一般找出原因并消除了过敏源之后，宝宝的牛奶过敏症状会自行消除，痊愈后一般也不会留下后遗症，所以宝宝得了牛奶过敏，母亲不必过于焦急。

宝宝身体脆弱，皮肤更娇嫩，在刚刚开始接触外界食物的过程中，容易发生各类过敏，尤其是有过敏体质的宝宝。人工喂养的宝宝由于过早接触外界食物，并且往往要接受多种而不只是一种外界食物，更容易发生过敏，所以母亲在哺喂时要细心一些，尤其在新加一种食物时，要细心关注宝宝的消化状况和身体反应状况，及时了解过敏症状的发生，可以有效减少过敏的发生或使其早愈。

一般与食物有关的宝宝过敏源主要有：豆类食品、蛋类、鱼虾类等中医认为“性发”的食物和异性大分子蛋白类食物，母亲在哺喂这些食物时要多加注意，一旦发现宝宝有过敏症状，就要停喂或减少喂易引起过敏的食物。

宝宝如对牛奶及有些食物过敏，并不等于他终身就不能再碰这类食物，等他长大一些，或者将这类食物搭配另一些食物喂给，可能就会好一些。同样，宝宝发生了牛奶过敏，并不是说他一辈子就不能再喝牛奶，可能用米汤稀释一下牛奶，或将牛奶加入米糊等，就能让宝宝身体正常接受。所以母亲要细加关注，找出避免宝宝牛奶过敏的哺喂规律。

二十四、用奶瓶喂养宝宝需要注意什么

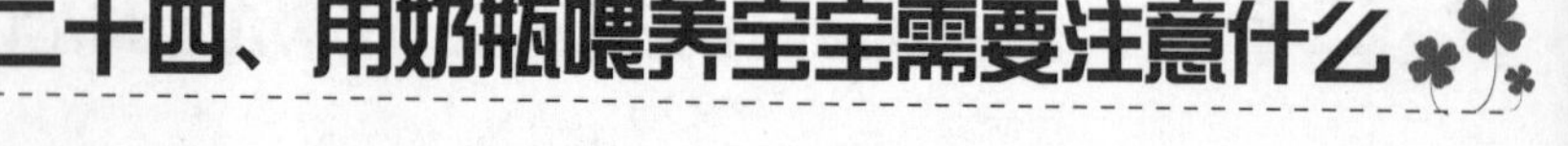

用奶瓶喂配方奶将满足宝宝的食物需求。第一年切勿给宝宝喂食牛奶或羊奶。

配方奶的种类

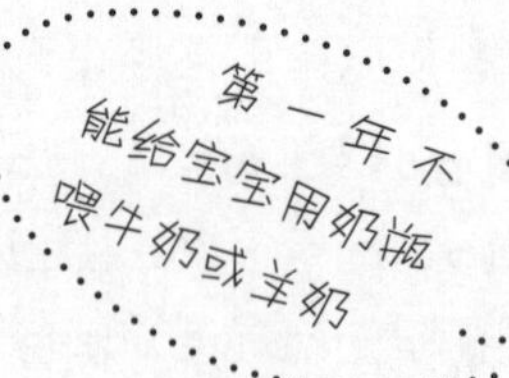

配方奶可分为三种：

即食型配方奶，无需搅拌。将配方奶倒入干净的奶瓶。如果您不确定水质如何，请使用即食型配方奶。一旦打开，请在48小时内食用。这种配方奶的价格最高。

液体浓缩配方奶，需要与等量的水混合。一旦与水混合，请在48小时内食用。这种配方奶的价格比即食型配方奶低。

配方奶粉，需要与水混合。一旦与水混合，请在24小时内食用。这种配方奶的价格最低。自来水通常比较干净，可以使用，除非此水取自水井，或者家中的水管老旧。老旧的水管可能含铅。铅中毒会损伤宝宝的大脑。如果您使用井水或有老旧水管，请每年对水进行测试。您可能需要为宝宝使用瓶装水。

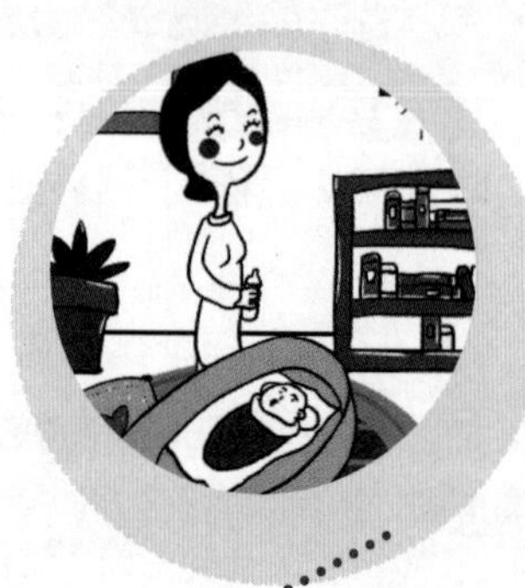

配方奶有3种，要注意时效哦

喂哺宝宝

每个宝宝的饮食习惯各不相同。以下是一般原则：

●头几天，大多数宝宝每次吃30~60毫升（1至2盎司），每隔2~4小时喂1次。

●两个星期后，大多数宝宝每次吃90~120毫升，每隔3~4小时喂1次。宝宝会逐渐形成规律。

●您的宝宝有时可能食量不同。

调制配方奶

●接触奶瓶或奶嘴时，应先洗手。

●若使用液体浓缩配方奶，应将配方奶与等量的水混合。

●若使用配方奶粉，将1平勺的配方奶与60毫升的水混合。将配方奶搅拌均匀。如果向配方奶中加了过多或过少的水，宝宝可能得不到足够的食物。不要向宝宝的配方奶中添加麦片、蜂蜜、玉米糖浆或其他成分。

●倒掉宝宝奶瓶里没用完的配方奶。每次喂宝宝时都用一瓶新鲜的配方奶。细菌会在两次喂食之间滋生，并且会使宝宝生病。

奶嘴

使用适合宝宝年龄的奶嘴。奶嘴孔要足够小，以确保配方奶缓慢地滴出。

给奶加热

配方奶应为室温。要加热，则将奶瓶放置在装有热水的平底锅或碗内。拌均奶瓶中的配方奶，并滴几滴在自己的手腕上，以看温度是否适宜。切勿将奶瓶置于微波炉中或炉子上加热，因为这样会破坏配方奶中的维生素，并且无法均匀加热配方奶。奶瓶可能会爆炸或对宝宝造成严重的烫伤。

具体步骤

奶瓶的选择

最好选用直式奶瓶，奶头软硬适宜，乳孔大小按宝宝吮吸能力而定，以奶液能连续滴出为宜。

一般可以在乳头上扎2个孔，最好扎在侧面，不易呛奶。

温度的测试

哺喂前一定注意乳汁的温度。可将奶滴于手腕内侧，以不觉得烫为宜。

喂奶的技巧

喂奶时，将奶瓶倾斜45°，要注意避免宝宝吸入空气或乳汁冲击力太大。

喂奶的间隔

一般来说，新生儿每天要喂6~8次，每次间隔的时间为3~3.5小时。

护
理宝宝要细致，
周围一切照看好

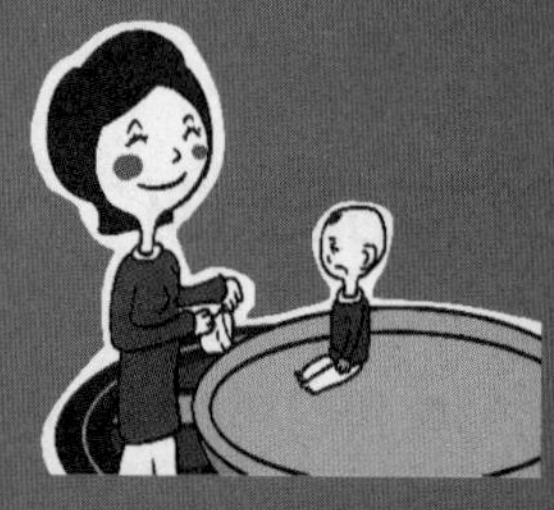

第2节　新生宝宝的护理

一、宝宝需要一张安全的小床

宝宝第一张床，一定要舒适又安全

宝宝的第一张床，一定要舒适又安全。市场上铁床、木床、布艺床、摇篮床，品种众多，功能各有所长，样式各有千秋，到底应该为宝宝选择一张什么样的床呢，年轻的爸爸妈妈们犹豫不决。其实，为宝宝选择床最重要的是考虑安全因素。

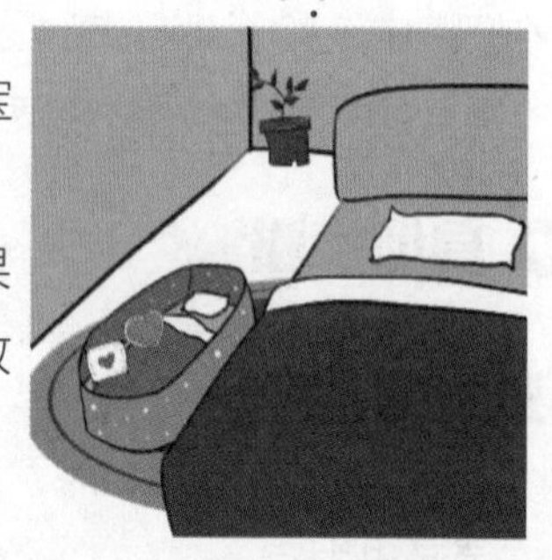

宝宝睡觉时，妈妈会习惯性地把枕头紧靠床头，让宝宝的头靠着床头睡。这样的睡法会给宝宝带来安全隐患。因为有的宝宝睡觉时爱乱动，而且一般会往上移动，如果移动距离过大，头会撞到床头。所以，妈妈最好把枕头放在小床的中间，让宝宝的小脚靠近床尾睡。

围栏间距

围栏间距太大，孩子的身体容易滑出，间距太小影响宝宝观察床外的世界。标准的围栏间距应该是8厘米左右。

围栏高度

围栏的高度应该不低于60厘米。围栏的两面最好有方便上下拉动的“拉门”，这样便于看护宝宝。但要注意查看一下“拉门”的牢固度，以防宝宝坠床。

铺位高度

为宝宝选床时，还要根据自己的睡床高度来决定。宝宝床的高度，在铺上床垫后应该与大人的床在同一个平面上，或比大人床稍低一点，这样便于妈妈睡在床上就可以看到宝宝，监督他的活动情况。

连接处夹缝宽度

床板和床体、护栏和床头之间，如果存在大于5毫米，小于12毫米的夹缝，也就是6~11毫米大小的距离属于危险夹缝。决定买一张安全的小床时，别忘了查查这个数字。

做工是否精细

一般情况下，做工较粗糙的床，铁管焊接处会非常毛糙。用这样的床宝宝的小手会遭殃。此外，还要仔细观察铁管的管口有无封闭。如果管口没有封闭，看到小洞洞，会引起宝宝的好奇。伸手探索时，难免被铁管里的焊渣、毛刺刺伤，严重者还会把宝宝的手指嵌在里面。制作小床时，少不了螺钉等物体，买床时别忘了观察一下床体内部有无螺钉突出等，以免误伤宝宝。

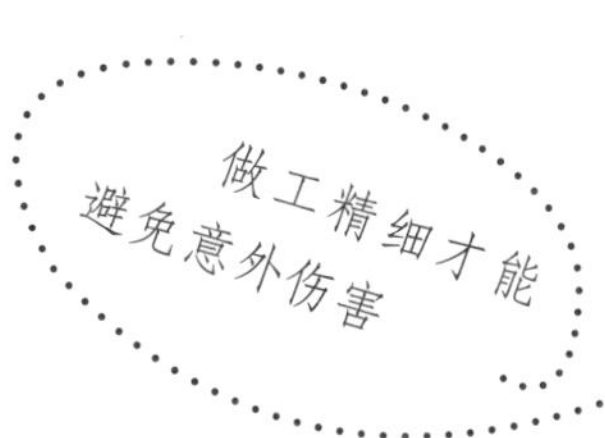

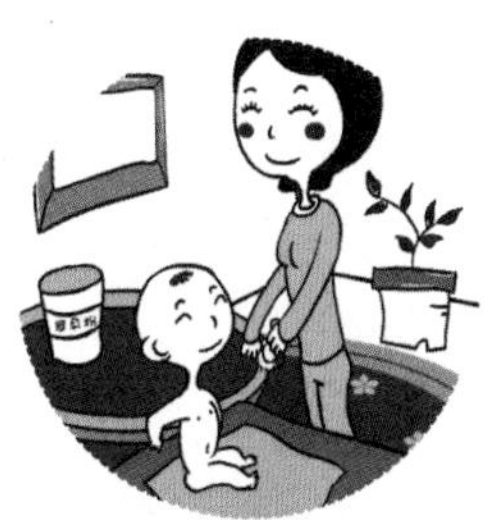

甲醛浓度

床板基本上都是由三合板、胶木板等木板组成，这些木板中会存有甲醛的成分。所以购床时，如果闻到有刺鼻的气味，说明甲醛含量超标，买这张床可要谨慎了。

注意事项

最好选择天然的木质材料制成的婴儿床。

床垫的大小要适宜，间隔不要超过3厘米，避免宝宝手脚被卡。

不要将玩具系在床栏上，如果放玩具请确保绳子短于25厘米，以免缠住或被宝宝放入口鼻中。

可以在护栏上搭毛巾或者厚棉布把栏杆蒙起来，防止宝宝撞到护栏或夹伤。

二、如何保持宝宝室内的温度

保持室内温度的要点

宝宝出生后环境温度比母亲子宫内温度要低，因而出生后，宝宝的体温明显下降。一小时内可降低2.5℃，如果环境温度适中，宝宝的体温可逐渐回升，达到36℃~37℃，这种最适宜的环境温度，通常称为“适中温度”或“中性温度”，在这种环境温度下，可保持宝宝的正常体温，消耗的氧气也最少，新陈代谢率最低，热量消耗也少，使营养素和热能均以最大限度地用于身体的生长发育。

因此，在适中温度的环境中，不但可预防疾病的发生，而体重增长也快。宝宝期的适中温度与宝宝的成熟程度和月龄有关。例如正常宝宝出生后第1天的“适中温度”为33℃~35℃，第2天以后逐渐降至22℃~26℃。早产儿的室温要求比正常儿的要高一些。一般宝宝出生后3~5天才从医院回到家中，因此这时宝宝房间的温度保持在20℃~22℃为适宜。室温过高对宝宝不利，一来可引起宝宝皮肤蒸发大量汗液排出而散热，呼吸增快，带走水分，使体内水分不足，血液浓缩，而引起发烧称“脱水热”。如室温过低，可使宝宝体温不升，使宝宝皮肤及皮下脂肪变硬，发生宝宝硬肿症，而影响四肢活动和吸吮。因此，适宜的环境温度是宝宝保暖的最基本措施。

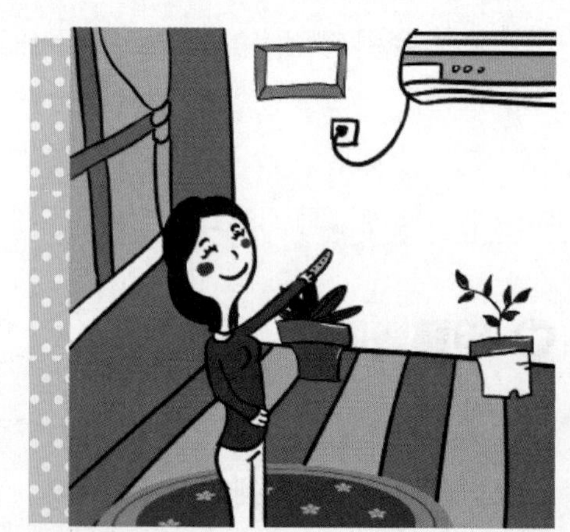

护理宝宝室内温度要点

宝宝体温调节中枢发育尚未完善，皮下脂肪少，排汗散热能力弱，身体对外界温度变化的调节能力差，在过分保暖的情况下，体温可上升到40℃，甚至引起抽风。夏天室温高，宝宝容易发热，要注意开窗，使室内空气畅通，但要避免凉风直吹宝宝身上。衣服宜单薄，不要包“蜡烛包”。如果睡席子，席子上最好铺上一层薄垫子，以免擦破皮肤，席子和垫子要经常洗换。

如果室内温度适宜的话，最好不要使用空调或者电风扇。太过炎热时，可适当利用空调或电风扇降温。将空调温度调至25℃左右，早产儿须提高一两度。为避免空调房里太干燥，可以在房内放一盆水。电风扇一定不要直接对着宝宝吹，也不要离宝宝很近。吹的时间不能过长，最好是摇头旋转，不要固定在一个方向。在宝宝吃奶、睡觉、大小便、生病的时候不要吹风扇。

三、宝宝睡觉小常识

宝宝有充足睡眠的好处

宝宝睡觉好处多年龄越小，需要的睡眠时间就越长，宝宝平均每天要睡18~20小时，除了吃奶之外，几乎全部时间都用来睡觉。

人体的生长激素大部分在睡眠过程中分泌，能够促进人体的成长发育。很多妈妈会发现，宝宝在香甜睡一觉之后，胃口特别好，吃得香，自然长得壮；而且，宝宝睡眠充足，生长激素分泌充分，生长发育良好，个头就会长得高。

妈妈都有这样的经验，宝宝睡得好，不哭也不闹，做游戏时精力也会比较集中；睡得不好，宝宝则变得烦躁不安，这说明宝宝的器官稚嫩，容易产生疲劳，睡着的时候，大脑皮质的神经细胞处于保护性抑制状态，得到能量和血氧的补充；渐渐消除疲劳，具有更高的兴奋性，因此睡眠质量的好坏直接影响到宝宝的智力发育。而且，宝宝在睡眠过程中，体内会产生一种来自淋巴和骨髓的保护物质。这种物质是人体的免疫机制，可以预防和击退疾病的传染和进攻，可以说，睡眠是宝宝抗病免疫的自卫武器。

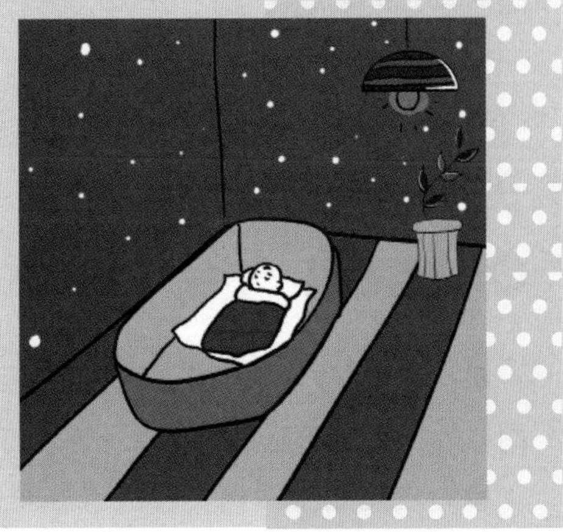

如何让宝宝睡的好

让宝宝睡觉需要一个舒适的睡眠环境，不仅有利于孩子尽快入睡，而且能够提高睡眠质量，有利于小儿得到充分的休息。那么，新爸妈应该让宝宝做到：

晚饭不要让宝宝吃得太多、太饱，睡前1~2小时内，不要进食不易消化的食物，睡前不要饮水太多。每天让宝宝按时就寝，养成按时睡眠的良好习惯。

新爸妈要坚持每日睡前给孩子洗澡，若冬季室温较低，每日睡前应洗脸、洗脚，清洗外阴部，这样有利于小儿入睡。室内光线要暗，拉上窗帘，不要开电视、收音机及大声说话。

室内保持空气新鲜、湿润，小儿在新鲜空气中睡眠可睡得快、睡得香，大人不要在室内吸烟。

另外，被褥、枕头要清洁舒适，被褥应每1~2周晾晒1次，床单每1~2周清洁1次。

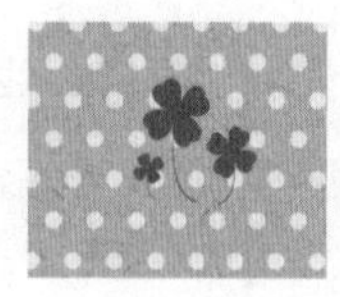

四、给宝宝洗个健康澡

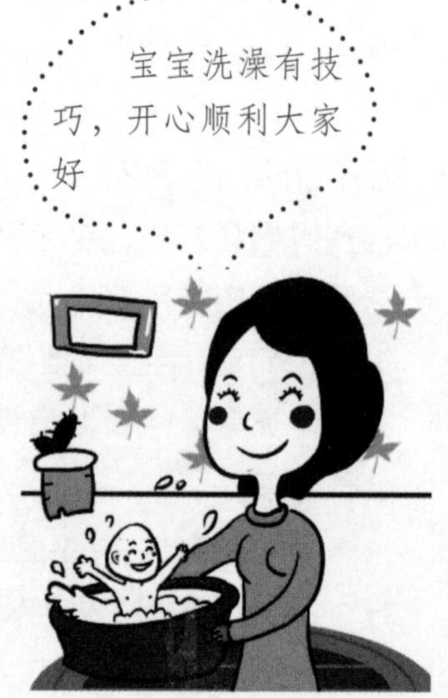

在孩子很小的时候，给他洗澡一直是妈妈们烦心的事。家里有人帮忙还好一点，要是一个人帮他洗澡，真是手忙脚乱，不知所措。

其实小孩子是很喜欢洗澡的，当您把他放在水里，看他不停地踢水时，脸上满意的表情就知道了。和孩子一起分享沐浴的快乐，实际上是妈妈们不可多得的幸福时刻。如果孩子从小便享受洗澡的乐趣，长大后就更加会喜欢洗澡。

注意事项

●孩子的头发柔顺细软，肌肤娇嫩且薄，要用柔和无刺激的洗发精和沐浴露，同时要用“无泪配方”的洗发精来洗头，以防刺激眼睛。

●为避免宝宝烫伤，在洗澡盆里倒水时应先倒冷水，再加热水，水温一般以

38℃~40℃为宜，如果没有水温计，可以用手肘或腕部试水温。洗澡盆内的水不要太多，一般使水面离盆底8~10厘米的高度就可以了。

●把宝宝放在大浴巾上，先脱去宝宝外面的衣服，检查宝宝全身健康状况，发现问题可以及时诊治。

具体步骤

●用左臂夹住宝宝的身体并用左手掌托稳头部，宝宝脸朝上。用拇指及食指将宝宝耳朵向内盖住耳孔，防止水流入。右手抹上婴儿洗发精柔和地按摩头部，然后冲洗抹干。不要把洗发精直接涂在宝宝的头上，洗头时不要按压宝宝头部中央柔软的部位。

●选用100%不含皂质，pH值中性，不会破坏皮肤天然的酸性保护层的婴儿沐浴露，取5~10毫升倒入浴水，轻轻搅拌至产生泡沫拿掉裹住宝宝的浴巾，把你的左手臂放在宝宝的颈肩部后面，并握住宝宝的左臂，然后将右手插入宝宝的右腿下面，并握住他的左腿，轻轻把宝宝放入浴盆，宝宝的肩部露出水面，下半身浸入水中，让宝宝采用半躺半坐的姿势。

●当宝宝全身放松后，先洗他的双手、肩膀，然后是前胸和腿。左手用软毛巾彻底清洁宝宝肌肤，特别是皮肤多皱褶处，如颈部、腋下、腹股沟，尤其要彻底清洁原来涂抹的残留爽身粉，以免毛孔堵塞引起毛囊炎，用无需清水过洗，浴后会留下一层滋润保护膜的婴儿沐浴露，可免除过水麻烦。

●若宝宝皮肤干燥，或有脱皮现象，可在洗澡的同时注入数滴婴儿润肤油于浴盆中。

●在整个沐浴过程中，要用温柔的语气和宝宝说话，让宝宝感受到洗澡的喜悦。注意洗澡的动作不要过分急躁。

●用干浴巾裹住宝宝，将宝宝从浴盆中抱出，放在浴巾上，用毛巾轻柔地抹干宝宝的全身，要特别注意揩干皮肤的皱褶处。

新妈妈们，快快和宝宝一起享受沐浴乐趣、嬉水欢乐，干净滑爽地渡过炎炎盛夏吧！

新妈妈们，快快和宝宝一起享受沐浴的乐趣吧

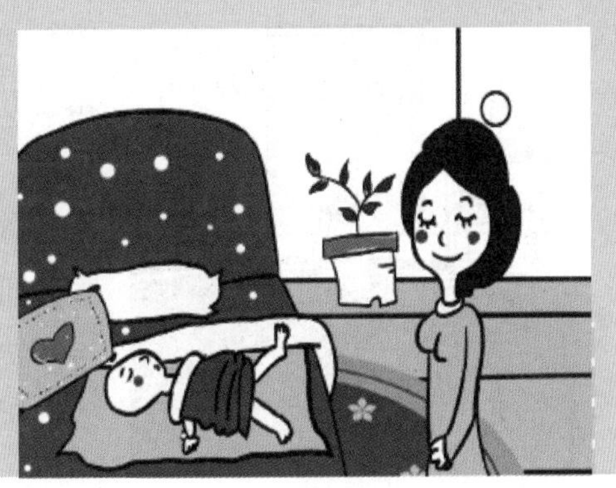

五、如何保护好宝宝的肌肤

宝宝的肌肤容易遇到的问题

宝宝皮肤柔嫩，防御功能差，而且，在炎热的夏天宝宝出汗多，皮肤上一些代谢物聚积得多，容易堵塞汗腺和皮脂腺的开口而生痱子，所以夏天要特别注意护理宝宝的皮肤。那么，宝宝的皮肤平时容易遇到哪些问题呢?

首先，宝宝的皮肤层十分细腻薄嫩，最外层起耐磨作用的角质层是单层细胞，缺乏透明层；而成人是多层细胞，真皮中的胶原纤维也很稀少，薄而缺乏弹性，所以，皮肤的厚度只有成人皮肤厚度的1/10。因此，不仅容易被外来的有刺激性及有毒物质渗透，而且容易摩擦受损，抵抗干燥环境的能力也差，照料上稍有疏漏，就会引起皮肤损伤，如过敏、红肿等。

其次，由于皮肤未发育成熟，所以免疫系统功能弱，不能像大人那样成为人体抵抗致病菌的第一道防线，仅靠皮肤表面的一层天然酸性膜，来保护皮肤，很容易被细菌感染，或者发生过敏反应，如红斑、红疹、水泡等；皮肤结缔组织中富含基质，含水量高于成人，容易发生炎症性水肿；同时其中的血管丰富却非常脆弱，受轻度物理性刺激就会损伤出血。

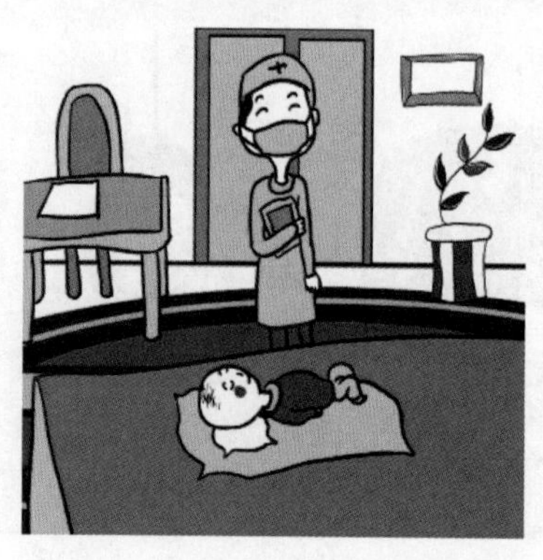

另外，宝宝的皮肤内防护紫外线穿透的黑色素生成得很少，因为色素层薄，很容易被阳光中的紫外线灼伤。加之，宝宝的体表面积按千克体重计算较成人大，所以散热快，耗热量就相对要多，外界环境的温度一旦变化，宝宝的皮肤就会受到很大影响。

最后，由于宝宝的体表面积相对较大，不但容易散热，而且体液交换量也很大，又因为多汗，容易因失水使皮肤变得干燥；同时，皮脂分泌少宝宝和婴幼儿则相反，皮肤下的脂质可保持使皮肤内的水分平衡，如果过少则很易使水分流失，皮肤因此爆皮或破裂。

宝宝肌肤护理要点

炎热的夏天，宝宝出汗多，容易缺水。新爸妈除了要多让宝宝喝水外，每天都要用湿热的小毛巾轻轻地敷在宝宝的嘴唇上，让嘴唇充分吸收水分，然后涂抹宝宝专用的润唇油或香油。洗脸或洗澡后，要及时涂抹婴儿润肤露、润肤霜，进行保湿。

清晨起床，要用柔软的毛巾或纱布浸温水给宝宝擦脸，注意五官部位的清洁。刚吃完奶或食物之后，特别要对嘴边关键区域进行彻底清洁。不要用粗糙的毛巾给宝宝擦脸，更不要用碱性大的香皂给宝宝清洁。每晚临睡前给宝宝洗个温水澡，并用婴儿专用的柔湿巾，给宝宝擦拭小屁股，不仅可以起到清洁的作用，同时还有润肤的功效，有效防止红屁股的出现。

宝宝的皮肤很娇嫩脆弱，而夏天的太阳很毒辣，所以爸爸妈妈外出时要避免宝宝过度暴露在阳光下，尤其是强烈的阳光下。外出必要时，要让宝宝待在树阴、遮阳伞、婴儿车里，并给他穿上长袖衣服、戴上帽子。但如果无法实现上述条件，也可以在，宝宝脸上和手上涂少量的、无刺激性的、不含有机化学的、高品质婴儿防晒霜。

另外，给宝宝洗澡不仅能让他保持清洁，而且也是你们一起度过的快乐时光。如果你的宝宝皮肤容易干燥，即便夏天也会出现皮屑，你可以减少给宝宝的洗澡次数。把宝宝一抱出浴缸，就要用毛巾轻轻地帮他快速擦干全身，然后，马上给宝宝涂一层润肤霜，就能锁住刚才洗澡时留在他皮肤里的水分。

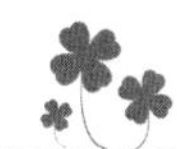

六、如何给宝宝穿衣

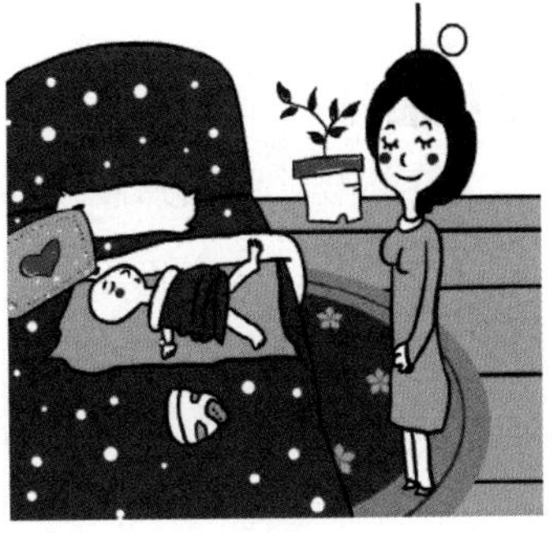

给新宝宝穿衣服可不是件容易的事，宝宝全身软软的，又不会配合穿衣的动作，往往弄得妈妈手忙脚乱。所以给新宝宝穿衣，一定要讲究点技巧。

新生儿的穿衣顺序是先穿上衣再穿裤子。先让宝宝平躺在床上，查看一下尿布是否需要更换，这样可以避免宝宝在穿衣服的过程中尿床。

准备好必要的物品

首先，妈妈要准备好所有为宝宝换衣服所需要的用品，并把它们放在触手可及的地方。这其中包括：擦洗用的毛巾、宝宝专用的乳液、纸尿裤、内裤、婴儿套头衫、连体婴儿服等。接下来，将宝宝放在床上，并脱去他身上所有的衣物。

换纸尿裤

撤掉脏了的纸尿裤。宝宝拉了或尿了，妈妈应该先撤掉纸尿裤。如果宝宝只是尿了，妈妈要用柔软的毛巾擦洗干净他的生殖器、腹股沟、大腿根部和臀部。如果宝宝大便了，妈妈要用清水冲洗干净宝宝的小屁屁，然后用干毛巾蘸干皮肤。换上新的纸尿裤。纸尿裤的腰贴不可太松，否则宝宝动来动去会挣脱掉，但也不可太紧，防止宝宝被勒得很难受。

穿套头衫

把套头衫套在宝宝脖颈上。

首先，让宝宝坐在你的一条腿上，用左臂固定好他的身体。双手撑开衣领口，迅速但轻柔地穿过宝宝的头部，套在他的脖颈处。

穿袖子。为了尽量减轻宝宝的不适感，可以先把一只袖子卷起来，妈妈的手从中间穿过去，握住宝宝的手腕，然后从袖子中轻轻拉过，顺势把衣袖套在宝宝的手臂上，另一只衣袖也是这样穿。

穿连体服

穿下身部分

穿连体婴儿服要从脚部穿起。妈妈将一条裤腿捋成一个圈，套入宝宝的一只脚，然后展开裤腿，另一条裤腿也是这样穿。妈妈一手握宝宝的脚踝，轻轻抬起他的双腿，将连体服套过宝宝的屁股。

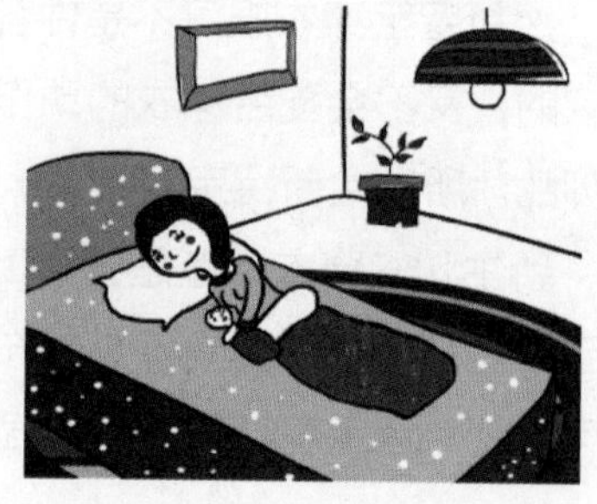

穿上身部分

连体服上身的穿法和穿套头衫类似。

系上扣子

让宝宝朝一边侧卧，双臂张开趴在床上，妈妈系上宝宝身后的衣服扣子。有些连体服的扣子在前面，就不需要翻转宝宝了。

注意事项

妈妈不要留指甲，避免在接触时伤害到宝宝。穿、脱衣服时动作要轻柔，先按上衣、裤子、袜子、鞋子的顺序穿戴，再用小毛毯或小棉被包裹宝宝，要保证双腿有足够大的活动空间。

宝宝的衣服需要勤洗，但不要用去污力强的洗涤剂，普通肥皂即可，注意一定要用清水漂洗干净，去除残余的洗涤剂，洗后阳光晾晒，消毒灭菌，晒干后不宜与樟脑球及其他防腐、防潮、防虫制品同放。

七、宝宝日常护理注意事项

初为父母者一定有这样的体会，婴儿的身体特别娇嫩，尤其是新生婴儿，有时真不知道怎么抱才合适，不少人甚至不敢随便移动孩子，担心方法不正确，会引起孩子身体的损伤等。因此，特别介绍一些儿童护理方面的常识。

不要摇晃宝宝

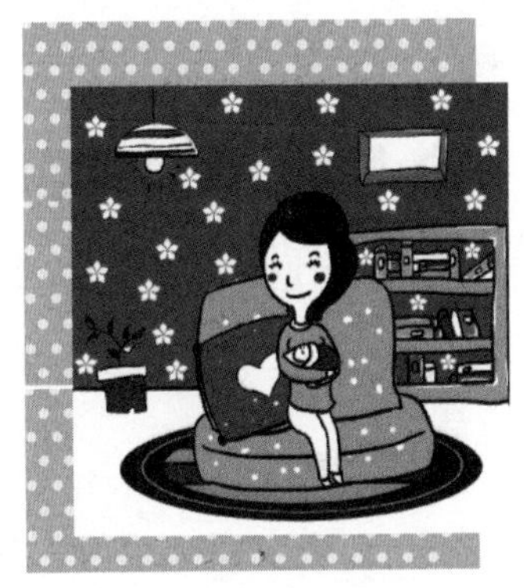

当宝宝哭闹不止或睡眠不安时，将宝宝抱在怀中或放入摇篮里摇晃是年轻妈妈的首选之举。宝宝哭得越凶，妈妈摇晃得也就越猛烈。

健康隐患

人的脑部是一密闭空间，周围有脑脊髓液包住，这样，即使脑部遭受到外来的撞击，脑脊髓液也可以起到缓冲作用。适当的摇晃可以刺激脑神经的连结，使宝宝安静下来，但那是在脑脊髓液可承受的范围里。

如果长期过度摇晃，可能使宝宝(尤其是10个月内的小宝宝)的大脑在颅骨腔内不断晃荡，未发育成熟的脑组织会与较硬的颅骨相撞，造成脑震荡、脑水肿，甚至颅内出血等。

建议

不要以摇晃来哄宝宝。宝宝哭的时候只要抱着他，让他觉得安全就好了；还有市面上卖的摇摇床，也尽量不要长时间使用。

搂睡对宝宝不好

不少妈妈常常搂着可爱的小宝宝睡觉，目的是避免宝宝在睡眠中发生意外，或是夜间醒来产生无助感。

健康隐患

如果父母感染了疾病，搂着宝宝睡觉时嘴对嘴呼吸，很容易将细菌传给小孩。而且，搂着宝宝睡使宝宝吸入的多是被子里的污秽空气，而难以呼吸到新鲜空气，容易生病。如果妈妈睡得过熟，把宝宝压到身下，或是不小心堵塞了宝宝的鼻孔，更可能造成窒息等严重后果。

医生建议

如果实在担心宝宝，可以跟宝宝同睡，但是要“保持距离”，切忌将宝宝抱得紧紧的。可能的话，最好跟宝宝分开睡，只要做好安全措施，宝宝就不会跌下床或磕碰到。如果担心宝宝因黑夜而害怕，不妨在床头安装一个柔和的灯，给宝宝一点光线。

睡前喂奶有隐患

有些妈妈担心宝宝没吃饱，或是为了让宝宝睡得快一点，就让宝宝边吃奶边睡觉。

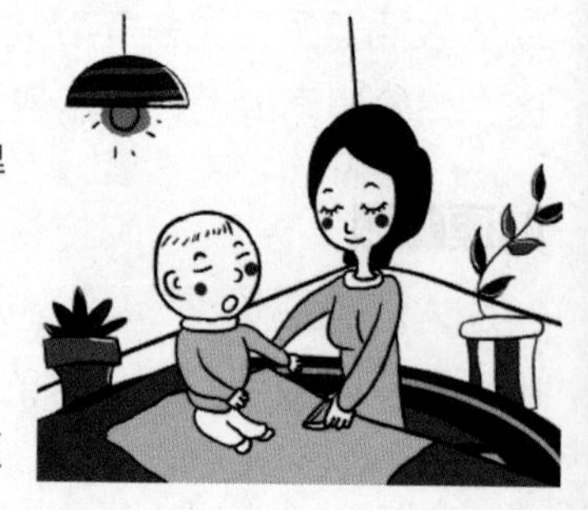

健康隐患

在宝宝睡前喂奶，很容易造成宝宝乳牙龋齿。这是因为，唾液在睡眠时分泌量和对口腔清洗的功能减少，加上奶水长时间在口腔内发酵，很容易破坏宝宝乳齿的结构。此外，睡前给宝宝喂奶还可能造成宝宝呛咳，因为宝宝在意识不清时吃奶，口咽肌肉的协助性不足，不能有效保护气管口。

建议

要避免龋齿的后果，可在吸完奶水后再给宝宝吸两口温开水，稍微清洗口腔内的余奶。而要避免呛咳的危险，喂奶的速度一定要控制得恰当适宜，千万不要过人急躁。此外，宝宝哭泣或是呼吸急促、气喘时进食也容易被呛，所以也要避免让宝宝边哭边吃奶。

避免龋齿
记得喂完奶后要
再给宝宝喝两口
温开水

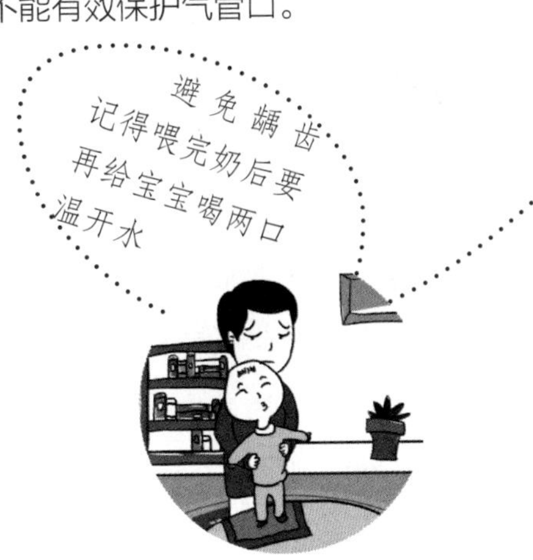

亲吻宝宝要注意

看到宝宝红扑扑粉嫩嫩的小脸蛋，父母总忍不住去亲吻，或是让孩子亲吻自己。

健康隐患

宝宝免疫力低下，跟宝宝亲密接触，很可能会使宝宝传染上自己正在患的疾病。大人患的感冒、流行性腮腺炎、扁桃体炎、肝炎、结膜炎等都可能通过亲吻传染给孩子。而让孩子亲吻自己的脸也会带来危险。年轻漂亮的妈妈们，总免不了轻妆淡抹，宝宝亲吻时，妈妈面额护肤品中含有的铅、雌激素和香料等便进入了宝宝体内，会引起慢性铅中毒或是性早熟等病症。

医生建议

当自己无法把握病症的轻重时，最好不要亲吻宝宝。涂了化妆品的妈妈们最好也别随便让孩子亲自己的脸。

给宝宝按摩、热敷有讲究

宝宝腹痛的时候，采取按摩或者热敷的方法，让宝宝减轻痛苦。

健康隐患

如果宝宝肚子痛是因为得了肠虫症，按揉孩子腹部会刺激虫体，引起胆道蛔虫症，甚至穿破肠壁。肠套叠是引起孩子肚痛的常见病症，它是因为小肠异常蠕动套入了大肠，此时被套入的肠子血液供应受阻，引起疼痛。若盲目按摩，可能造成肠子套入部位加深而加重病情，时间久了会使肠子坏死。如果宝宝因为急性阑尾炎而肚痛，一旦发生穿孔，采用热敷的方法就可能促使炎症化脓处破溃，形成弥漫性腹膜炎。

建议

宝宝发生腹痛时，父母们应观察其疼痛急缓和进展情况。如果宝宝腹痛不剧烈，腹痛时也没有明显的其他异常情况，可以用手轻轻抚摸其腹部。但若哭闹不停止，或是宝宝腹痛时伴有发热、吐泻、大便中带血等异常情况，则应及时带孩子去医院诊治，不要随便按摩和热敷。

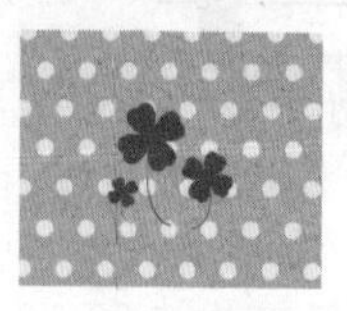

九、如何抱宝宝

正确抱新生儿的方法

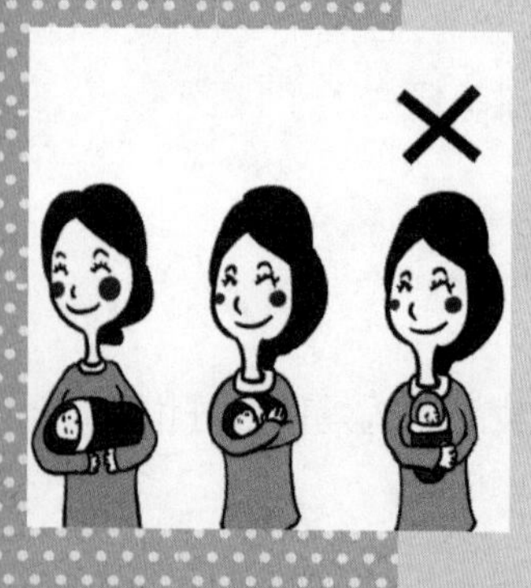

手托法

用左手托住宝宝的背、颈、头，右手托住他的小屁股和腰。这一方法比较多用于把宝宝从床上抱起和放下。

腕抱法

将宝宝的头放在左臂弯里，肘部护着宝宝的头，左腕和左手护背和腰部，右小臂从宝宝身上伸过护着宝宝的腿部，右手托着宝宝的屁股和腰部。这一方法是比较常用的姿势。

不要竖着抱宝宝

新生儿的头占全身长的1/4。竖抱宝宝时，宝宝头的重量全部压在颈椎上。宝宝在1~2个月时，颈肌还没有完全发育，颈部肌肉无力，应防止这种不正确的怀抱姿势对宝宝脊椎的损伤。这些损伤当时不易发现，但可能影响孩子将来的生长发育。所以抱宝宝不宜笔直的竖抱。

不要久抱

人们对宝宝的爱达到了无与伦比的程度，亲不够，爱不够，宝宝出生几天就开始抱来抱去。殊不知，这种做法违背了婴儿生长发育的自然规律，对宝宝是有害无利的。

母子交流式

用这种方式抱宝宝，妈妈和宝宝面对面，最利于亲子间的交流与对话，还可以轻轻地将宝宝在身前荡荡，令宝宝更放松、更开心。

3步掌握抱新生儿的技巧

● 第一步：把手放在新生儿头下

把一只手轻轻地放到新生儿的头下，用手掌包住整个头部，注意要托住新生儿的颈部，支撑起他的头。

● 第二步：另一只手去抱屁股

稳定住头部后，再把另一只手伸到新生儿的屁股下面，包住新生儿的整个小屁屁，力量都集中在两个手腕上。

● 第三步：慢慢把新生儿的头支撑起来

这个时候，就可以慢慢地把新生儿的头支撑起来了，注意，一定要托住新生儿的颈部，否则他的头会往后仰，这样会不舒服。妈妈要用腰部和手部力量配合，托起新生儿。

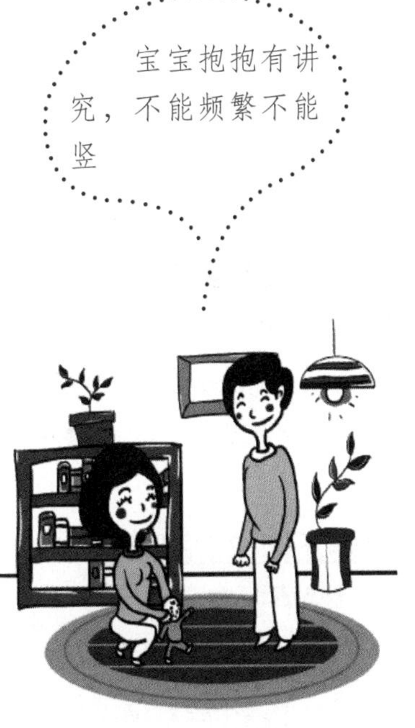

抱新生儿有哪些注意事项

● 在抱宝宝之前，妈妈应洗净双手，摘掉手上的戒指，以免划伤宝宝娇嫩的肌肤，并待双手温暖后，再抱宝宝。

● 抱宝宝时，动作要轻柔，妈妈应当始终微笑地注视着宝宝的眼睛，动作不要太快太猛，即使在宝宝哭闹时，也不要慌乱。多数宝宝喜欢妈妈用平稳的方式抱着自己，这使他们感到安全。

●满3个月前，宝宝颈部力量很弱，还无法支撑自己的头，所以妈妈在抱起和放下宝宝的过程中，应始终注意支撑着他的头。

●将宝宝放下时，最安全的姿势是让他背部向下仰躺在床上。

●多数宝宝都喜欢玩在空中荡来荡去的游戏，如果宝宝不喜欢，应立即停止飞飞游戏，改用其他更具有安全感的抱姿。

●每次开心的游戏之后，最好能静静地抱宝宝一会儿，让他安静放松一下。

抱宝宝的4大要点

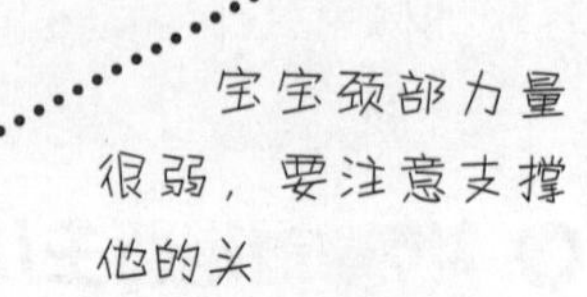

不要摇晃宝宝

宝宝哭闹、睡觉或醒来的时候，妈妈都会习惯性地抱着宝宝摇摇，以为这样是宝宝最想要的。但是，你很难掌握摇晃的力度，如果力度过大，很可能给宝宝头部、眼球等部位带来伤害，而且你也会感到手臂特别的酸疼。

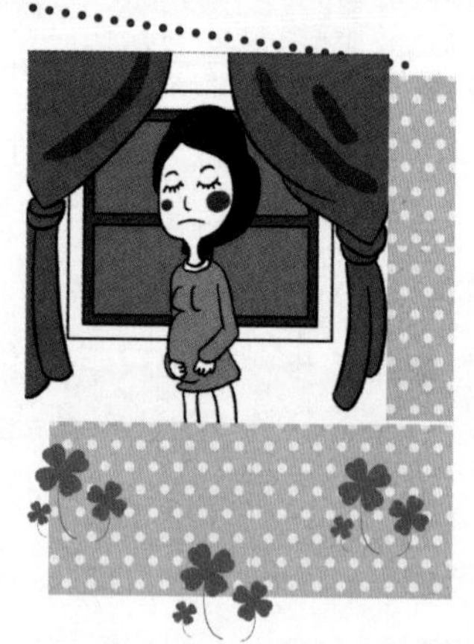

时常观察宝宝

抱宝宝时，要经常留意他的手、脚以及背部姿势是否自然、舒适，避免宝宝的手、脚被折到、压到、背部脊椎向后翻倒等，给宝宝造成伤害。

端正抱宝宝的态度

妈妈在抱宝宝时，最好能建立起“经常抱，抱不长”的态度。也就是说，经常抱抱宝宝，每次抱3～5分钟即可，让宝宝感受到你对他的关爱，使他有安全感。千万不要一抱就抱很久，甚至睡着了还抱在身上，这样会养成宝宝不抱就哭的不良习惯，也会给你在今后的养育过程中增添不少困扰。

注意距离

抱宝宝时，妈妈不要与宝宝靠得太紧密，因为你的脸上、头发中及口腔内的病菌很容易给宝宝娇嫩的皮肤构成威胁。

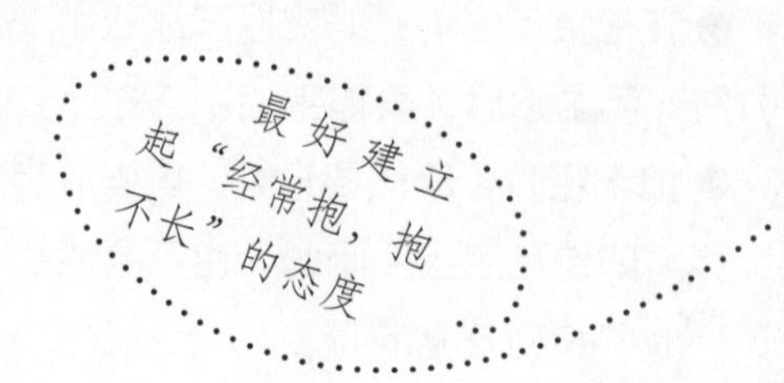

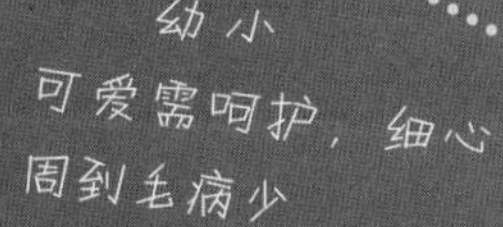

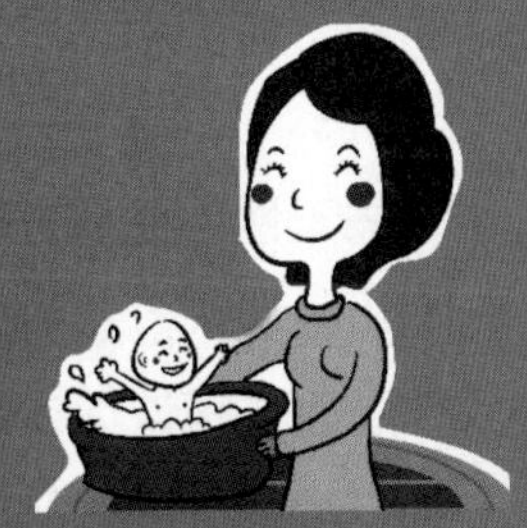

第3节　新宝宝的问题与应对方法

一、宝宝疾病筛查是怎么回事

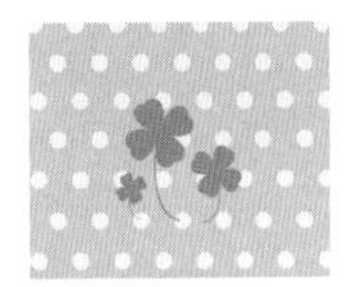

新生儿疾病筛查主要针对发病率较高、早期无明显临床表现但有实验室阳性指标，能够确诊并且可以治疗的疾病。现有十余种疾病可以进行筛查，我们国家目前法定的筛查病种有苯丙酮尿症、先天性甲状腺功能低下及听力障碍，其中前两种是通过足跟血筛查，听力筛查需通过电生理检测。

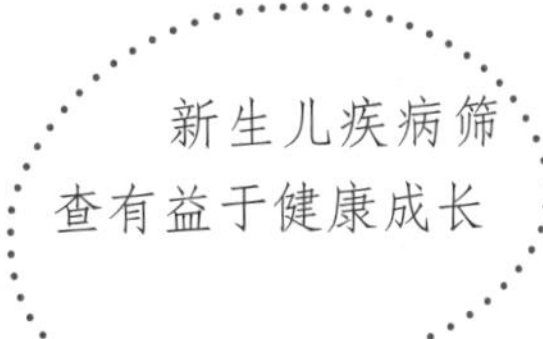

先天性甲状腺功能低下，也称“呆小病”，是一种先天性内分泌代谢病，发病原因与地方性缺碘有密切关系，但非缺碘地区也有散发患儿，多由甲状腺发育缺陷，腺激素分泌不足，造成患儿生长发育迟缓、智力落后，形成“呆小症”的严重后果。我国属于该病的高发地区，发病率1∶3624。

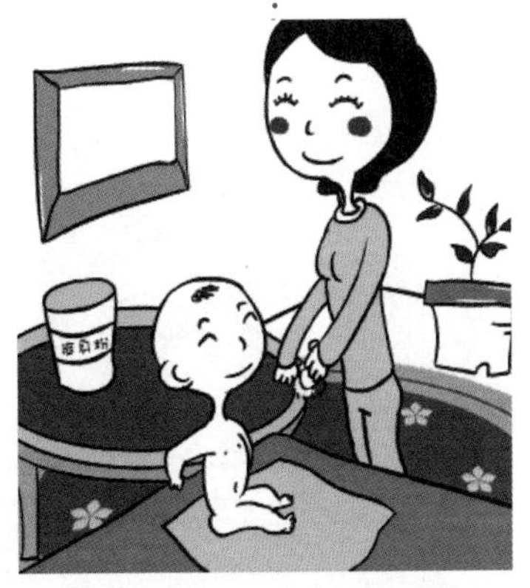

在新生儿期往往无明显临床症状，仅表现为吃奶欠佳、腹胀、便秘，可有脐疝、生理性黄疸延长，不易引起家长注意，或仅因黄疸过重、腹胀便秘就医而忽略此病。

随着年龄增长，患儿逐渐出现生长发育迟缓，有舌外伸、目光呆滞、智力发育、体格发育落后于同龄儿，最终成为矮小畸形的痴呆儿。

先天性甲低是一种有特效治疗方法的疾病，使用外源性甲状腺素替代治疗，补充患儿甲状腺素的不足，以满足其生长发育需要。治疗效果的关键是治疗开始的时间，治疗时间越早越好，3个月内开始治疗基本不影响患儿体格及智力发育，超过3个月开始治疗多对智力造成影响。

除上述疾病以外，随着医学技术的不断发展，筛查手段不断提高，可以通过一滴血或尿液快速检测出一百多种代谢性疾病。如果孩子出现不明原因的发育迟缓、智力低下应警惕代谢性疾病的发生，尽快带孩子进行该类疾病的筛查。

二、宝宝在回家之前须做好检查

新生儿要回家了，父母应该从头到脚为他们做一个全身检查：如头部有没有肿包，全身是否有畸形，四肢是否均能活动。新生儿的皮肤娇嫩，容易出现感染，最常见的就是脓疱病，即小米粒至绿豆大小的疱疹，中间有透明液体或脓液。 新生儿的皮肤柔软，如果面颊、四肢或躯干皮肤发硬，伴有全身发凉、体温不升，须及时就医。

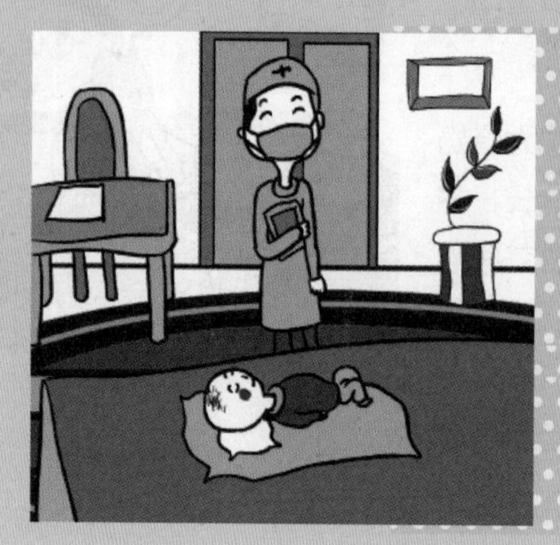

新生儿出生后2～3天出现黄疸，1周左右退净，这是正常情况。如果出生后24小时内出现黄疸，或者黄疸持续2周还未消退均属不正常情况，应当找医生诊治。观察黄疸时应用手将皮肤轻轻按压，看皮肤是否发黄。另外，还应观察尿和眼泪是否发黄或染尿布、毛巾，注意大便是否发白（呈白陶土色），

有上述情况均提示新生儿已出现黄疸。新生儿呼吸较表浅，快而微不规则，每分钟40～44次，如果呼吸明显不规则，次数明显加快或伴有口周、鼻根部发青，鼻翼扇动等均提示有重要疾病。

新生儿出生后10~12小时开始排黑绿色胎便，3～4天后慢慢排正常粪便，如果出生后24小时不排便或者

3～4天后突然排泄膏药样黑粪、鲜血便或稀水样便提示可能有消化道畸形、出血或肠道感染，应及时就医。

新生儿出生后约6小时排尿，也有第二天排尿的，但若24小时内未排尿应引起注意。如果尿次数增多，每次尿量较多，伴有吃奶不好或有水肿应及时就医。

新生儿虽然睡眠时间多于清醒时间，但喂奶前一般清醒哭闹，吃奶较好。如果整日昏睡不醒，吃奶减少或拒食均为不正常表现。

三、细辨宝宝的“异常信号”

新生儿身体的变化很多，许多看似异常的现象其实是十分正常的，在这里列出一些供你参考。

异常“信号”

体重下降

出生后婴儿体重可逐渐下降6%~9%。这是由于婴儿进食和喝水少，肺和皮肤不显性失水及大小便排出所引起的，10天之后即可恢复到出生时的体重。

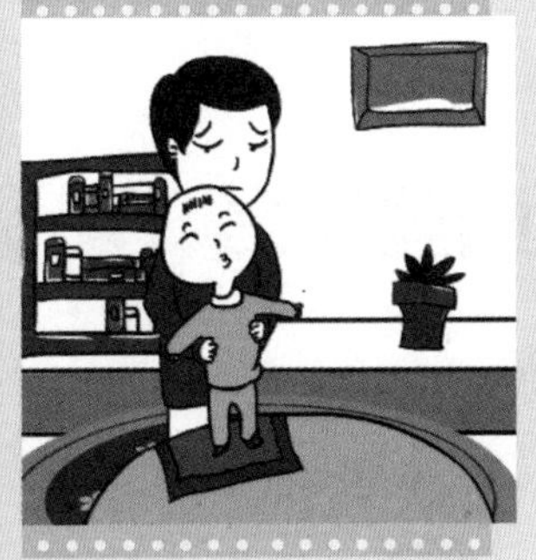

头形异常

阴道分娩的新生儿头部一般呈椭圆形，像肿起一个包似的。这是由于分娩过程中胎头在产道内受压引起的。有的婴儿出生后头部出现柔软的肿块，而且逐渐肿大，这是分娩时受压而引起的头皮血肿，只要局部不感染，出生后6~10周可消失。

尿发红

新生儿一般在出生后24小时内排尿。看到尿布被染成砖红色时不必担心，这是尿中的尿酸盐引起的。

大便发黑

婴儿的第一次大便叫胎便，出生后24小时内婴儿可排出黏稠的黑绿色的无臭大便。这是由消化道分泌物、咽下的羊水和脱落的上皮细胞组成的，3天之后即可转为正常。

长斑了

有的新生儿皮肤会出现粉红色的斑块。这是由于皮肤柔嫩，受外界刺激而充血引起的，1~2天后可消退；出生后2~3天，多数新生儿的面部，胸背部等处皮肤可出现轻度黄色现象，叫生理性黄疸，不必惊慌，一般1~2周消失。

护理要点

新生儿的脐带处扎结，每天洗澡后要用酒精棉消毒，防止感染。脐带一般在3~7天时脱落。

新生儿几乎是整日酣睡，其姿势和胎儿期大致相同：头部前倾，下巴贴着胸前，后背呈圆形，肘向里弯，握着的拳头向内，腰和膝都是弯曲的，脚也向内里弯曲，能看到脚掌。

新生儿的胃呈水平状态，是横着的，入口很宽，加上胃壁肌肉发育不全，吃完就平躺着，容易溢水或吐奶。所以，喂奶后要把婴儿竖着抱一会。轻轻拍其背部排出空气，可以防止吐奶。

新生儿由于皮下脂肪层薄和汗腺发育不良，保暖能力差，排汗、散热的能力也不好，再加上体温调节中枢发育不完善。因此，新生儿的体温极不稳定，所以要注意调整。

四、给宝宝测量体温需注意些什么

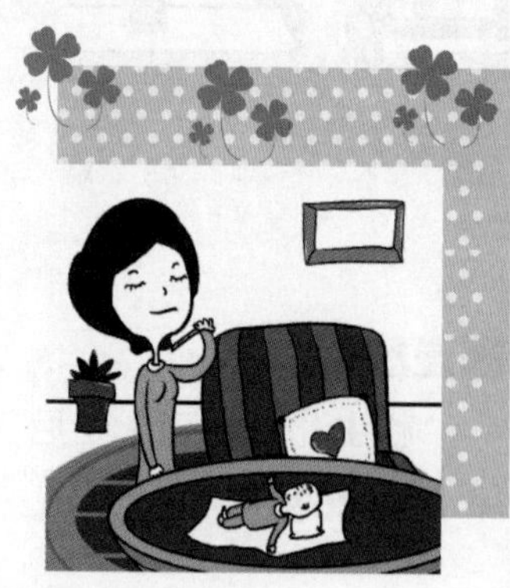

● 尽量让宝宝保持安静，不要在哭闹的时候测量。

● 宝宝在刚吃完奶后体温较高，所以给宝宝测量体温时应避开这个时段。

● 也不要在刚给宝宝洗完澡后测量体温，因为刚洗完澡的宝宝体温较低。

如果新生儿的体温高于37.5℃时，父母应先观察是否给孩子穿得过多，一般给孩子穿衣的原则是：宝宝比大人多穿一件衣服就可以了，不必穿得太多。如果宝宝本来就穿得不多，而体温高于38℃则可能是发烧了。

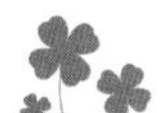

五、如何确定宝宝是否发热

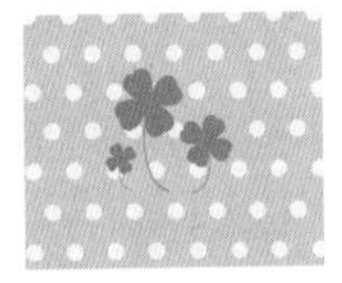

你会正确判断孩子是否发热吗

错误的判断

妈妈用手摸一摸宝宝的额头和手心，宝宝的皮肤发烫，妈妈认为宝宝确实是发烧了。

妈妈拿来体温计给宝宝测量体温，宝宝的体温超过了37℃，妈妈认为宝宝生病了。

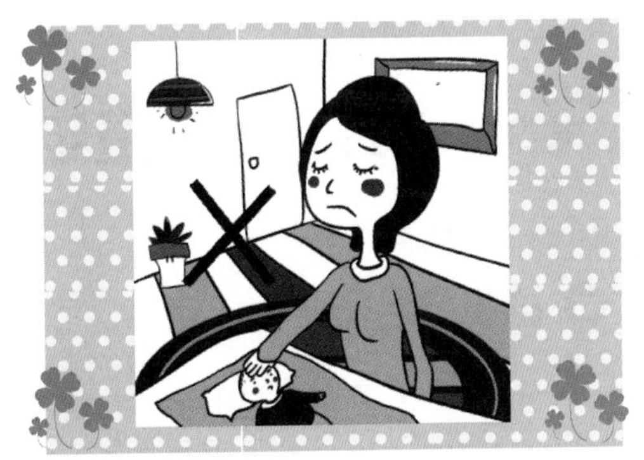

正确的判断

发热是指宝宝体温的异常升高，妈妈的手不是体温计，不能准确测量宝宝的体温；而宝宝的正常腋下体温应为36℃～37℃，只有超过37.4℃才可以认为是发热。所以，上述两种妈妈的做法都是错误的。

但是，宝宝的体温在某些因素的影响下，也常常会出现一些波动。例如在傍晚时，宝宝的体温往往比清晨时要高一些；宝宝进食、哭闹、运动后，体温也会暂时升高；如果衣被过厚、室温过高等，宝宝的体温也会升高一些。如果宝宝有这种暂时的、幅度不大的体温波动，只要他的一般情况良好，精神活泼，没有其他症状和体征，通常也不应该考虑是病态。

正常体温参考值

口腔体温范围36.7℃～37.7℃

腋窝温度范围36.0℃～37.4℃

直肠温度范围36.9℃～37.9℃

要注意不同部位体温是不一样的哦

选择合适的降温方法

宝宝发热，临床上常用的降温方法主要有两种：物理降温、药物降温。不管采用何种方法帮助宝宝降温，要根据宝宝的年龄、体质和发热程度来决定。

新生儿期宝宝发热一般不宜采用药物降温；婴幼儿一般感染所致的发热最好先采用适当的物理降温措施。但对麻疹等出疹性疾病的患儿不宜采用冷敷和酒精擦浴降温，以免刺激皮肤，影响皮疹透发。

如果使用药物降温，要注意剂量不要太大，以免使宝宝出汗过多而引起虚脱或电解质紊乱。儿科常用的退热药物种类很多，不管使用哪种退热剂，都要在医生的指导下进行。

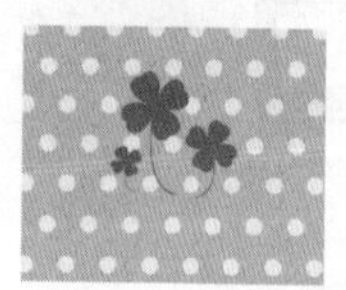

六、什么是宝宝捂热综合征

捂热综合征

宝宝捂热综合征又称闷热综合征、捂被综合征、蒙被综合征等。这种病主要因为给孩子过度保暖或捂闷过久而引起。

捂热症是因为给孩子过度保暖或捂闷过久而引起的

在家给孩子盖被过严、过厚；居室内温度过高或在外出时给孩子包裹过多、过紧时均可以发生。多见于1岁以内的婴儿，未满月的新生儿尤其多见。

一般都发生在寒冷季节，每年11月至次年4月为发病高峰期。患儿多数来自农村。大多数孩子起病前身体健康，少数有咳嗽、流涕、发热、腹泻等感冒或肠道感染症状。

新生儿或小宝宝的体表面积相对比成人大，因此，散热也比成人快，如果捂的过久或保暖过度，孩子身体周围的温度会急剧上升，而此时又因包裹太多影响散热而使机体处于高热状态。这时候，人体皮肤上的小血管可出现代偿性扩张，以通过皮肤蒸发也就是出汗和呼吸增快来加速散热，所以孩子会大量出汗，甚至脱水。

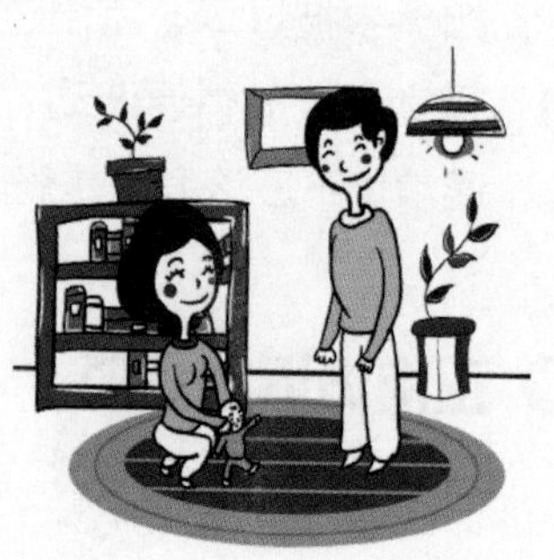

婴儿捂热综合征怎样救治

降温

降温退热是治疗的基本措施。家长应该首先去除捂热的原因，撤离高温的环境，让孩子尽快呼吸到新鲜的空气，并尽快把孩子送到医院救治。孩子体温很高，要迅速降温。最好采用物理降温法，如用冰垫、温水擦浴等，不要用发汗药，以免出汗过多加重虚脱。给氧迅速给氧是治疗的必须手段。给氧可以提高血氧分压，血氧饱和度和血氧含量，改善机体缺氧症状和呼吸状态。如有脑水肿出现，应该采取高压氧治疗。

液体疗法

液体疗法也是抢救治疗的一项重要措施。由于患儿高热大汗后使水液大量丢失，会引起脱水和酸中毒，因此必须积极补充水分，纠正酸中毒。应采用静脉补液，补充葡萄糖、生理盐水和碳酸氢钠。

其他方法

除以上治疗措施外，对抽搐的患儿要应用抗惊厥药，如安定、鲁米那、水合氯醛等。在综合治疗的基础上，给予能量合剂和维生素C等药物，以促进脑功能的恢复。同时要注意加强全身支持疗法并保证营养的供给。

应该提醒每一位孩子的家长，对孩子切不要包裹得太紧太厚，保暖过度和缺乏新鲜空气会使孩子发生捂热综合征。这种情况病死率很高，而且即使抢救存活，后遗症也很容易发生。同时也提醒医务人员，应提高对本病的认识，及时诊断和处理是降低病死率、减少后遗症发生的关键。

给孩子保暖的三大误区

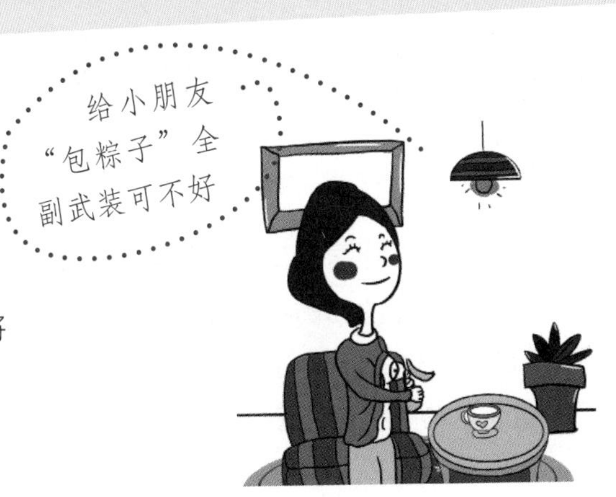

误区一：穿的、盖的越多越好

例如小儿睡觉时不给脱去棉衣、棉裤，还加盖过多的棉被，甚至还将被盖过头。外出时里三层，外三层，用绳捆，头戴帽，再加围巾。

误区二：发热捂出汗

宝宝一发烧，家长就给宝宝穿得多多。有的说，孩子发热了很怕冷；有的说，穿得厚点是为了捂出汗，孩子一出汗就退热了。

发热捂出汗，往往越捂越热，容易造成捂热综合征，还容易诱发高热惊厥，小孩发高热往往肢体循环会变差，手脚冰凉，正确的方法应该是把孩子的衣服略微解开，让宝宝充分散热，而手脚要保暖。很多人认为宝宝发烧了就不能洗澡，洗澡容易着凉。其实孩子发烧了洗热水澡更有利于散热。如果洗澡不便的话，用温水拭浴也是退热的一个非常有效的物理降温方法。

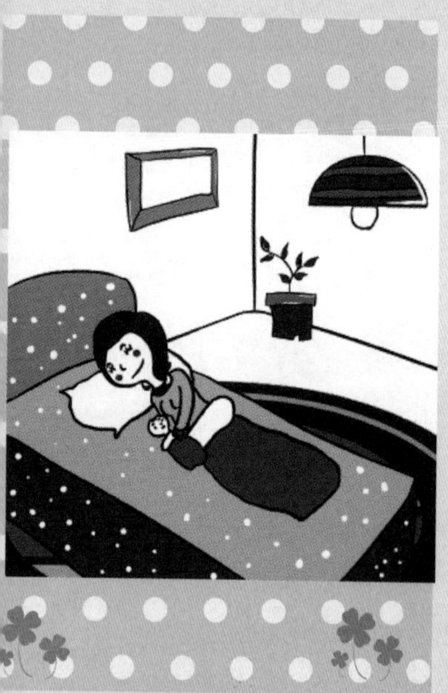

误区三：婴儿与大人同睡

很多妈妈喜欢搂着宝宝一起睡，觉得这样不仅能快速地让宝宝与妈妈熟悉，也方便妈妈照顾宝宝，其实这是一个不好的习惯。宝宝一哭，妈妈就给奶吃，有时宝宝含着乳头就睡着了。宝宝含着乳头睡觉，乳房很容易堵住婴儿的口鼻，影响其呼吸。母婴同床睡眠夜间同呼吸，共吸氧，成人肺活量要比宝宝大很多，大量的氧气被大人夺去，相反，大人呼出的二氧化碳等废气却被宝宝回收了，宝宝可能整夜处于供氧不足、二氧化碳弥留的小环境里，使组织的新陈代谢受到影响，对发育极为不利。孩子有被大人压到得危险。年轻父母睡得太沉，压到婴儿使之窒息死亡的病例屡有发生。

七、什么是宝宝皮下坏疽

新生儿皮下坏疽是新生儿时期特有的常见而严重的一种皮下组织急性感染性疾病。是由于金黄色葡萄球菌或绿脓杆菌等细菌感染所致的急病。冬季发病率较高，常见于身体受压部位，如背、臀、枕、肩、腿及会阴处。

初有发热、哭吵不安、食欲减退、局部皮肤发红等症状，按之有硬肿之感。

病变处皮肤发白，皮损边界不清，并迅速向四周扩散。病变的中央区域呈暗红色，硬肿处变软，此时皮下组织已有液化积液；晚期皮肤呈紫色坏死而脱落。体质较强的新生儿，病变局限形成脓肿。患儿可伴有全身感染的中毒症状。

八、如何预防宝宝长痱子

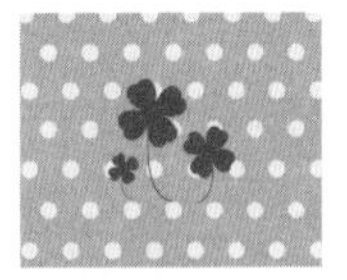

每年夏天，许多孩子的皮肤就会变得像荔枝皮一样，麻麻点点的，这就是“痱子”悄悄地“爬到”身上了。痱子，医学上叫红色粟粒疹。它刺痒难忍，使孩子白天晚上都不得安宁，如果抓破了，还会感染细菌，变成脓疱和小疖子，甚至并发急性肾炎或引起败血症而死亡。

防治痱子的小方法

● 保持皮肤清洁干燥，排汗通畅。给孩子洗澡要用温水洗，用温水冲洗后，水分蒸发快，有凉爽感。洗完澡后要立即揩干，再撒上痱子粉。

● 衣服要清洁、柔软、宽松，最好用能吸水的棉织品。

● 对于几个月的小宝宝，不要长时间把孩子抱在怀里，因为这样更易使孩子受热而长痱子。

● 适当控制孩子户外活动时间和活动量，居室内注意保持通风凉爽。

● .注意饮食均衡。给孩子吃些清淡易消化的食物，应多吃水果以及适当喝清凉饮料，如多吃青菜和西瓜，多喝绿豆汤。饮食中还应适量。

● 补充盐分，适当喂服藿香茶、绿豆汤、金银花露等防暑降温饮料。

● 加强皮肤护理，保持皮肤清洁。不要给孩子多搽粉类爽身用品，以免与汗液混合，堵塞汗腺出口，导致出汗不畅，引起痱子。

● 要勤剪孩子的指甲，使他们保持双手干净，以免因痱子瘙痒抓挠皮肤引起细菌感染。

● 万一孩子起了痱子，可以用中药马齿苋、蒲公英或野菊花100~200克煎水，晾温后外洗，

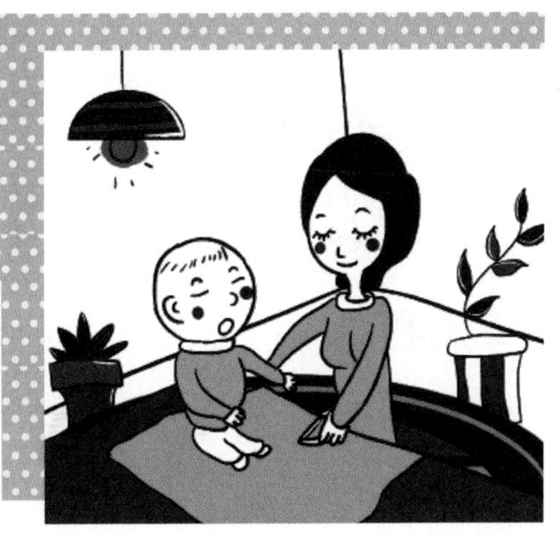

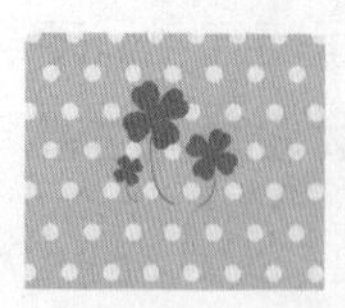

九、如何预防宝宝皮肤褶烂

宝宝刚出生的皮肤会十分的娇嫩，这就需要父母加强这方面的护理，不然等到宝宝皮肤褶烂，受到感染的时候才注意就麻烦了。

新生儿皮肤褶烂是由于新生儿皮肤相互摩擦，积汗与分泌物过多，局部热量不能散发，引起充血所致。宝宝过胖，环境炎热、潮湿，护理时卫生工作做得不够到位时，宝宝更易发病。

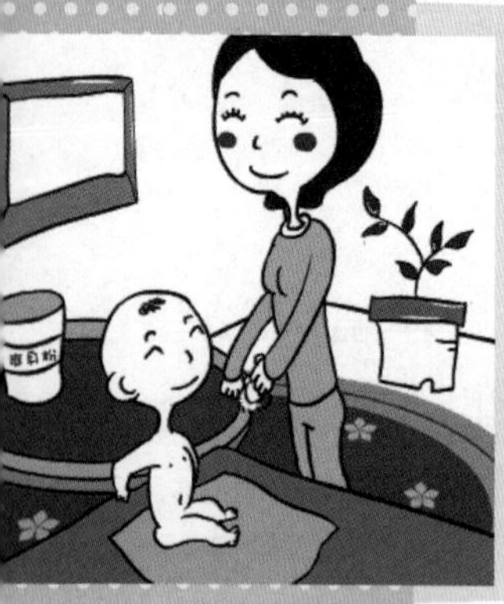

症状

常于生后第2周在腋窝、腹股沟、臀缝、四肢关节屈面，肥胖儿的会阴部、颈部等褶缝处皮肤发红、糜烂，表皮剥脱，边缘清楚，病变处皮温较高，严重时还可能缝中积液，因为起化学变化而进一步发生臭味。有时的这种继发细菌感染可能会危机到宝宝的生命。

预防

首先就是要防止感染。接触新生儿时，尤其要重视洗手。新生儿的衣服、尿布用后要清洗干净，晒后换用，避免病菌感染。

其次，要注意清洁干燥。要时常给新生儿清洗皮肤皱褶处，保持局部的清洁，同时要保持皮肤的干燥。不要包裹过多，尿布要及时更换。尤其肥胖的婴儿更加要勤洗澡，沐浴后要仔细将褶缝处的水，用细软纱布吸干，并扑少许天然无刺激的婴儿专用爽身粉，使其保持滑爽，可防止褶烂的发生。

再次，就是要避免损伤，加强检查。

治疗

如果已经发生褶烂，可外用炉甘石洗剂。继发细菌感染时可外用1%～2%龙胆紫或有效抗生素。

十、什么是宝宝尿布皮炎

尿布疹的起因

尿布疹的起因，多半由于尿液和粪便经过细菌分解所产生的阿摩尼亚对皮肤造成刺激，加上尿布内的环境闷湿，容易孳生细菌及真菌，继而引发感染而使症状更形恶化。如果疏于更换，很快就会产生泛红的皮肤症状。

若泛红的情况没有获得改善，一些圆点状的小疹子就会伴随出现，此时细嫩的肌肤多半已肿胀，宝宝也有较明显的不适感了。再置之不理的话，进一步就会演变成破皮、有渗透液流出，甚至渗血的情况。

小屁屁护理原则

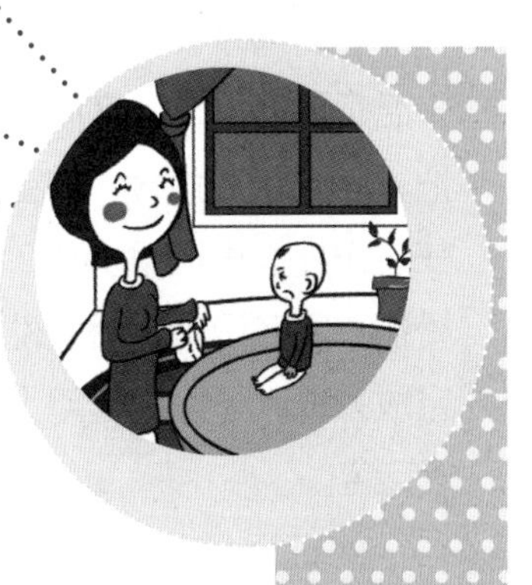

以抛弃式尿布而言，因为内部多半含有加强吸收的高分子聚合体，所以可以参酌尿湿显示标示，或等尿布稍有一点重量时再行更换。另外，布尿布虽然透气性佳，但回渗力也快，一但尿湿最好马上更换，才不会适得其反。

十一、什么是宝宝硬肿症

硬肿症的临床表现

妈妈需要关注新生宝宝硬肿症。

新生宝宝硬肿症是指在新生儿时期，由多种原因引起的新生宝宝全身或局部皮肤和皮下脂肪变硬，并伴有水肿、体温低下的临床综合征。

新生宝宝硬肿症是寒冷地区早产儿、出生低体重儿的常见疾病，在冬季患病率较高。其病因主要与生后保暖差、喂养不足以及生后1周内患各种疾病有关。大多数在生后不久或生后7~10天出现症状。

新生宝宝硬肿症最突出的症状是皮肤改变，起初皮肤发凉、发硬，不易捏起；进而皮肤肿胀，压时有凹陷，常见于小腿、大腿外侧，逐渐延至臀部以至胸、腹、上肢及面颊部，严重时可延及脸部皮肤。

孩子得了此症，一般会出现“五

不”症，即不吃、不哭、不动、体温不升和体重不增。病情严重时，宝宝的鼻和嘴里会冒血沫、尿少、呼吸困难，此时病情十分危重，常因不易抢救而死亡，所以要立即送医院抢救。

妈妈招术——做好宝宝保暖，早发现早处理

做好孕期保健。要做好孕期保健工作，防治准妈妈妊娠中毒症，预防出生低体重儿，并防止早产和产伤的发生。

做好母子保暖防寒。给宝宝准备一个温暖的环境，除房间暖和外还要事先把婴儿的包被预暖，如宝宝手脚发凉可在包被外面再加暖水袋，但要注意防止烫伤。实在没有保暖条件时，也可将宝宝放入成人怀里，借用大人的体温来温暖宝宝。

保证足够的热量。鼓励妈妈早期喂哺母乳，早开奶，保证足够的热量供给，及时防治各种疾病。

早发现早处理。如果妈妈发现新生宝宝体温下降得不多、皮肤硬的范围小时，可设法提高室温到26℃左右，同时加用热水袋保暖，注意补充热量，让体温慢慢恢复正常；如果妈妈发现新生宝宝体温下降较多、皮肤硬的范围较大时，应在保暖的条件下及早将宝宝送往医院进行治疗。

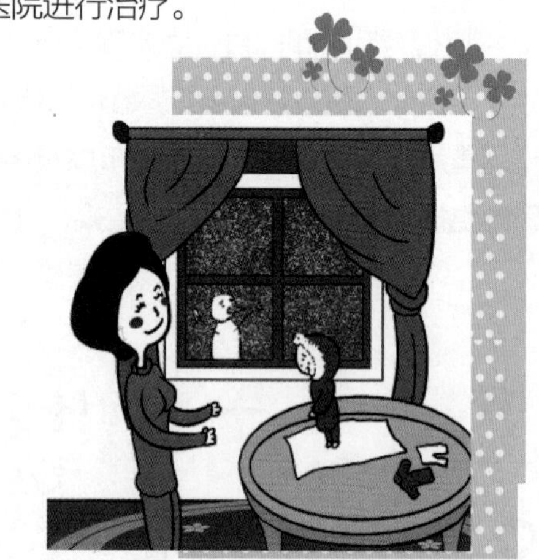

宝宝冻伤的危害

引起冻伤的主要原因是寒冷，由于寒冷侵袭身体而引起的一种损伤，一般多发生在手足、指(趾)、鼻和耳部等血液循环较差的部位。全身性冻伤后可出现寒战、四肢发凉、皮肤发紫、体温逐步下降、感觉麻木、神志模糊、反应迟钝，甚至进入昏迷，严重者可出现心律失常及休克，以至死亡。

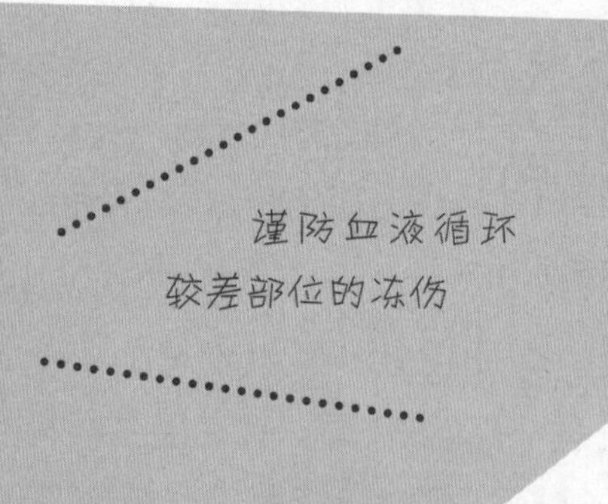

十二、宝宝健康指标

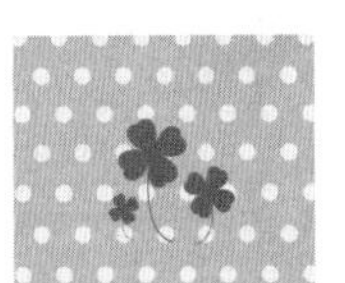

时间	生理指标	发育指标
满月	男婴体重2.9~5.6千克，身长49.7~59.5厘米 女婴体重2.8~5.1千克，身长49.0~58.1厘米	俯卧抬头，下巴离床三秒钟；能注视眼前活动的物体：啼哭时听到声音会安静；除哭以外能发出叫声；双手能紧握笔杆；会张嘴模仿说话
2个月	男婴体重3.5~6.8千克,身长52.9~63.2厘米 女婴体重3.3~6.1千克,身长52.0~63.2厘米	逗引时会微笑；眼睛能够跟着物体在水平方向移动；能够转头寻找声源；俯卧时能抬头片刻，自由地转动头部；手指能自己展开合拢，能在胸前玩,会吸吮拇指
3个月	男婴体重4.1~7.7千克,身长55.8~66.4厘米 女婴3.9~7.0千克,身长54.6~64.5厘米	俯卧时,能抬起半胸,用肘支撑上身；头部能够挺直；眼看双手、手能互握，会抓衣服，抓头发、脸；眼睛能随物体180℃；见人会笑；会出声答话,尖叫，会发长元音
4个月	男婴体重4.7~8.5千克,身长58．3~69.1厘米 女婴体重4.5~7.7千克,身长56.9~67.1厘米	俯卧时宝宝上身完全抬起,与床垂直；腿能抬高踢去衣被及踢吊起的玩具；视线灵活，能从一个物体转移到另外一个物体；开始咿呀学语,用声音回答大人的逗引；喜欢吃辅食

时间	生理指标	发育指标
5个月	男婴体重5.3~9.2千克，身长60.5~71.3厘米 女婴5.0~8.4千克，身长58.9~69.3厘米	能够认识妈妈及亲近的人，并与之应答；大部分孩子能从仰卧翻身变成俯卧；可靠着坐垫坐一会儿，坐着时能直腰；大人扶着，能站立；能拿东西往嘴里放；会发出辅音1~2个
6个月	男婴体重达5.9~9.8千克，身长62.4~73.2厘米 女婴体重5.5~9.0千克，身长60.6~71.2厘米 头围44厘米，长出牙2颗	手可玩脚，能吃脚趾；头、躯干、下肢完全伸平；两手各拿一个玩具能拿稳；能听声音看目的物两种；会发2~3个辅音；照镜子时会笑，用手摸镜中人；会自己拿饼干吃
7个月	男婴体重达6.4~10.3千克，64.1~74.8厘米 女婴体重5.9~9.6千克，62.2~72.9厘米 牙齿2~4颗	会坐，在大人的帮助下会爬；手能拿起玩具放到口中；会表示喜欢和不喜欢；能够理解简单的词义，懂得大人用语言和表情表示的表扬和批评；记住离别一星期的熟人3~4人；会用声音和动作表示要大小便
8个月	男婴体重达6.9~10.8千克，身长65.7~76.3厘米 女婴体重达6.3~10.1千克，身长63.7~74.5厘米 牙齿2~4颗	能够扶着栏杆站起来；可以坐得很好；会两手对敲玩具；会捏响玩具；会把玩具给指定的人；展开双手要大人抱；用手指抓东西吃；会用1~2种动作表示语言

时间	生理指标	发育指标
9个月	男婴体重达7.2~11.3千克，身长67.0~77.6厘米 女婴体重达6.6~10.5千克，身长65.0~75.9厘米 牙齿2~4颗	扶物站立，双脚横向跨步；拇指和示指能捏起细小的东西；能听懂自己的名字；能用简单语言回答问题；会随着音乐有节奏地摇晃；认识五官；会做3~4种表示语言的动作；知道大人谈论自己，懂得害羞；会配合穿衣
10个月	男婴体重7.6~11.7千克，身长68.3~78.9厘米 女婴体重6.9~10.9千克，身长66.2~77.3厘米 牙齿4~6颗	会叫妈妈、爸爸；认识常见的人和物；能独自站立片刻；能迅速爬行；可牵大人手走；喜欢被表扬；主动用动作表示语言；主动亲近小朋友
11个月	男婴体重7.9~12.0千克，身长69.6~80.2厘米 女婴体重达7.2~11.3千克，身长67.5~78.7厘米 牙齿4~6颗	大人牵一只手就能走；能准确理解简单词语的意思；会叫奶奶、姑、姨等；拿指出身体的一些部位；会竖起手指表示自己一岁；不愿意母亲抱别人；有初步的自我意识
12个月	男婴体重达8.1~12.4千克，身长70.7−81.5厘米 女婴体重达7.4~11.6千克，身长68.6~80.0厘米。头围46厘米，胸围46厘米 头围46厘米，胸围46厘米。牙齿6~8颗	不必扶，自己站稳能独走几步；认识身体部位3~4处；认识动物3种；会随儿歌做表演动作；能完成大人提出的简单要求；不做成人不喜欢或禁止的事；对小朋友感兴趣,愿意与小朋友接近、游戏

图书在版编目（CIP）数据

30 岁准妈妈必读孕产圣经 / 张卫社，周应民主编.
-- 长沙 ：湖南科学技术出版社， 2013.9
ISBN 978-7-5357-7756-0
Ⅰ. ①3… Ⅱ. ①张… ②周… Ⅲ. ①孕妇－妇幼保健－基本知识②产妇－妇幼保健－基本知识 Ⅳ. ①R715.3
中国版本图书馆 CIP 数据核字(2013)第 170892 号

30 岁准妈妈必读孕产圣经
主　　编：张卫社　周应民
策划编辑：郑　英
出版发行：湖南科学技术出版社
社　　址：长沙市湘雅路 276 号
http://www.hnstp.com
邮购联系：本社直销科　0731-84375808
印　　刷：湖南凌华印务有限责任公司
（印装质量问题请直接与本厂联系）
厂　　址：长沙县黄花镇黄花印刷工业园
邮　　编：410137
出版日期：2013 年 9 月第 1 版第 1 次
开　　本：710mm×1020mm　1/16
印　　张：15
书　　号：ISBN 978-7-5357-7756-0
定　　价：28.00 元